3-3-9 度方式による意識障害の分類（Japan Coma Scale：JCS）

Ⅰ．刺激しないでも覚醒している状態（1桁で表現）
　（delirium, confusion, senselessness）
　1．大体意識清明だが，今ひとつはっきりしない
　2．見当識障害がある
　3．自分の名前，生年月日がいえない

Ⅱ．刺激すると覚醒する状態—刺激をやめると眠り込む
　（2桁で表現）
　（stupor, lethargy, hypersomnia, somnolence, drowsiness）
　10．普通の呼びかけで容易に開眼する
　　　〔合目的的な運動（例えば，右手を握れ，離せ）をするし言葉も出るが間違いが多い〕
　20．大きな声または体を揺さぶることにより開眼する
　　　〔簡単な命令に応ずる．例えば離握手〕
　30．痛み刺激を加えつつ呼びかけを繰り返すと辛うじて開眼する

Ⅲ．刺激をしても覚醒しない状態（3桁で表現）
　（deep coma, coma, semicoma）
　100．痛み刺激に対し，はらいのけるような動作をする
　200．痛み刺激で少し手足を動かしたり，顔をしかめる
　300．痛み刺激に反応しない

頭部外傷
治療・管理の
ガイドライン

第4版

監修：一般社団法人日本脳神経外科学会・一般社団法人日本脳神経外傷学会
編集：頭部外傷治療・管理のガイドライン作成委員会
編集協力：一般社団法人日本外傷学会

医学書院

頭部外傷治療・管理のガイドライン

発　行　2001 年 3 月 15 日　　第 1 版第 1 刷
　　　　2005 年 12 月 15 日　　第 1 版第 5 刷
　　　　2007 年 2 月 15 日　　第 2 版第 1 刷
　　　　2011 年 5 月 1 日　　第 2 版第 3 刷
　　　　2013 年 3 月 1 日　　第 3 版第 1 刷
　　　　2019 年 1 月 1 日　　第 3 版第 4 刷
　　　　2019 年 10 月 1 日　　第 4 版第 1 刷Ⓒ
　　　　2023 年 2 月 1 日　　第 4 版第 4 刷

監　修　一般社団法人日本脳神経外科学会・
　　　　一般社団法人日本脳神経外傷学会
編　集　頭部外傷治療・管理のガイドライン作成委員会
発行者　株式会社　医学書院
　　　　代表取締役　金原　俊
　　　　〒113-8719　東京都文京区本郷 1-28-23
　　　　電話　03-3817-5600(社内案内)
印刷・製本　双文社印刷

本書の複製権・翻訳権・上映権・譲渡権・貸与権・公衆送信権(送信可能化権
を含む)は株式会社医学書院が保有します.

ISBN978-4-260-03960-4

本書を無断で複製する行為(複写, スキャン, デジタルデータ化など)は,「私
的使用のための複製」など著作権法上の限られた例外を除き禁じられています.
大学, 病院, 診療所, 企業などにおいて, 業務上使用する目的(診療, 研究活
動を含む)で上記の行為を行うことは, その使用範囲が内部的であっても, 私的
使用には該当せず, 違法です. また私的使用に該当する場合であっても, 代行
業者等の第三者に依頼して上記の行為を行うことは違法となります.

JCOPY　〈出版者著作権管理機構　委託出版物〉
本書の無断複製は著作権法上での例外を除き禁じられています.
複製される場合は, そのつど事前に, 出版者著作権管理機構
(電話 03-5244-5088, FAX 03-5244-5089, info@jcopy.or.jp)の
許諾を得てください.

頭部外傷治療・管理のガイドライン第4版作成委員会

委員長：冨永　悌二　東北大学病院・病院長

委　員（五十音順）：

阿部　俊昭　東京慈恵会医科大学脳神経外科・名誉教授

荒木　尚　埼玉医科大学総合医療センター高度救命救急センター・准教授

有賀　徹　独立行政法人労働者健康安全機構・理事長

卯津羅雅彦　東京慈恵会医科大学救急医学・教授

大谷　直樹　防衛医科大学校脳神経外科・講師

小川　武希　東京慈恵会医科大学救急医学・名誉教授

奥寺　敬　富山大学救急・災害医学・教授

奥野　憲司　東京慈恵会医科大学救急医学・准教授

小沼　武英　仙台市立病院・元副院長

小野　純一　地方独立行政法人さんむ医療センター・院長補佐

片山　容一　青森大学脳と健康科学研究センター・教授／センター長

刈部　博　仙台市立病院脳神経外科・部長

河井　信行　かがわ総合リハビリテーション病院・副病院長

川又　達朗　おとわ内科脳神経外科クリニック・院長

黒田　泰弘　香川大学医学部救急災害医学・教授

甲村　英二　神戸大学脳神経外科・教授

榊原　毅彦　京都九条病院脳神経外科・部長

坂本　哲也　帝京大学救急医学・主任教授

佐々木達也　東北医科薬科大学脳神経外科・教授

佐藤　章　東京共済病院救急科・部長

島　克司　防衛医科大学校・名誉教授（桃泉園北本病院・副院長／
リハビリテーションセンター長）

末廣　栄一　山口大学先進救急医療センター・診療准教授

鈴木　倫保　山口大学脳神経外科・教授

高里　良男	国立病院機構災害医療センター・名誉院長
高山　泰広	日本医科大学救急医学（花と森の東京病院・救急脳外科部長）
谷　　諭	東京慈恵会医科大学脳神経外科・教授
土肥　謙二	昭和大学救急・災害医学・主任教授
戸村　哲	防衛医科大学校防衛医学研究センター・准教授
豊田　泉	岐阜県総合医療センター救急科・部長
中村　俊介	横浜労災病院救命救急センター救急科・部長
中村　弘	千葉県済生会習志野病院脳神経外科
中山　則之	岐阜大学脳神経外科・講師
朴　永銖	奈良県立医科大学脳神経外科・准教授
本多ゆみえ	東海大学救命救急医学・講師
前田　剛	日本大学医学部脳神経外科・麻酔科・准教授
松前　光紀	東海大学脳神経外科・教授
三木　保	東京医科大学病院・病院長
宮城　知也	福岡県済生会福岡総合病院脳神経外科・部長
三宅　康史	帝京大学救急医学・教授
宮田　昭宏	千葉県救急医療センター・診療部長
本島　卓幸	千葉大学大学院医学研究院脳神経外科学
八ツ繁　寛	国立病院機構災害医療センター脳神経外科・医長
横堀　將司	日本医科大学救急医学・准教授

(一社)日本脳神経外科学会派遣委員：

| 菊田健一郎 | 福井大学脳脊髄神経外科・教授 |
| 横田　裕行 | 日本医科大学救急医学・教授 |

事務局：刈部　博

編集協力：(一社)日本外傷学会

序

「頭部外傷治療・管理のガイドライン」の改訂（第4版）にあたって

　「重症頭部外傷治療・管理のガイドライン」は2000年に初版を上梓し，以来2007年に第2版，2013年に第3版と版を重ね，このたび第4版が作成されるに至った．前版の序文にもあるように，ガイドラインの基本理念は医療の質を一定の水準に保ち診療に資することである．一方，診療システムや診療体制，社会情勢や診療対象，エビデンスの蓄積等，頭部外傷診療を取り巻く環境は刻々と変化しており，本版では，これらの変化に対応すべく改訂を行った．

　まず，本邦における頭部外傷診療は，救急および外傷初期診療の標準化が広く浸透し，初期診療における救急医・研修医の比重が増加していることを鑑み，初期診療から頭部外傷専門診療への連携を重視した．すなわち，画像診断の項目の充実を図り，凝固線溶障害および多発外傷の項目をあらたに追加した．また，専門診療後の後療法や社会復帰支援との連携にも着目し，早期リハビリテーションの項目を新設し，高次脳機能障害の項目の充実を図った．

　近年では頭部外傷重症例が減少し中等症・軽症例が増加していることから，本書のタイトルを前版までの「重症頭部外傷治療・管理のガイドライン」から「頭部外傷治療・管理のガイドライン」へと改め，軽症・中等症への対処の項目の充実を図った．中等症・軽症例の増加は，診療対象の高齢化，あるいは受傷機転の変化によるところも大きく，高齢者頭部外傷，スポーツ頭部外傷などの項目も充実を図ることとなった．

　エビデンスに関しては，前版発刊（2013年）後，2018年3月までに発表された頭部外傷関連の論文をPubMedおよび医学中央雑誌の各データベースを使って検索し，PubMed約5,300件，医学中央雑誌約7,300件の該当文献を得た．これらの文献に批判的吟味がなされた後，引用文献を絞り込み，前版および各項目執筆担当者による引用文献を合わせた計約700文献を引用文献とした．同時に今版ではエビデンスの明確化も基本方針として掲げ，推奨グレードの論拠となった引用文献のエビデンスレベルについても全項目で記載した．

今版の作成にあたっては，前版の客観的評価として日本医療機能評価機構による外部評価（AGREE II）を導入した．その結果，「重要なテーマを扱っており，非専門医にとっても利用しやすい内容」との評価を得る一方，推奨とそれを支えるエビデンスの対応関係，採用されたエビデンスの検索・採択・評価方法，推奨の呈示に向けたコンセンサスの形成方法，本ガイドラインの作成に要した資金源，ガイドライン作成委員の所属・専門分野，利益相反等に関する記載が求められた．これらの指摘に対しては後述する「本書の見方」で詳細に記載した．

　以上のような頭部外傷診療をとりまく環境変化と診療連携へのアップデートを中心に据え，ガイドラインの改訂を行った結果，前版を大きく上回る分量となったが，より充実した内容となったように思う．本ガイドラインが広く活用され，本邦の頭部外傷診療の向上に寄与することを期待してやまない．

2019 年 4 月

ガイドライン作成委員長　　冨永悌二
同　　　　　　事務局　　刈部　博

第3版の序

「重症頭部外傷治療・管理のガイドライン」の改訂(第3版)にあたって

　「重症頭部外傷治療・管理のガイドライン」(以下 GL)は 2000 年に日本神経外傷学会(現：日本脳神経外傷学会)から初版が発刊された．これは治療 GL としては日本での嚆矢であり意義深いと思われる．その後 2006 年の第 2 版に次ぎ，第 3 版が今回作成された．GL の基本理念はすでに初版に述べられているように，医療の質を一定の水準に保ち診療に資することである．それには，日本の医療環境を踏まえた上で，診断・治療・管理の標準化のための minimum essential が求められる．また新たなエビデンスに対応して常に改訂する必要もある．今回 GL 作成にあたっては，従来の作成委員の他に第一線で活躍中の諸先生を新たに執筆者として加え，継続的にガイドラインの刷新を図ることとした．内容に関して初版，第 2 版を踏襲しながら，新しい知見を取り入れ，新たにスポーツ頭部外傷と社会的に問題の多い外傷に伴う低髄液圧症候群，外傷に伴う高次脳機能障害の 3 つを補遺として追加した．推奨レベルに関しても分類変更を行った．エビデンスレベルの少ない現状で，従来の 6 段階の推奨レベルはややそぐわないこともあり，これを集約化し 3 段階に分類した．しかしこれらの推奨に関しては必ずしも十分な科学的エビデンスに沿ったものではなく，頭部外傷 experts のコンセンサス，ならびに日本脳神経外傷学会のコミティー・コンセンサスとしてとらえて欲しい．

医療訴訟における GL の利用について

　最近の傾向として，医療訴訟の場において，医療水準の判断材料として治療 GL が広く利用されている．しかし初版や他の多くの治療 GL に述べられているように，GL はあくまで医療上の参考に供するものであり，医師の裁量を規制するものではない．まして GL にそって治療しなかったという理由で訴訟の

資料に使用されるべきではないと思われる．特に重症頭部外傷においては，RCT を施行することが難しく高いエビデンスによる GL 作成が困難な状態にある．また救急処置が要求される重症頭部外傷では，治療の選択は医師の裁量に委ねられることが多いが，十分な注意義務を果たすことは容易ではなく，患者との信頼関係を築くにも時間的余裕が少ないことも事実である．しかし一方，患者が医療機関で治療を受けた場合には，患者の疾患について最善の注意義務をつくして治療するという診療契約が成立することを我々は周知しなければならない．したがって，医師は適切かつ十分な説明義務を果たすことが必要となる．診療に当たっては，医師の技量，患者側の状況，時間，施設の特殊性，保険適応などを考慮し，その時点における最善の医療を行うことが望ましい．それには，治療ガイドラインを含め，常に最新の情報，エビデンスの把握に努め，高度な裁量を遂行できるような判断能力を高めることが大切と思われる．

今後の課題，展望について

日本ではエビデンスとなる信頼性の高い clinical data がまだまだ不足しており，今後 prospective な study も含め，基礎，臨床面での研究が一層活発化することが望まれる．幸い，日本頭部外傷データバンク（JNTDB）委員会から，多くの貴重なデータの蓄積と成果が発表されていることは喜ばしいことで，本GL に反映されるようさらなる発展を期待したい．社会的問題では児童虐待，高齢者頭部外傷，柔道を含めたスポーツ外傷，後遺症としての高次脳機能障害などがある．今回本文，補遺などでこの点についても言及はしているが，これらの予防，治療ではまだ解決すべきことが多くあり今後の課題と言えよう．

最後に本ガイドラインが広く活用され，患者の転帰，予後によい結果をもたらすことを期待する．

2013 年 1 月

ガイドライン作成委員長　　小沼武英
副委員長　　有賀　徹，島　克司
事務局　　小川武希

第2版の序

「重症頭部外傷治療・管理のガイドライン」の改訂(第2版)にあたって

「重症頭部外傷治療・管理のガイドライン(初版)」が発表されたのは平成12年(2000年)である．それに先立ちガイドライン作成の意義について様々な議論があったが，"医療の質"を一定の水準に保つこと(診断・治療・管理の標準化)が患者ないし国民のために最も重要であるという基本的な共通認識に達し，その理念のもとに作成されたという経緯がある．初版作成後6年が経過した今日，この認識の重要性はさらに高まっていると言うことができよう．

ここで言う"医療の質"とは，治療成績に代表される狭義の"正味の質"に加えて，投入される医療資源などと関連する"効率"という観点や"患者の安全や安心"という側面なども勘案した，広義の質という考え方に立脚したものである．いずれにしても，質のよい医療とは「医療におけるあるべき姿」であるから，「重症頭部外傷患者の治療・管理のガイドライン」作成も「あるべき姿」を求めるものといえる．

「治療・管理のガイドライン」が示す"標準化"に関しては，既にACLS(Advanced Cardiovascular Life Support)やJATEC™(Japan Advanced Trauma Evaluation and Care)などが関連学会から示されている．

また個々の施設においては，パス法(クリニカルパス)の利用も普及しつつある．パス法とは，個々の医療チームが共同で作り上げた「患者の最良の管理」と信ずるところを示した仮説とされる．つまりevidenceに乏しくともパスによってそれなりに標準的な診療過程を実践できる方法といえる．

例えば，臨床研修医が多数参加する現場においても一定の水準で診療が進められるという利点がある．今回のガイドラインもやはりそのような一環とみなすことができるであろう．

日本神経外傷学会は，(社)日本交通科学協議会の協力を得て日本頭部外傷データバンク(Japan Neurotrauma Data Bank：JNTDB)の活動を続けている．

その解析結果の検討は，本ガイドラインが今後いわゆる evidence based へと移行されることにも役立つと思われる.

さらに近い将来，重症頭部外傷の治療・管理に関する診療評価指標（Clinical Indicators：CI）の開発も進められる可能性もある．そして CI や evidence などに裏付けされたガイドラインの作成と普及が，今後一層高まるであろう国民の要望にも応えられるものになるよう希望したい.

今回の改訂は，そのような歴史的な過程との認識の下に行われたものである．この改訂ガイドラインが重症頭部外傷治療・管理の標準化，とくに minimum essential とは何か，何をすべきでないか，という観点からも広く利用されることを期待するものである.

なお，今回の改訂版発行の基本的精神とその利用については初版の序文に述べられている通りである．このガイドラインの一層の発展と普及のために御意見や御感想を下記までお寄せいただければ幸いである.

〔連絡先〕
〒 105-8461　東京都港区西新橋 3-25-8
東京慈恵会医科大学　脳神経外科学講座内
日本神経外傷学会事務局

2007 年 1 月

ガイドライン作成委員会

初版の序

本邦における重症頭部外傷について

　平成 9 年(1997 年)度の人口動態統計(厚生省)では，1〜24 歳人口の死因の第 1 位は不慮の事故であり，25〜39 歳人口においても上位 3 位以内に入っている．さらに，およそその半数が頭部外傷によるものである．死を免れても身体や神経・精神に重大な障害を残すものは死亡者の 2〜10 倍に達する〔頭部外傷データバンク(日本)，Traumatic Coma Data Bank(U.S.A.)，Teasdale GM(ICRAN 99)〕ことから，頭部外傷の社会に与える損失は計り知れないと言えよう．

　以前には脳実質の外傷の治療そのものが悲観的にみられがちであったが，近年頭部外傷に関する基礎および臨床的研究結果から，受傷直後の低酸素・低血圧などが二次損傷に大きく影響することが知られるようになった．これは受傷後早期の治療・管理によって，転帰に大きな差がでてくる可能性を意味している．

　これらの知見を受けて，最近欧米では相次いで重症頭部外傷の治療や管理に関するガイドラインが発表され，標準化された治療を行うことが治療の成績や転帰の向上に繋がるものと期待されている．また，医学教育の向上や新しい治療法の開発などの指針となることや，同時に不要な治療・管理が減少し医療コストが削減されることも期待される．

　しかし本邦では欧米とは全く異なる医療保険制度や医療体制のもとにあって，重症頭部外傷例を受け入れる施設も地域により多様である．したがって日本においては欧米のガイドラインをそのまま取り入れたり，新たに重症頭部外傷の治療・管理上のコンセンサスをうることは大いに困難と思われる．

　このような背景から，今日の日本の現状を分析し，本邦の臨床研究の成果と，エキスパートの意見を十分に取り入れ，より普遍的で効果的な治療・管理のガイドラインを作成することはたいへん意義のあることと思われる．

対象となる患者について

　このガイドラインで主に扱う重症頭部外傷とは，蘇生後のグラスゴー・コーマ・スケール(GCS)スコアが8またはそれ以下の成人の閉鎖性頭部外傷である〔注：GCS8以下とはジャパン・コーマ・スケール(JCS)では30以下を目安とする〕．蘇生後のGCSスコアが9以上であっても二次的脳損傷によって入院後にGCSスコアが8以下に悪化した症例も対象として含まれる．小児および高齢者については現状での管理の要点を参考として挙げるにとどめた．今回は多発外傷例や脊髄損傷合併例を除いている．これらは病態がより複雑で，頭部単独の損傷とはアプローチが自ずと異なるためである．

このガイドラインの利用にあたって

　このガイドラインは学術的目的に沿うものであり，かつ脳神経外科医や救急医など重症頭部外傷に取り組む第一線の医師が利用しうることを念頭に作成された．また，一般の医師や看護婦，救命救急士などのコ・メディカルスタッフにも理解しやすいように配慮した．

　検討した項目は病院到着前救護，蘇生，ICU管理のほかに，外科的治療の適応基準，バルビツレート療法や低体温療法などの特殊治療の現状分析など非常に多岐にわたっている．

　米国のガイドラインでは，これらのうち厳密に十分な科学的根拠があるとされたものは3項目しかなかった．頭蓋内圧が正常な場合に長期にわたる過換気療法は避けるべきこと，頭部外傷でのグルココルチコイド投与には有用性が認められないこと，フェニトイン，カルバマゼピンおよびフェノバルビタールの投与には晩期てんかん形成の抑制効果は期待できないことで，これら以外はエキスパートによる推奨と考えてよい．

　したがって重症頭部外傷の治療・管理にあたっては本ガイドラインを鵜呑みにするのではなく，多くの問題点が未解決であることを常に銘記し，将来の医療の進歩に役立つ研究成果が生みだされることを期待している．

　またガイドラインが医事紛争や医療訴訟時の判断材料として利用される可能性も生じるであろうが，最良の治療は日進月歩であり本ガイドラインの各項目を採用するか否かの裁量は診療にあたる医師の判断に委ねられるべきものと考

えられ，それぞれの医療の行為を大きく制約するものではない．

　本ガイドラインでは，4(1)項のなかの「CTによる追跡が重要である」など今日最善と考えられる治療が必ずしも保険診療の枠におさまらないことがありうる．

今後の展開について

　このガイドラインは，1999年10月の時点における本邦の現状分析の結果であり，今後の医学・医療の発展とともに常に改訂されていくことが望まれる．今回除かれた多発外傷例や脊髄損傷合併例についても今後検討することが期待される．

　このガイドラインの発展のために意見や感想を下記までお寄せいただければ幸いである．

　［連絡先］
　〒105-8461　東京都港区西新橋3-25-8
　東京慈恵会医科大学　脳神経外科学講座内
　日本神経外傷学会事務局

　［代表委員］
　千葉大学医学部　　脳神経外科　山浦　　晶
　久留米大学医学部　脳神経外科　重森　　稔

第4版のガイドライン改訂の経緯

- **2014年3月6日　第1回ガイドライン作成委員会（東京）**
  5〜6年毎の改訂継続を確認
  第3版検証方法の検討
  内容，コンセプト，ガイドライン作成委員改選検討
  第4版作成タイムスケジュール提案
- **2014年10月10日　第2回ガイドライン作成委員会（東京）**
  第3版検証を外部評価（日本医療機能評価機構）とすることを決定
  新規追加項目検討
  ガイドライン旧委員の退任・新委員の就任を承認
- **2015年3月6日　第3回ガイドライン作成委員会（徳島）**
  ガイドライン新委員の就任を承認
  新規CQ（clinical question）として「リハビリテーション」「凝固障害」「精神障害」の追加を検討
- **2016年2月25日　第4回ガイドライン作成委員会（仙台）**
  日本医療機能評価機構による第3版検証報告
  　重要なテーマであり非専門医にとっても利用しやすい内容と高評価を受ける反面，文献検索・評価方法，推奨方法，推奨とエビデンスとの対応関係，資金源，ガイドライン作成委員の専門分野，利益相反，などに関する記載が求められた．
  ガイドライン新委員の就任を承認
- **2017年3月9日　第5回ガイドライン作成委員会（東京）**
  新規追加CQにつき継続審議
  ガイドラインが訴訟で活用されている現状についての検討
- **2017年10月14日　第6回ガイドライン委員会（名古屋）**
  新規追加CQ「多発外傷」・新規追加委員につき審議・承認
  項目毎執筆者・レビューワーの決定
  文献リスト・抄録の配布
  執筆基本方針の決定
  　推奨グレードは第3版を踏襲し3段階とする．新たに文末に推奨グレードを記載する．
  　参考・付記・解説では引用文献番号を記載する．推奨グレードの論拠となる文献については，文末にエビデンスレベルを記載．

執筆・作成スケジュールの確認

■ 2018 年 2 月 22 日　第 7 回ガイドライン委員会（東京）
　　医療訴訟等における診療ガイドラインの位置づけについて報告
　　日本脳神経外科学会より委員派遣

■ 2018 年 10 月 11 日　第 8 回ガイドライン委員会（仙台）
　　執筆状況報告および第 1 回草稿レビュー・追加修正

■ 2019 年 3 月 7 日　第 9 回ガイドライン委員会（淡路）
　　第 2 回草稿レビュー・追加修正

第3版のガイドライン改訂の経緯

- **2008 年 12 月 26 日　重症頭部外傷治療・管理のガイドライン検証会**
  於：東京慈恵会医科大　検証委員による検討
- **2009 年 4 月 16 日　ガイドライン作成委員会**（第 32 回日本神経外傷
  学会会期中）　山口
  検証結果と第 3 版の改訂時期の検討
- **2009 年 10 月 14 日　ガイドライン作成委員会**（第 68 回日本脳神経
  外科学会会期中）　東京
  第 3 版のタイムスケジュール，内容，コンセプト，ガイドライン作成
  委員改選検討
- **2009 年 11 月 15 日　ガイドライン作成委員会**（東京慈恵会医科大）
  第 3 版のタイムスケジュール，目次，内容の確認
  推奨レベルの検討，執筆者，責任者の割り当て決定
  推奨レベル分類の改訂の検討
- **2010 年 3 月 4 日　ガイドライン作成委員会**（第 33 回日本脳神経外傷
  学会会期中）　東京
  ガイドライン作成委員の再編，新たな執筆委員選出
  ガイドラインの作成計画，経過の報告
  基本方針：初版，第 2 版を踏襲し，内容の充実化を図る
  第 3 版の目次，執筆者，責任者決定
  推奨レベル分類の改訂の検討：従来の 6 段階から 3 段階に集約

　　　従来の推奨　6 段階表示（初版，第 2 版）
　　　　　1.　～が望ましい
　　　　　2.　～が多い
　　　　　3.　～の傾向がある
　　　　　4.　～することもある
　　　　　5.　～は望ましくない
　　　　　6.　～は禁忌と考えてよい

　　　新たな推奨　3 段階表示（第 3 版）
　　　　　1.　行うよう勧められる　　　　（旧 1，2）
　　　　　2.　行うことを考慮してもよい　（旧 3，4）

3. 行うことは勧められない （旧 5，6）

- **2010 年 10 月 27 日　ガイドライン作成委員会**（第 69 回日本脳神経外科学会会期中）
ガイドライン第 3 版のタイムテーブルの確認
- **2011 年 6 月 20 日，9 月 26 日　ガイドライン素案検討会**（東京慈恵会医科大）
- **2011 年 10 月 13 日　ガイドライン作成委員会**（第 70 回日本脳神経外科学会会期中）　横浜
全素案に対して，内容検討し進捗状態を報告
第 2 版の英文化の進捗状態の報告
- **2012 年**
Neuro Med Chir(Tokyo)52 に第 2 版の英文版が掲載

第2版のガイドライン改訂の経緯

- **2003 年 3 月 29 日**（第 26 回日本神経外傷学会会期中） 奈良
「重症頭部外傷治療・管理のガイドライン」改訂作業の着手を決定
- **2003 年 5 月 17 日**（日本脳神経外科コングレス会期中） 大阪
改訂に先立ち，日本神経外傷学会世話人の施設を対象として現ガイドラインの利用状況や要望に関するアンケート調査を行うことを決定
- **2004 年 3 月 25 日**（第 27 回日本神経外傷学会会期中） 東京
アンケート調査の結果報告と改訂作業について以下のことを決定
  - ・現在のガイドラインを踏襲する形で改訂する
  - ・現ガイドライン作成時以降の新たな内外の文献についての検証を行う
  - ・小児と高齢者例については，新たに項目を設ける
  - ・重症例のほか，軽症例のなかで重症に移行する可能性のあるものについても言及する
  - ・現ガイドラインで重複する内容はまとめる
- **2004 年 5 月 14 日**（日本脳神経外科コングレス会期中） 徳島
「重症頭部外傷治療・管理のガイドライン」改訂素案の各項目と担当者を決定
- **2004 年 10 月 6 日**（日本脳神経外科学会総会会期中） 名古屋
「重症頭部外傷治療・管理のガイドライン」改訂素案の原稿を 2004 年 11 月中に日本神経外傷学会事務局に提出することを決定
- **2005 年 1 月 21 日**（日本脳神経外科救急学会会期中） 名古屋
「重症頭部外傷治療・管理のガイドライン改訂版」本文に解説を加えたものを日本神経外傷学会機関誌「神経外傷」に掲載することを決定
- **2005 年 3 月 24 日**（日本神経外傷学会会期中） 大宮
現ガイドライン（初版）の序文にある精神を基本として minimum essential 的内容とするため原稿をさらにブラッシュアップし，最終的体裁と調整は代表委員が担当することを決定
なお，現ガイドライン（初版）と同様に内容の表現はなるべく箇条書きとし，その推奨の強さを次の順序で表現することを決定

  1　～が望ましい
  2　～が多い

3　〜の傾向がある
4　〜することもある
5　〜は望ましくない
6　〜は禁忌と考えてよい

初版のガイドライン作成の経緯

- 第 21 回日本神経外傷研究会(1998 年 3 月 25 日)の世話人会において重症頭部外傷治療・管理のガイドラインを作成することが決定された.
- 1998 年 3 月,各実行委員は分担して執筆作業に入り,第 1 稿が同年 10 月に締め切られた.同年 12 月の第 1 回重症頭部外傷治療・管理のガイドライン作成実行委員会の討議をふまえて,第 2 稿が 1999 年 6 月に締め切られた.過去 10 年間の日本語論文を渉猟し,本邦の現状を分析して,米国,ヨーロッパの両ガイドラインの内容との相違点なども検討する.エキスパートのコンセンサスという形で,またはエビデンスとのミックスとして提案する.
- 内容の表現としてはなるべく箇条書きで,次のような文言で信頼性の高い順序に並べることとした.

    1 　〜が望ましい
    2 　〜が多い
    3 　〜の傾向である
    4 　〜することもある
    5 　〜は望ましくない
    6 　〜は禁忌と考えてよい

　これは,実際にはかなりの困難を伴う作業であった.本ガイドフインでは「〜が望ましい」が最も強い表現であり,次に「〜が多い」となる.その後すべての作成委員の意見を整理し,1999 年 10 月にこの版にまとめられた.さらに,読みやすくわかりやすい文体になるように数回の校正を行った.

頭部外傷治療・管理のガイドライン第4版　執筆者・Reviewer 一覧

		執筆者	Reviewer
1. 救急医療体制と脳神経外科医			
	1-1　病院前救護（プレホスピタル・ケア）	坂本哲也	有賀　徹
	1-2　専門施設への搬送基準，搬送方法，情報伝達システム		
	1-3　専門施設でのチーム医療における脳神経外科医の役割		
2. 初期治療			
	2-1　外傷初期診療	三宅康史	有賀　徹
	2-2　気道の確保と呼吸管理		
	2-3　循環管理	豊田　泉	奥寺　敬
	2-4　切迫脳ヘルニアの認識と対処	黒田泰弘	
3. 画像診断		中村　弘	
4. ICU 管理			
	4-1　モニタリング	豊田　泉	甲村英二
	4-2　頭蓋内圧（ICP）測定の適応と方法	末廣栄一	
	4-3　頭蓋内圧（ICP）と脳灌流圧（CPP）の治療閾値		
	4-4　外科的処置（外減圧，内減圧，髄液ドレナージ）	大谷直樹	
	4-5　鎮静，鎮痛，不動化	朴　永鉄	三木　保
	4-6　頭位挙上	三木　保	
	4-7　過換気療法	高山泰広	
	4-8　マンニトール，グリセオール®，高張食塩水	奥野憲司	
	4-9　バルビツレート療法	土肥謙二	鈴木倫保
	4-10　ステロイド剤		
	4-11　低体温療法（脳低温療法）	黒田泰弘	
	4-12　頭蓋内圧亢進の治療手順	大谷直樹	松前光紀
	4-13　外傷性けいれん発作・てんかんとその管理	本多ゆみえ	
	4-14　栄養管理	卯津羅雅彦	
	4-15　抗菌薬	宮城知也	

5. 手術適応と手術方法			
5-1	閉鎖性頭蓋骨陥没骨折	榊原毅彦	島　克司
5-2	開放性頭蓋骨陥没骨折		
5-3	穿通外傷	宮田昭宏	
5-4	急性硬膜外血腫	八ツ繁寛	高里良男
5-5	急性硬膜下血腫		
5-6	脳内血腫，脳挫傷	前田　剛	
5-7	びまん性脳損傷		
5-8	外傷性頭頚部血管損傷	佐々木達也	佐藤　章
5-9	外傷性髄液漏	宮田昭宏	
5-10	視神経管骨折，視神経損傷	中山則之	
5-11	頭部外傷急性期の麻酔	朴　永銖	
6. 頭蓋顔面損傷への対処			
6-1	眼窩底破裂(吹き抜け)骨折(blow-out fracture)	本多ゆみえ	小沼武英
6-2	顎顔面外傷	本島卓幸	
7. 小児頭部外傷		荒木　尚	
8. 高齢者頭部外傷		刈部　博	
9. 軽症・中等症頭部外傷への対処			
9-1	基本的な治療指針	戸村　哲	島　克司
9-2	重症化の危険因子	奥寺　敬	
10. スポーツ頭部外傷		谷　諭	小川武希
11. 外傷に伴う高次脳機能障害		河井信行	
12. 外傷に伴う低髄液圧症候群		土肥謙二	
13. 補遺			
13-1	頭部外傷に伴う凝固線溶系障害	高山泰広	冨永悌二
13-2	早期リハビリテーション	中村俊介	
13-3	外傷急性期の精神障害	奥野憲司	
13-4	多発外傷	横堀將司	

本書の見方

■ 各項目の構成

本書は項目毎に，(1)推奨，(2)参考，(3)付記，(4)解説，で構成されている．

(1)推奨：ガイドラインとしてコンセンサスとなるものを箇条書きに記載

(2)参考：推奨のコンセンサス形成に至った論拠となる事項を記載

(3)付記：欧米文献の検証など，推奨・参考の付帯事項を必要に応じて記載

(4)解説：コンセンサス形成に至らず議論の渦中にある事項，今後の課題などを記載

■ 推奨グレード

推奨グレードは前版を踏襲し，以下の3段階に分類し，推奨文の末尾に記載した．

グレードA：行うよう勧められる

グレードB：行うことを考慮してもよい

グレードC：行うことは勧められない

■ エビデンスの検索・採択・評価方法

エビデンスの検索は，前版発刊(2013年)後，2018年3月までに発表された論文のうち，本書の各項目名(clinical question：CQ)をキーワードとして，PubMedおよび医学中央雑誌の各データベースを使って検索し，PubMedのべ5,309件，医学中央雑誌のべ7,345件の該当文献を得た．これらの該当文献を項目毎に担当委員に配布して批判的吟味を行い，引用文献を絞り込んで243文献が抽出された．さらに前版で引用された全文献も吟味して取捨選択し，加えて各項目担当者により独自に検索引用された文献を合わせた計670文献を引用文献として採択した．採択された文献のエビデンスレベルは，以下の分類法によりエビデンスレベルを決定した．

Ia	Randomized control trial(RCT)のメタアナリシス
Ib	RCT
IIa	良くデザインされた比較研究(非ランダム化)
IIb	良くデザインされた準実験的研究
III	良くデザインされた非実験的記述研究
IV	専門家の意見・報告・経験

主に参考・付記・解説で引用された文献のうち，推奨グレードの論拠となった文献のエビデンスレベルは引用文中の末尾にローマ数字で記載した．

■ 推奨の呈示に向けたコンセンサスの形成方法

委員全員が原則として参加する委員会は計9回行われ，本書の内容・項目（clinical question），問題点，推奨グレード，エビデンス評価に関する討議を行い，委員会全体としての総論となるコンセンサスを形成した．項目毎の各論に関しては，各項目担当委員が推奨グレード，引用文献，およびそのエビデンスレベルを草稿として提案し，委員長ならびに事務局が校閲後，e-mail配信によりReviewerによる査読が行われた．Reviewerによる査読の結果は事務局を通じて担当委員に周知・修正が行われると同時に，委員会にも諮られて追加修正された．このプロセスを合計3回くりかえすことによりコンセンサス形成を行った．

■ 資金源

本書作成にあたっては，会議費，討議資料等の材料・印刷費，文献複写費について本書の発行母体である日本脳神経外傷学会から提供を受けた以外，いかなる企業・個人・団体からも資金援助は受けていない．

■ 医療訴訟における医療水準の判断材料としての診療ガイドライン

本ガイドライン初版から第3版，ならびに多くの診療ガイドラインで述べられているように，診療ガイドラインはあくまで医療上の参考に供する物であって，医師の裁量を規制するものではない．しかし，医療訴訟では診療ガイドラインは証拠能力があるとみなされ，医療水準の判断材料とされているのが現状である．ただし，証拠能力の有無と判決への影響力（証明力）は異なり，診療ガイドラインは有力ではあるものの決定的な証拠ではない，という．一般に，診療ガイドラインに則った診療がされた場合，医療者側の過失とされる可能性は低く，則っていなかった場合でも必ずしも過失とは限らない．これは，特に頭部外傷においてはRCTを施行することが難しく，高いエビデンスレベルでのガイドラインを網羅することが困難なことに一因がある．また，救急処置が要求される頭部外傷では，治療選択は医師の裁量に委ねられることが少なくないが，十分な注意義務を尽くし，患者・家族との信頼関係を築くには，時間的余裕がない場合が少なくない．

一方，患者が医療機関で治療を受ける場合，医療者側には最善の注意義務を尽くして治療するという診療契約が成立する．したがって，診療に当たっては，医師の技量，患者側の状況，時間，施設の特殊性，保険適応などを考慮し，その時点における最善の医療を行い，患者に対しては十分な説明義務を果たすことが望ましい．それには，治療ガイドラインを含め，常に最新の情報，エビデンスの把握に努め，適切な裁量を遂行できるよう判断能力を高めることが重要である．

■ 利益相反

本書の作成にあたって全委員に利益相反自己申告書の提出を義務付けた.
全委員とも開示すべき利益相反はなかった.

目次

序　　*5*

第3版の序　　*7*

第2版の序　　*9*

初版の序　　*11*

第4版のガイドライン改訂の経緯　　*15*

第3版のガイドライン改訂の経緯　　*17*

第2版のガイドライン改訂の経緯　　*19*

初版のガイドライン作成の経緯　　*21*

執筆者・Reviewer 一覧　　*22*

本書の見方　　*24*

1　救急医療体制と脳神経外科医　　1

1-1　病院前救護（プレホスピタル・ケア）……………………………1

1-2　専門施設への搬送基準，搬送方法，情報伝達システム………4

1-3　専門施設でのチーム医療における脳神経外科医の役割………8

2　初期治療　　11

2-1　外傷初期診療……………………………………………………11

2-2　気道の確保と呼吸管理…………………………………………14

2-3　循環管理…………………………………………………………16

2-4　切迫脳ヘルニアの認識と対処…………………………………18

3　画像診断　　21

4　ICU 管理　　44

4-1　モニタリング……………………………………………………44

4-2　頭蓋内圧（ICP）測定の適応と方法……………………………47

4-3　頭蓋内圧(ICP)と脳灌流圧(CPP)の治療閾値……………………49
　　4-3-1　頭蓋内圧(ICP)の治療閾値　49
　　4-3-2　脳灌流圧(CPP)の治療閾値　50
4-4　外科的処置(外減圧，内減圧，髄液ドレナージ)……………53
　　4-4-1　外減圧　53
　　4-4-2　内減圧　56
　　4-4-3　髄液ドレナージ　58
4-5　鎮静，鎮痛，不動化……………………………………………62
4-6　頭位挙上………………………………………………………67
4-7　過換気療法……………………………………………………68
4-8　マンニトール，グリセオール®，高張食塩水………………76
4-9　バルビツレート療法…………………………………………78
4-10　ステロイド剤………………………………………………81
4-11　低体温療法(脳低温療法)…………………………………84
4-12　頭蓋内圧亢進の治療手順…………………………………88
4-13　外傷性けいれん発作・てんかんとその管理……………92
4-14　栄養管理……………………………………………………96
4-15　抗菌薬………………………………………………………98

5　手術適応と手術方法　101

5-1　閉鎖性頭蓋骨陥没骨折………………………………………101
5-2　開放性頭蓋骨陥没骨折………………………………………102
5-3　穿通外傷………………………………………………………103
5-4　急性硬膜外血腫………………………………………………105
5-5　急性硬膜下血腫………………………………………………109
5-6　脳内血腫，脳挫傷……………………………………………113
5-7　びまん性脳損傷………………………………………………115
5-8　外傷性頭頚部血管損傷………………………………………118
　　5-8-1　診断のための検査　118
　　5-8-2　治療　119
5-9　外傷性髄液漏…………………………………………………126
5-10　視神経管骨折，視神経損傷…………………………………128

5-10-1　発生機序　128

5-10-2　診断　129

5-10-3　治療　130

5-11　頭部外傷急性期の麻酔 …………………………………… 133

6　頭蓋顔面損傷への対処　135

6-1　眼窩底破裂（吹き抜け）骨折（blow-out fracture）………… 135

6-2　顎顔面外傷 …………………………………………………… 137

6-2-1　初期対応　138

6-2-2　診断　138

6-2-3　治療　139

7　小児頭部外傷　142

7-1　病院前救護 …………………………………………………… 142

7-2　専門施設への搬送基準 ……………………………………… 143

7-3　来院後の初期治療 …………………………………………… 145

7-4　ICUでの管理 ………………………………………………… 147

7-4-1　頭蓋内圧（ICP）の測定の適応と方法　147

7-4-2　頭蓋内圧（ICP）の治療閾値　148

7-4-3　脳灌流圧（CPP）の治療閾値　149

7 4 4　鎮静剤，鎮痛剤，筋弛緩剤の治療的使用に関して　151

7-4-5　脳室ドレナージによる頭蓋内圧（ICP）管理　152

7-4-6　高張剤による治療　153

7-4-7　過換気療法　155

7-4-8　バルビツレート療法　156

7-4-9　体温管理療法　157

7-4-10　減圧開頭法　159

7-4-11　ステロイドの使用について　161

7-4-12　栄養管理　162

7-4-13　抗てんかん薬　164

7-4-14　頭位挙上　166

7-5　虐待による頭部外傷（abusive head trauma：AHT）……… 166

8 高齢者頭部外傷　173

- 8-1 病院前救護 ⋯⋯⋯⋯⋯⋯⋯⋯⋯⋯⋯⋯⋯⋯⋯⋯⋯⋯⋯⋯ 173
- 8-2 初期診療 ⋯⋯⋯⋯⋯⋯⋯⋯⋯⋯⋯⋯⋯⋯⋯⋯⋯⋯⋯⋯⋯⋯ 174
- 8-3 管理 ⋯⋯⋯⋯⋯⋯⋯⋯⋯⋯⋯⋯⋯⋯⋯⋯⋯⋯⋯⋯⋯⋯⋯⋯ 175
- 8-4 手術適応と手術方法 ⋯⋯⋯⋯⋯⋯⋯⋯⋯⋯⋯⋯⋯⋯⋯⋯ 176
  - 8-4-1 Talk and deteriorate　176
  - 8-4-2 急性硬膜下血腫　177
  - 8-4-3 減圧開頭術　177
- 8-5 抗凝固薬・抗血小板薬の影響 ⋯⋯⋯⋯⋯⋯⋯⋯⋯⋯⋯ 178

9 軽症・中等症頭部外傷への対処　181

- 9-1 基本的な治療指針 ⋯⋯⋯⋯⋯⋯⋯⋯⋯⋯⋯⋯⋯⋯⋯⋯⋯ 181
  - 9-1-1 軽症・中等症頭部外傷の診断　181
  - 9-1-2 脳振盪後症候群　182
  - 9-1-3 画像診断　184
  - 9-1-4 治療指針　185
  - 9-1-5 職場(または学校)復帰の推奨基準　186
- 9-2 重症化の危険因子 ⋯⋯⋯⋯⋯⋯⋯⋯⋯⋯⋯⋯⋯⋯⋯⋯⋯ 188

10 スポーツ頭部外傷　193

- 10-1 脳振盪に有効な診断方法 ⋯⋯⋯⋯⋯⋯⋯⋯⋯⋯⋯⋯⋯ 193
- 10-2 脳振盪後の診療 ⋯⋯⋯⋯⋯⋯⋯⋯⋯⋯⋯⋯⋯⋯⋯⋯⋯ 194
- 10-3 脳振盪の予防 ⋯⋯⋯⋯⋯⋯⋯⋯⋯⋯⋯⋯⋯⋯⋯⋯⋯⋯ 194
- 10-4 慢性外傷性脳症(chronic traumatic encephalopathy：CTE) ⋯⋯⋯⋯⋯⋯⋯⋯⋯⋯⋯⋯⋯⋯⋯⋯⋯⋯⋯⋯⋯⋯⋯⋯⋯ 195

11 外傷に伴う高次脳機能障害　198

- 11-1 外傷後高次脳機能障害の発症 ⋯⋯⋯⋯⋯⋯⋯⋯⋯⋯ 198
- 11-2 急性期画像診断 ⋯⋯⋯⋯⋯⋯⋯⋯⋯⋯⋯⋯⋯⋯⋯⋯⋯ 199
- 11-3 高次脳機能障害の評価 ⋯⋯⋯⋯⋯⋯⋯⋯⋯⋯⋯⋯⋯⋯ 201
- 11-4 慢性期画像診断 ⋯⋯⋯⋯⋯⋯⋯⋯⋯⋯⋯⋯⋯⋯⋯⋯⋯ 202

11-5	軽症脳外傷後高次脳機能障害における画像診断	203
11-6	認知リハビリテーション	205
11-7	薬物療法	206
11-8	包括的プログラム	208
11-9	自動車運転再開	208

12 外傷に伴う低髄液圧症候群　212

13 補遺　219

13-1	頭部外傷に伴う凝固線溶系障害	219
13-2	早期リハビリテーション	222
13-3	外傷急性期の精神障害	226
13-4	多発外傷	228

索引　233

1 救急医療体制と脳神経外科医

1-1 病院前救護（プレホスピタル・ケア）

　頭部外傷における病院前救護の目的は二次的脳損傷を最小限にとどめることである．そのためには，生命維持に必須な応急処置を施行し，緊急度・重症度に基づいた適切な医療機関への迅速な搬送（load and go）を考慮する必要がある．

1．推奨

(1) ドクターヘリやドクターカーを利用できる地域では，医師が病院到着前から重症頭部外傷患者の診療を開始することを考慮してもよい（グレードB）．

(2) GCS（Glasgow Coma Scale）8以下，口腔内への持続する出血，もしくは適切な換気が得られなければ，まず下顎挙上法による用手気道確保，口腔内吸引などを行うことを考慮してもよい（グレードB）．

(3) 救急現場における気管挿管に熟練した医師であれば，重症頭部外傷患者に対する現場における迅速気管挿管を考慮してもよい（グレードB）．

(4) 気管挿管後の気管チューブ先端位置の確認には，身体所見に加えて，波形表示のある$EtCO_2$（end-tidal CO_2：呼気終末二酸化炭素分圧）モニターを使用することを考慮してもよい（グレードB）．

(5) SpO_2を持続モニターして，90％以上に保つことが勧められる（グレードA）．

(6) 重症頭部外傷患者に盲目的な過換気を行うことは勧められない（グレードC）．

(7) 気管挿管後に $EtCO_2$ モニターを使用することができる場合は，35〜40 mmHg を目標とすることを考慮してもよい(グレード B).

(8) 救急現場で重症頭部外傷患者の収縮期血圧が 90 mmHg 未満の場合，輸液路を確保し等張液を投与することを考慮してもよい(グレード B).

(9) ショックの有無に関わらず，重症頭部外傷患者に病院前救護で生理食塩液の代わりに高張食塩液を投与することは勧められない(グレード C).

(10) 全ての頭部外傷患者において，脊椎・脊髄損傷の合併が否定できるまでは，用手的頚椎保護，硬性頚椎カラーや全身固定による脊椎運動制限(spinal motion restriction : SMR)を考慮してもよい(グレード B).

(11) 現場における応急処置は，医療機関への安全な搬送に必要なものに限り，医師であっても現場では緊張性気胸の解除など最小限の処置のみを行うことを考慮してもよい(グレード B).

2. 参考

外傷にかかわる脳神経外科医は，本邦の外傷病院前救護の標準化を目的として開発された教育プログラムである JPTEC™(Japan Prehospital Trauma and Evaluation)の基本的内容と救急救命士が医師の指示のもとに行う救急救命処置の種類と適応について理解しておくことが望ましい[1].

医師の同乗するヘリコプターにより，従来の病院前救護システムと比べて重症頭部外傷の神経学的転帰は改善した[2](IIb)，もしくは外傷の重症度が高くても 6 か月後死亡率は変わらなかった[3](IIb)とされるが，これらの研究を含む systematic review では，死亡率が低下した研究と増加した研究が混在し，神経学的転帰も改善と悪化に分かれていて，ヘリコプターもしくは緊急自動車に医師が同乗することによる有益性が確認できなかったとされる[4](IIa).

重症頭部外傷患者に対する救急現場における迅速気管挿管(rapid sequence intubation : RSI)は，病院に到着してからの気管挿管と比べて 6 か月後の神経学的転帰を改善した[5](Ib)が，気管挿管の効果は実施者の経験と技量に依存していて，これらが十分でない場合には死亡率はかえって増加する[6](IIa).

気管チューブ先端位置の確認に波形表示のある $EtCO_2$ モニターが使用できない場合には，波形表示のない $EtCO_2$ モニター，比色式 CO_2 検出器，食道挿管検出器，あるいは気管超音波検査で代用する.

重症頭部外傷患者の救急現場もしくは病院到着前の低酸素血症(SpO_2

$<90\%$）は高い死亡率および ICU 退室時の神経学的転帰不良と関連があるとされる[7-9]（III）．

ショック，アシドーシスや重症胸部外傷合併の重症頭部外傷患者では $EtCO_2$ と $PaCO_2$ が乖離する[10]（III）ことがある点に注意が必要であるが，病院到着直前の $EtCO_2 < 24\ mmHg$[11]（III）もしくは $<29\ mmHg$[12]（III）は高い死亡率と関連があるとされる．

重症頭部外傷患者の救急現場もしくは病院到着前の収縮期血圧 $<90\ mmHg$ もしくは $<100\ mmHg$ の低血圧は高い死亡率と関連があるとされる[7-9]（III）．出血性ショックに対しては迅速な止血が最も重要であり，輸血を必要とした重症頭部外傷患者に病院前救護で 1,500 ml 以上の輸液を行っても転帰に差がなかったとされる[13]（IIa）．また，重症頭部外傷患者に高張食塩液もしくは高張食塩液とデキストランを投与しても，生理食塩液の投与と比べて 6 か月後の神経学的転帰に差がなかったとされ[14]（Ib），収縮期圧 $<100\ mmHg$ の低血圧を合併した症例を対象としても同様とされる[15]（Ib）．

3. 付記

北米では paramedic による重症患者への気管挿管や薬物投与などの病院前医療が普及しているが，paramedic は本邦の救急救命士より実施できる医行為の範囲が広いので，paramedic を対象とした研究結果をそのまま本邦の病院前救護に当てはめることはできない．一方，欧州では医師の同乗する緊急自動車やヘリコプターが普及し，救急現場で医師が治療を開始する救急医療体制を持つ国が多く，これらを対象とした研究は，本邦のドクターカーやドクターヘリ運用の参考となる．

4. 解説

外傷病院前救護は JPTEC^{TM} の概念（**図 1**）に基づいて地域メディカルコントロール協議会が定める活動基準に従って，消防機関に所属する救急隊員により行われている．

救急現場における気管挿管は，病院内より困難な環境下で実施する必要があるので，十分な訓練と経験を積んだうえで行わないと，かえって転帰が悪化する危険性がある．気管挿管後は，意図しなくても過換気になりがちなので注意が必要である．ショックに対する輸液は対症療法であり，救急現場で直接圧迫

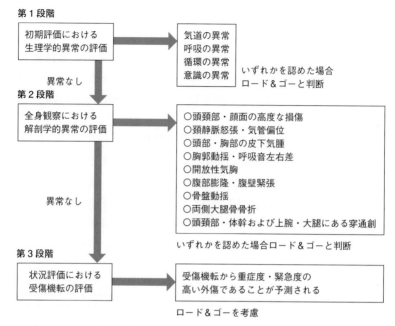

図1 ロード＆ゴーの判断手順
〔一般社団法人JPTEC協議会（編著）:改訂第2版JPTECガイドブック．p19,へるす出版,2016より〕

止血や止血帯を実施した後，迅速に医療機関に搬送して確実に止血することがより重要である．

1-2 専門施設への搬送基準，搬送方法，情報伝達システム

1. 推奨

(1) 病院前救護でも重症度判断の生理学的評価項目の一つとして意識レベルを用いることが勧められる（グレードA）．
(2) 意識レベルはGCSを用いるのが標準であるが，重症頭部外傷患者の病院前救護においてはJapan Coma Scale（JCS）もしくはGCSの運動反応のみを用いることを考慮してもよい（グレードB）．
(3) 重度の意識障害（GCSスコア3〜8，JCS 30〜300）やGCS 2点以上の悪

化がみられる頭部外傷患者は，脳神経外科専門医（以下，専門医）がいて緊急手術に対応できる医療機関へ直接搬送することが勧められる（グレードA）.

(4) 中等度の意識障害（GCS スコア 9〜13，JCS 3〜20）を呈する頭部外傷患者は，専門医がいる医療機関へ搬送することを考慮してもよい（グレードB）.

(5) 瞳孔径に 1 mm 以上の左右差が存在する重症頭部外傷患者は頭蓋内占拠性病変の可能性が高いので，専門医がいて緊急手術に対応できる医療機関に搬送することを考慮してもよい（グレードB）.

(6) Cushing 徴候（収縮期血圧 180 mmHg 以上，脈拍数 60/分未満）を認める重症頭部外傷患者は頭蓋内占拠性病変の可能性が高いので，専門医がいて緊急手術に対応できる医療機関に搬送することを考慮してもよい（グレードB）.

(7) 重症頭部外傷に重症他部位損傷を合併する多発外傷患者は専門医がいる救命救急センターへ搬送することが勧められる（グレードA）.

(8) 緊急自動車による搬送で長時間を要する場合には，可能であればヘリコプターを使用して搬送することが勧められる（グレードA）.

(9) 転院搬送では，確実な気道確保（気管挿管など）や補助呼吸，静脈路確保などの最低限必要な蘇生的治療を行ってから，医師が同乗して移動することが勧められる（グレードA）.

(10) 診療情報についてはファックスやインターネットなどの ICT（information and communication technology）を有効利用する. 遠隔地などでは，インターネットを利用して CT などの画像を伝送し，専門医のコンサルテーションを受けることを考慮してもよい（グレードB）.

2. 参考

ISS（injury severity score）16 以上，もしくは頭部 AIS（abbreviated injury score）3 以上の外傷患者について，救急現場における GCS は運動反応のみでも GCS スコア合計点と同等に生存退院を予測できるとされる[16]（IIb）.

米国においては，重症頭部外傷患者を Level I もしくは II の外傷センターに直接搬送した場合に比べて，他の病院を経由して外傷センターに搬送された場合，死亡の調整後オッズ比は 1.48（95%CI 1.03-2.12）とされる[17]（IIb）.

頭部外傷患者が病院に到着するまでに生じる，最初に確認した GCS スコアからの 2 点以上の悪化は，GCS 合計点とは独立した因子として，高い院内死亡率，長い入院期間と ICU 入室期間と関連があるとされる[18]（III）．

病院到着後に 1 mm 以上の瞳孔不同がある重症頭部外傷患者の 25％に頭蓋内占拠性病変を認め，3 mm 以上の瞳孔不同がある重症頭部外傷患者の 43％に頭蓋内占拠性病変を認めるとされる[19]（III）．

JCS が 100 以上の重症頭部外傷患者について，救急現場で Cushing 徴候（収縮期血圧 180 mmHg 以上，脈拍数 60／分未満）を認める場合，その 61％に手術が必要な頭蓋内病変があり，同病変の存在について，血圧・脈拍正常群に比べての調整後オッズ比が 4.77（95％CI 2.85-7.97）であるとされる[20]（IIb）．

重症頭部単独外傷患者のヘリコプターによる搬送は，緊急自動車による搬送と比べて，独立した因子として生存率の増加と関連があり，調整後のオッズ比が 0.55（95％CI 0.47-0.67）であるとされる[21]（IIb）．

3. 付記

海外の病院前救護ではもっぱら GCS もしくは AVPU（Alert, Voice, Pain, Unresponsive）が使用されている．米国や欧州では，重症外傷患者はスタッフと設備が集約された外傷センターへ搬送する体制を取っている国も多い．本邦における救命救急センターと，これらの外傷センターは必ずしも同じ基準を満たしているわけではない．欧州では重症例には医師がヘリコプターや緊急自動車に同乗して現場へ出動する体制であるのに対し，米国は医師が同乗せずパラメディカルが現場で対応する体制が原則である．

4. 解説

外傷患者の救急搬送においては，①的確な重症度の判断，②適正な病院選定，③迅速な搬送，の三原則を遵守することが重要である．このためには外傷の重症度・緊急度判定基準に基づき医療機関を選定するよう勧められる（**図2**）．

重症度判断において，意識レベルにより重症以上と判断する基準を JCS100 以上とすることには頭部外傷を過小評価する危険があるので，地域メディカルコントロールの基準に従う．米国外科学会外傷委員会の現場トリアージ基準では GCS 13 以下が外傷センターへの搬送基準となっている．

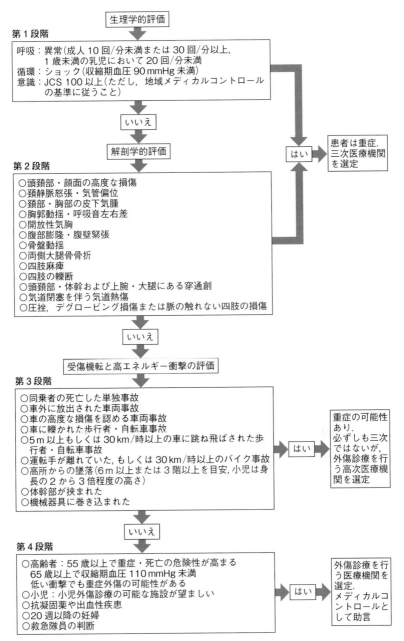

図2　現場トリアージ
〔一般社団法人JPTEC協議会（編著）：改訂第2版 JPTECガイドブック．p201, へるす出版, 2016より〕

1-3 専門施設でのチーム医療における脳神経外科医の役割

1. 推奨

■ 二次救急施設

(1) 救急医療を担当する医師が脳神経外科医との連携のもとで頭部外傷患者の初期診療にあたり，入院後は術前～術後管理のすべてにわたって脳神経外科医が治療を主導することが勧められる（グレードA）.

(2) JATEC™（Japan Advanced Trauma Evaluation and Care）に従った外傷初期診療が可能な初期治療室があり，血液検査，輸血部門，画像診断部門，手術部門が即応体制にあり，術後に集中治療を行える体制を整えることが勧められる（グレードA）.

(3) 他部位損傷の合併に対して，一般外科医，整形外科医などのコンサルテーションを随時得られる体制を整えることを考慮してもよい（グレードB）.

(4) 早期からリハビリテーションを行える体制を整えることを考慮してもよい（グレードB）.

■ 三次救急施設

(1) 脳神経外科医が頭部外傷に関するコンサルテーションに常時対応でき，必要な際は直ちに診療に参加できる体制を整えることが勧められる（グレードA）.

(2) 頭部外傷を含む多発外傷の初期診療は，救急医ないし外傷外科医に脳神経外科医を含む外傷診療チームで行うことが勧められる（グレードA）.

(3) 頭部外傷の手術および術後管理については脳神経外科医が主導することが勧められる（グレードA）.

(4) 頭部外傷を含む多発外傷の治療順位などに関しては，全身状態や他部位損傷の状況により外傷診療チームのチームリーダーが総合的に判断することを考慮してもよい（グレードB）.

(5) 早期からリハビリテーションを行える体制を整えることが勧められる（グレードA）.

2. 参考

外傷診療に関わる脳神経外科医はJATEC™の基本的内容と標準的な初期診療手順について理解しておくことが必要である[22]．三次救急施設において外傷診療チームに加わる脳神経外科医はJETEC™（Japan Expert Trauma Evaluation and Care）の基本的内容と重症外傷に対するチーム医療について理解しておくことが望ましい[23]．

3. 解説

米国に比べて救急医の少ない本邦では，軽症例も含めたすべての頭部外傷患者に対して，初期診療から脳神経外科医が対応しなければならないことが多い．本邦では外傷診療チームによる外傷診療体制の整備が不十分であり，多発外傷患者に対して，損傷部位に応じた各診療科が，それぞれ独立して専門的な治療を行っている施設が多く，チーム医療の推進が今後の課題である．

文献 ─────────────────────────────

1) 一般社団法人JPTEC協議会（編著）：改訂第2版JPTECガイドブック．へるす出版，2016

2) Pakkanen T, et al : Physician-staffed helicopter emergency medical service has a beneficial impact on the incidence of prehospital hypoxia and secured airways on patients with severe traumatic brain injury. Scand J Trauma Resusc Emerg Med 25 : 94-100, 2017

3) Franschman G, et al : Physician-based emergency medical service deployment characteristics in severe traumatic brain injury : a Dutch multicenter study. Injury 44 : 1232-1236, 2013

4) Popal Z, et al : Effect of physician-staffed emergency medical services (P-EMS) on the outcome of patients with severe traumatic brain injury : A review of the literature. Prehosp Emerg Care : 1-10, 2019

5) Bernard SA, et al : Prehospital rapid sequence intubation improves functional outcome for patients with severe traumatic brain injury : a randomized controlled trial. Ann Surg 252 : 959-965, 2010

6) Bossers SM, et al : Experience in prehospital endotracheal intubation significantly influences mortality of patients with severe traumatic brain injury : A systematic review and meta-analysis. PLoS One 10 : e0141034, 2015

7) Stocchetti N, et al : Hypoxemia and arterial hypotension at the accident scene in head injury. J Trauma 40 : 764-767, 1996

8) Chi JH, et al : Prehospital hypoxia affects outcome in patients with traumatic brain injury : a prospective multicenter study. J Trauma 61 : 1134-1141, 2006

9) Tohme S, et al : Prehospital risk factors of mortality and impaired consciousness after severe traumatic brain injury : an epidemiological study. Scand J Trauma Resusc Emerg Med 22 : 1-9, 2014

10) Lee SW, et al : Concordance of end-tidal carbon dioxide and arterial carbon dioxide in severe traumatic brain injury. J Trauma 67 : 526-530, 2009

11) Davis DP, et al : The impact of hypoxia and hyperventilation on outcome after paramedic rapid sequence intubation of severely head-injured patients. J Trauma 57 : 1-10, 2004
12) Caulfield EV, et al : Prehospital hypocapnia and poor outcome after severe traumatic brain injury. J Trauma 66 : 1577-1582, 2009
13) Hussmann B, et al : Enhanced prehospital volume therapy does not lead to improved outcomes in severely injured patients with severe traumatic brain injury. BMC Emerg Med 19 : 13-21, 2019
14) Bulger EM, et al : Out-of-hospital hypertonic resuscitation following severe traumatic brain injury : a randomized controlled trial. JAMA 304 : 1455-1464, 2010
15) Cooper DJ, et al : Prehospital hypertonic saline resuscitation of patients with hypotension and severe traumatic brain injury : a randomized controlled trial. JAMA 291 : 1350-1357, 2004
16) Beskind DL, et al : A comparison of the prehospital motor component of the Glasgow coma scale (mGCS) to the prehospital total GCS (tGCS) as a prehospital risk adjustment measure for trauma patients. Prehosp Emerg Care 18 : 68-75, 2014
17) Härtl R, et al : Direct transport within an organized state trauma system reduces mortality in patients with severe traumatic brain injury. J Trauma 60 : 1250-1256, 2006
18) Majidi S, et al : Prehospital neurologic deterioration is independent predictor of outcome in traumatic brain injury : analysis from National Trauma Data Bank. Am J Emerg Med 31 : 1215-1219, 2013
19) Chesnut RM, et al : The localizing value of asymmetry in pupillary size in severe head injury : relation to lesion type and location. Neurosurgery 34 : 840-845, 1994
20) Yumoto T, et al : Impact of Cushing's sign in the prehospital setting on predicting the need for immediate neurosurgical intervention in trauma patients : a nationwide retrospective observational study. Scand J Trauma Resusc Emerg Med 24 : 147-153, 2016
21) Aiolfi A, et al : Air versus ground transportation in isolated severe head trauma : A national trauma data bank study. J Emerg Med 54 : 328-334, 2018
22) 日本外傷学会・日本救急医学会（監），日本外傷学会外傷初期診療ガイドライン改訂第5版編集委員会（編）：外傷初期診療ガイドライン JATEC（改訂第5版）．へるす出版，2016
23) 日本外傷学会（監）：外傷専門診療ガイドライン JATEC．へるす出版，2014

2 初期治療

2-1 外傷初期診療

1. 推奨

(1) 外傷傷病者を初療する機会の多い脳神経外科医は，本邦で普及している標準的な外傷初期診療 JATEC™(Japan Advanced Trauma Evaluation and Care)を理解したうえで，その系統的診療手順に則り生命維持のための生理学的異常の検索と蘇生を最優先することが勧められる(グレードA).

(2) 頭部外傷の有無にかかわらず頭蓋外因子による二次性脳損傷を最小限に抑えるため，ABCDE アプローチにより患者の搬入後すぐに primary survey を開始して，気道(Airway)，呼吸(Breathing)，循環(Circulation)の異常を検索し，並行してその蘇生[注1]を行うことが勧められる(グレード A).

(3) Primary survey の中で ABC の安定化が図られた後に，中枢神経系の異常(Dysfunction of Central Nervous System)の検索と，脱衣と保温(Exposure & Environment)を行い，次いで secondary survey へと手順を進めていくことが勧められる(グレード A).

(4) 協力してもらえる医療スタッフの応援態勢，検査室・放射線科・手術室の準備状況などを勘案して蘇生を継続しつつ，状況に応じて自施設での治療を継続するか，転院させるかの判断ができることが勧められる(グレード

(注1) 蘇生とは一般的に心肺停止状態における呼吸／循環／中枢神経の機能回復のための医療行為を指すが，外傷初期診療では，生命維持に必要なすべての緊急処置を意味する.

A).

(5) 患者の受入れについては，救急隊からの外傷傷病者の依頼には，医師が自ら対応することが勧められる(グレードA)．

(6) 初療室は，感染予防のため標準予防策を講じることが可能で，かつ，専属の看護師の配置と，蘇生セット，救急カート，ポータブルX線撮影装置，超音波診断装置などが常時整備され，いつでも全身のCT検査が行えることが勧められる(グレードA)．

(7) Primary survey(生理学的異常をきたす病態の検索)と蘇生

① 救急車から初療室に外傷傷病者を移す間に，ABCDEを素早く評価し，そのいずれかに緊急性のある場合，"第一印象"としてスタッフ全員でその情報を共有することが勧められる(グレードA)．

② 視診，聴診，触診などから気道閉塞(A)が疑われれば，頚椎保護に留意しつつ用手的，補助器具，必要に応じて気管挿管や外科的気道確保により確実に気道を確保することが勧められる(グレードA)．

③ 呼吸の異常(B)は，呼吸数，胸郭運動の左右差，呼吸補助筋使用の有無，頚静脈怒張，気管偏位，視診，聴診，触診，打診，パルスオキシメーターにより評価し，低酸素状態・低換気が疑われたら，十分な酸素投与，補助換気や人工呼吸を行うことが勧められる．致死的胸部外傷が認められた場合には，その時点で蘇生することが勧められる(グレードA)．

④ 循環の評価(C)では，胸部正面および骨盤正面X線ポータブル撮影により大量血胸，多発肋骨骨折，重症骨盤骨折を，FAST(Focused Assessment with Sonography for Trauma)[注2]により心タンポナーデ，血胸，腹腔内液体貯留を鑑別することが勧められる．Cに異常が認められれば，両上肢に2本の静脈路確保(18G以上の留置針)を行い39℃に加温した細胞外液補充液1～2Lを急速投与しながら反応を見たうえで，蘇生として出血源の検索とその止血処置，閉塞性ショックの改善を試みることが勧められる(グレードA)．

⑤ ABCの安定化の後に，中枢神経の異常(D)(=JATEC™ ではこれを"切

(注2) FAST：primary survey のなかで，Cの異常の原因検索に行われる胸腹部の緊急超音波検査である．1分間程度で脾周囲，膀胱周囲，モリソン窩，両側胸腔，心嚢の液体貯留の有無を確認し，ショックの原因として腹腔内出血，大量血胸，心タンポナーデの関与を検索する．

迫する D"という）を

(a) GCS（Glasgow Coma Scale）

(b) 瞳孔所見

(c) 麻痺の有無（または四肢の運動麻痺）

により評価し,

(a) GCS 8 以下あるいは 2 点以上の急速な低下

(b) 瞳孔不同，対光反射の消失

(c) 片麻痺

のいずれかの脳ヘルニア徴候（＝"切迫する D"に相当）を認めた場合には,
直ちに

(a) 気管挿管など確実な気道確保

(b) 脳外科専門医への連絡

(c) 頭部 CT 撮影の準備

をすることが勧められる（グレード A）.

⑥ 致命的な外傷の見落としを避け，低体温による出血傾向をきたさないために，脱衣と保温（E）を積極的に行うことが勧められる．高体温の場合には，平温まで冷却することが勧められる（グレード A）.

⑦ 初療室入室後は，速やかに心電図，パルスオキシメーター，非観血的血圧測定装置を装着してモニタリングを開始し，深部体温，尿量測定，12 誘導心電図，必要な血液検査を行うことが勧められる（グレード A）.

(8) Secondary survey（解剖学的異常の検索）

① "切迫する D"が認識されたら，secondary survey の最初に頭部 CT 検査を行うことが勧められる（グレード A）.

② 頭部 secondary survey では，以下の検索を行うことが勧められる（グレード A）.

(a) 頭髪内の隠れた外表創や陥没骨折

(b) 頭蓋底骨折に伴う眼鏡状出血や Battle's sign

(c) 眼損傷および眼窩損傷

(d) 外耳道，口腔・鼻腔からの出血，髄液漏

③ 頭蓋底骨折が疑われる場合には，胃管留置は口から挿入することが勧められる（グレード A）.

(9) Secondary survey の最初に行う頭部 CT 検査の際に，ABC の蘇生を要し

14   2. 初期治療

受傷部位2か所以上の例では，trauma pan scan として全身造影 CT を追
加して，他部位の外傷の有無を検索することが勧められる（グレード A）．
(10) 外傷初期診療に際しては，常に自分自身の外傷診療の技能だけでなく，
院内各科の協力体制，管理者を含めた自施設他部門の対応能力を評価し，
その改善に努めることが勧められる（グレード A）．

2-2 │ 気道の確保と呼吸管理

1. 推奨

(1) 気道の評価と確保

① すべての外傷傷病者において，気道の確保(A)は最優先事項である．声を
かけ，返事ができる（声が出せる）かを確認する．同時に喘鳴・嗄声の有無，
陥没呼吸，シーソー呼吸，呼吸補助筋の使用，顔面や口腔内の開放創，腫
脹・打撲，熱傷，持続する出血がある場合，出血や分泌物，吐物，異物に
よる口腔や鼻腔の閉塞所見が認められる場合には，気管挿管を第一選択と
する確実な気道の確保が勧められる（グレード A）．

② 呼びかけに反応なし，無呼吸または死戦期呼吸の場合には，『気道緊急』と
判断し，直ちに直視下での経口気管挿管を実施することが勧められる（グ
レード A）．

③ 『気道緊急』ではない場合，原則として鎮静薬と筋弛緩薬を使用したうえ
で，迅速気管挿管（rapid sequence intubation：RSI）^(注3)が勧められる．
顔面外傷・血腫，口腔内出血，開口困難，肥満，短頚など挿管困難が予想
される場合には，専用の器具（McGRATH™ MAC，エアウェイスコープ®
などのビデオ喉頭鏡）や内視鏡を用いた，より安全な挿管が勧められる（グ
レード A）．

④ 薬物使用前に，簡潔に意識，瞳孔所見，麻痺の有無を確認しておくことが
勧められる（グレード A）．

⑤ 使用する薬物に関しては，より正確な神経所見の継続的な確認を可能とす

（注3）RSI：確実な気道確保の方法として，薬物により前もって鎮静，鎮痛，筋弛緩を図る
ことで患者のストレス軽減，有害な反射の抑制を図り，気管挿管までを一貫して安全
に施行すること．

るため，短時間作用型の鎮静薬(ミダゾラム，プロポフォールなど)を選択することが勧められる．鎮静薬による循環抑制で血圧低下をきたす危険性があるので，必要な前負荷(細胞外液補充液の輸液)のうえ，慎重に使用することが勧められる(グレードA)．

⑥ 不十分な鎮静下，あるいは筋弛緩薬効果発現前の喉頭展開や気管挿管，不適正な薬物(脱分極性筋弛緩薬であるサクシニルコリンなど)の使用は，頭蓋内圧の亢進を招く危険性があるので勧められない(グレードC)．

⑦ 挿管困難が予測され，酸素飽和度90%未満が継続し，専用の器具や内視鏡を用いても気管挿管ができない場合には，外科的気道確保が勧められる．方法として輪状甲状靱帯穿刺と輪状甲状靱帯切開があるが，十分経験のある外科医，救急医によって行われることが勧められる(グレードA)．

⑧ 頚椎カラーは挿管の妨げとなるので，一時的に外すことを原則とするが，この際，助手が尾側から用手的に正中中間位を保つことが勧められる(グレードA)．

⑨ 気管挿管が終了後，すぐにEtCO$_2$(end-tidal CO$_2$:呼気終末二酸化炭素分圧)モニタリングを実施し，気管内にチューブが留置されていることを確認することが勧められる(グレードA)．

⑩ 気道閉塞(A)だけでなく，呼吸の異常(B)，循環の異常(C)，そして，"切迫するD"がある場合にも，確実な気道確保を優先することが勧められる．以下の基準を満たせば，確実な気道確保の方法として気管挿管が勧められる(グレードA)．

  (a) 気道閉塞(A)：用手的気道確保では換気が不十分，血液・吐物などによる誤嚥の危険性，外傷・腫脹・熱傷による気道狭窄の危険性

  (b) 呼吸の異常(B)：無呼吸，低換気，低酸素血症(十分な酸素投与でも酸素化が改善しない場合)

  (c) 循環の異常(C)：輸液に反応しない出血性ショック

  (d) "切迫するD"：GCS 8以下または2点以上の急激な低下，瞳孔不同・対光反射消失，片麻痺

(2) 呼吸管理

① すべての重症外傷患者において，血液ガスによる確認を行うまでは，高濃度酸素が投与されること(リザーバー付き酸素マスクで10～15 L/分)が勧められる(グレードA)．

16   2. 初期治療

② 初期診療の間，呼吸の管理目標が以下のように維持されることが勧められる（グレードA）．
  (a) 末梢血酸素飽和度（SpO_2）≧98%
  (b) 動脈血酸素飽和度（PaO_2）＞80 mmHg
  (c) 動脈血二酸化炭素分圧（$PaCO_2$）またはEtCO$_2$
  ・頭蓋内圧亢進時：30〜35 mmHg
  ・頭蓋内圧正常時：35〜45 mmHg
  ・緊急で減圧開頭術を待つ間：一時的に25 mmHgまで下げることが許容される．
③ 大量の気道出血，肺挫傷を伴う動揺胸郭（フレイルチェスト），開放性気胸，緊張性気胸などの存在が確認されたら，即座に治療を開始することが勧められる（グレードA）．

文献

・日本外傷学会・日本救急医学会（監），外傷初期診療ガイドライン改訂第5版編集委員会（編）：外傷初期診療ガイドラインJATEC（改訂第5版）．第1章初期診療総論，第2章外傷と気道・呼吸，第4章外傷と意識障害，第8章頭部外傷，へるす出版，2016
・Advanced Trauma Life Support ATLS Student Course Manual 10th Ed. Chapter 2 : Airway and ventilatory management, Chapter 6 : Head Trauma, American College of Surgeons. 2016

2-3 │ 循環管理

重症頭部外傷例では多発外傷であったり，さまざまな要因による血圧の変動があったりする場合が多く，それらを考慮する必要がある．

1. 推奨

(1) ショックの予防と蘇生は，頭蓋内病変の治療に優先して行うように勧められる（グレードA）．
(2) 初期診療における重症頭部外傷の循環の管理目標は以下が勧められる（グレードA）．
① 収縮期血圧（SBP）＞110 mmHg
② 平均動脈圧（MAP）＞90 mmHg
③ 脳灌流圧（CPP）＞50 mmHg

④ ヘモグロビン(Hb) > 10 g/dl

2. 参考

外傷患者の初療については，本邦では JATEC™ の基本的内容を理解し，チーム医療としての実践することが望ましい．

頭部外傷のない外傷による出血性ショックにおける血圧は，鋭的，鈍的外傷であっても，収縮期動脈圧(SAP) > 80〜90 mmHg がよいとされる[1](IV)．「脳灌流圧(CPP) > 50 mmHg」は，初療から ICP センサーにて測定を行った場合に限られ，現実的には稀な状況と考えられる．また同様に「ヘモグロビン(Hb) > 10 g/dl」についても十分な容量負荷(細胞外液補充液にて 1〜2 L)が行われ，かつ，早期より頻回な血液検査が確認できる状況に限られる．なお，持続する出血でなければヘモグロビン(Hb) 7 g/dl でもよいとされる[2](IIa)．

3. 付記

米国重症頭部外傷ガイドライン(第 4 版)では 50 歳から 69 歳で収縮期血圧(SBP) > 100 mmHg，15 歳から 49 歳，70 歳以上では収縮期血圧(SBP) > 110 mmHg を維持することが死亡率を低下させ，神経学的予後の改善をもたらす可能性がある[3](IV)と記載されている．

4. 解説

(1) ショックの鑑別を行い，その検索と対応を行うことが勧められる．
① 循環血液量減少性ショック(出血性ショック：胸腔・腹腔・後腹膜・外出血)
② 心原性ショック(心筋挫傷)
③ 閉塞性ショック(心タンポナーデ，緊張性気胸)
④ 血液分布異常性ショック(神経原性ショック：脊髄・脳幹損傷)
(2) 出血性ショックの場合，初期輸液療法として細胞外液補充液 1〜2 L(小児では 20 ml/kg)を急速輸液し，反応を確認する．初期輸液に反応しないか，改善が一時的である場合には，止血操作(手術，経動脈的塞栓術など)を優先的に行う．なお，ショックの改善とともに脳血管床の急速な拡張から頭蓋内圧亢進の増悪が生じることがある．
(3) CPP の補正は ICP の降下あるいは MAP の上昇により得られる．収縮期

血圧 90 mmHg 以上に維持し，低張輸液製剤や膠質浸透圧製剤の過剰投与を避ける[4]（Ⅲ）．MAP の改善が輸液負荷により得られなかった場合に昇圧剤を使用する．頭部外傷においてはドパミン製剤よりもノルアドレナリン製剤のほうが CPP/CBF の調整においてより効果的であるとの研究がある[5]（Ⅲ）．

(4) Cushing 現象と考えられる高血圧には，降圧よりも頭蓋内圧亢進の改善を優先する．高血圧をどこまで許容するかに関して明らかな基準はない[6]（Ⅲ）．

文献

1）日本外傷学会・日本救急医学会（監），外傷初期診療ガイドライン改訂第 5 版編集委員会（編）：外傷初期診療ガイドライン JATEC（改訂第 5 版）．へるす出版，2016

2）Hebert PC, et al : A multicenter, randomized, controlled clinical trial of transfusion requirements in critical care. New Engl J Med 340 : 409-417, 1999

3）Carney N, et al : Guideline for the management of severe traumatic brain injury, Fourth Edition. Neurosurgery 80 : 6-15, 2017

4）Myburgh JA : Saline or albumin for fluid resuscitation in patients with traumatic brain injury. New Engl J Med 364 : 1493-1502, 2011

5）Johnston AJ, at al : Effect of cerebral perfusion pressure augmentation with dopamine and norepinephrine on global and focal brain oxygenation after traumatic brain injury. Intensive Care Med 30 : 791-797, 2004

6）Berry C, et al : Redefining hypotension in traumatic brain injury. Injury 43 : 1833-1837, 2012

2-4 切迫脳ヘルニアの認識と対処

1. 推奨

(1) 最初に気道確保，呼吸・循環を評価し，正常化を最優先に行うことが勧められる（グレード A）．

(2) 以下の場合には，切迫脳ヘルニアを疑うことが勧められる（グレード A）．

① 神経所見で GCS スコア 8 以下，GCS スコアで 2 以上の急速な悪化，脳ヘルニア徴候（瞳孔不同，片麻痺，徐脈，高血圧）を含む意識障害，のいずれかを認める．

② CT で，大きな占拠性病変，5 mm 以上の正中偏位，脳底槽の圧迫もしくは消失を認める．

(3) 占拠性病変による切迫脳ヘルニアに対しては即座に緊急手術を行うよう勧

められる(グレードA).

(4) 占拠性病変に対する手術までの切迫脳ヘルニアへの対処として，マニトール0.25～1.0 g/kgの急速点滴静注が勧められる(グレードA)．マニトールを使用する際は循環血液量の減少に留意しながら使用することが勧められる(グレードA).

(5) 以下の場合には，救急初療室または集中治療室において緊急穿頭術ないし小開頭術を行うことを考慮してもよい(グレードB).

① 通常の開頭術を行う時間的余裕がないと判断される場合

② 合併損傷などで移動することが不可能と判断される場合，など

2. 付記

(1) 気道確保や呼吸管理，患者搬送等での鎮痛薬，鎮静薬，筋弛緩薬の使用は神経学的評価を難しくし，切迫脳ヘルニアの診断が遅れる可能性がある.

(2) 鎮痛薬，鎮静薬，筋弛緩薬を使用する直前に神経学的な評価を行う．鎮痛薬，鎮静薬でコントロールがついたら，筋弛緩薬は使用しない.

3. 解説

(1) ショックの治療が優先される．ショックが改善しない場合でも，適時，神経学的診察を行う．ショックを離脱した切迫脳ヘルニア徴候症例では頭部CTを最優先で行うことが大切で，ショックを離脱した中等から重症の頭部外傷患者で局所神経所見のある患者は超音波検査(Focused Assessment with Sonography for Trauma : FAST)を行い，速やかに頭部CTを行う.

(2) 切迫脳ヘルニアと判断した時点で気管挿管を原則とした確実な気道確保と換気の制御を行う.

(3) 切迫脳ヘルニア徴候の適切な把握と迅速な減圧対策を行う．Brain Trauma Foundationによる米国重症頭部外傷ガイドライン(第4版)(2016年)では，マニトール使用時には，収縮期血圧を90 mmHg未満にしないことが勧められている[1].

(4) 頭部外傷後に会話可能であったものが，その後急激に意識レベルの低下・増悪をきたし，時には死亡する"Talk and deteriorate(T & D)"を代表とする二次性脳損傷による軽症患者の重症化を見逃さないことが重要である．"Talk and deteriorate"は高齢者に多く，脳浮腫や遅発性外傷性脳内血

20   2. 初期治療

腫の進展により急変し，ほぼ半数が死亡する[2] (IIa).

(5) 初期輸液療法の効果が一時的で頭部以外の手術を必要とする症例では，その手術の前に頭部 CT 撮影を行うことが勧められる．また，切迫脳ヘルニア徴候の症例では，ICP モニターが勧められる．頭部 CT 施行前に瞳孔不同があれば穿頭血腫除去を行うことを考慮してもよい．頭部 CT に異常所見があれば開頭血腫除去および減圧術を同時に行うことを考慮してもよい．

(6) 中等度頭部外傷合併例の他部位の全身麻酔手術に際しては，ICP モニタリングを勧める意見と麻酔医による術中の瞳孔観察を勧める意見がある[3].

文献

1) Carney N, et al : Guidelines for the management of severe traumatic brain injury, Fourth Edition. Neurosurgery 80 : 6-15, 2017
2) 川又達朗，他：Talk & deteriorate 86 症例の検討：臨床像，治療，転帰について．神経外傷 25 : 205-209, 2002
3) Kelly D : General principle of head injury management : special concerns in the multiple trauma patient. In : Narayan RK, et al : Neurotrauma. McGraw-Hill, New York. 1996

3 画像診断

本章は，成人頭部外傷の中等症・重症，及び軽症・中等症からの重症化例を対象とする．軽症，小児，高齢者等についても一部言及するが，詳細はそれぞれの章を参照されたい．本章で使用する「頭部外傷重症度」は，GCS（Glasgow Coma Scale）score による通常の分類（軽症 = GCS 13〜15，中等症 = GCS 9〜12，重症 = GCS 3〜8）に従っている．

1. 推奨

（1）急性期画像診断

頭部外傷急性期の初期診療で第一選択とする画像診断法は単純頭部CT（non-contrast head computed tomography：以下，頭部CT）である（グレードA）．

① 中等症・重症例の初回画像診断
- （a）頭部CTは，primary survey（PS）終了後の secondary survey のなかで行うが，PS で"切迫するD"と判断された症例は，バイタルサインの安定を確認後 secondary survey の最初に行うことが勧められる（グレードA）．
- （b）頭部CTは3段階で読影することが勧められる（グレードA）．
  - 第1段階：緊急処置を必要とする損傷を，撮影後に患者がCT寝台からストレッチャーに移乗するまで（3分以内）に判断する＝FACT（focused assessment with CT for trauma）
  - 第2段階：治療方針決定に必要な所見を適切に評価する＝少量の硬膜下血腫（subdural hematoma：SDH），硬膜外血腫（epidural hematoma：EDH），外傷性くも膜下出血（traumatic subarach-

noid hemorrhage：tSAH），脳室内出血(intraventricular hemorrhage：IVH），脳挫傷，頭蓋冠骨折，頭蓋底骨折，気脳症など

第3段階："見逃し損傷"がないか正確に再評価する

② 初回の頭部 CT 後の repeat CT[注1]のタイミング

(a) 非重症例では，バイタルサイン・神経症状の変化と repeat CT 所見悪化のリスク因子（下記リスト）の評価から，repeat CT 実施の適応とタイミングを総合的に決定することが勧められる（グレード A）.

＜Repeat CT 所見悪化のリスク因子＞

delayed surgery[注2]のリスク因子*，急性増悪のリスク因子も含む

(ア) 初回 CT で頭蓋内出血性病変，頭蓋骨骨折，脳底槽圧排(*)，正中偏位(*)を認める

(イ) 頭部外傷の重症度が高い(初期 GCS が 13 以下)

(ウ) 神経症状が悪化，または回復が悪い(*)

(エ) 受傷から初回 CT までが短時間(2 時間以内)

(オ) 高齢(60 歳あるいは 65 歳以上)

(カ) 中高年の転倒／転落外傷

(キ) 受傷機転が高エネルギー外傷と推測される

(ク) 血液凝固線溶系データの異常(血小板数，APTT，PT-INR，D-dimer など)

(ケ) 抗凝固薬以外の原因による血液凝固障害の存在

(コ) S100B などのバイオマーカーの高値(迅速な検査が可能な場合)

(サ) 抗血栓薬の内服(薬物の種類・数量・組み合わせ等によりリスクが異なる可能性がある)

- 抗血小板薬を単独で内服：アスピリン，クロピドグレル，シロスタゾール，その他
- 2 剤以上の抗血小板薬を内服
- ワルファリンと抗血小板薬を内服

(注1) repeat CT：初回 CT 後に実施する 2 回目以降の CT 検査.

(注2) immediate surgery と delayed surgery：本章では前者が「初回 CT の頭蓋内病変に対して即座に実施した手術」を，後者は「入院し CT 再検後あるいはそれ以降に実施した手術」を指す.

・抗凝固薬としてワルファリンを内服（特に PT-INR＞3.0）
・抗凝固薬として direct oral anticoagulant（DOAC）を内服

(b) 受傷から初回 CT まで 2 時間以内の症例，中高年の転倒／転落例，抗血栓薬を服用する患者では，神経症状の悪化がなくても repeat CT を初回 CT 後 4〜6 時間以内に考慮してもよい（グレード B）．

(c) 抗血栓薬を使用している高齢者の軽症例では，初回 CT が正常であっても遅発性の頭蓋内出血・血腫が生じ得るので，入院・経過観察または，24〜48 時間後のルーチン repeat CT を考慮してもよい（グレード B）．

(d) 来院時の軽症・中等症を含めて，来院時の血液凝固線溶データの異常等から急性増悪が予想される症例では，repeat CT をさらに早期（初回 CT 後 3 時間，あるいはそれ以内）に考慮してもよい（グレード B）．

(e) 重症例で，経過観察中に神経症状の悪化や頭蓋内圧亢進を認めた場合は，repeat CT を実施することが勧められる（グレード A）．

(f) 頭蓋内圧モニタリングの適応と考えられる症例で，モニタリングをしない，あるいはできない場合は，頻回の repeat CT を考慮してもよい（グレード B）．

(g) バイタルサインが安定し神経症状に悪化がなく急性増悪の可能性がないと考えられる場合は，repeat CT の代わりに MRI を考慮してもよい（グレード B）．実施に際しては，MRI 検査における安全管理体制の整備と関係するスタッフの教育が行われていることが必要である（グレード A）．

③ 放射線被曝

　小児では，頭部 CT による頭部の実効線量が大きく発癌リスクも高いとされ，放射線被曝の低減に留意した検査実施指針を各施設で作成することが勧められる（グレード A）．小児では CT 検査実施前に，検査の必要性と被曝による発癌リスクについて家族（親）へ説明し，CT 検査の同意を得ることを考慮してもよい（グレード B）．

④ 頭部 CT の読影，報告書作成（記録）と情報の確認

　頭部 CT 画像の読影は，頭部外傷の画像診断に精通した脳外科医，救急医または放射線科医が行い，第 1 段階と第 2 段階の読影所見の報告書を速やかに作成する（またはカルテに記録する）体制を整備することが勧められる（グレード A）．その体制がとれない場合は，異常所見の見落としを防止し，読影所見

の記録・記録された所見の再チェックを確実に実施できる方策を講ずることが望ましい(グレード B).

(2) 頭部 CT 以外の画像検査

① 初回頭部 CT あるいは repeat CT 後に,必要に応じて以下の検査を考慮してもよい(グレード B).

(a) MRI(magnetic resonance imaging)

(ア) Conventional MRI : T1WI, T2WI, T2*WI, FLAIR

(イ) SWI(susceptibility-weighted imaging)

(ウ) DTI(diffusion tensor imaging)

(エ) functional MRI

(オ) MRS(magnetic resonance spectroscopy)

(b) MRA(magnetic resonance angiography), MRV(magnetic resonance venography)

(c) CTA(computed tomography angiography)

(d) DSA(digital subtraction angiography)

(e) 単純頭部 X 線撮影

(f) Xenon-CT

(g) Perfusion CT, perfusion MRI

(h) SPECT(single photon emission computed tomography)

(i) PET(positron emission tomography)

② CT が撮れない場合の対応

(a) 故障等により患者搬入後に CT が使用できなくなった場合,中等症・重症例,急性増悪例では,脳外科医がおり CT 撮影が可能な施設(あらかじめ提携しておく)へ迅速に転送することが勧められる(グレード A).

(b) CT 検査基準で CT 適応と判定された頭部単独外傷軽症例で,遠距離等の理由により転送ができない,あるいは,小児例で家族(親)から CT 検査の同意が得られないなどの場合は,入院・経過観察することを考慮してもよい(グレード B).また,経過観察後に検査の安全性が十分に確保できれば MRI を考慮してもよい(グレード B).

③ 単純頭部 X 線撮影の位置づけ

(a) 頭部 CT の適応を決めるために,単純頭部 X 線撮影によって骨折の有無を診断することは勧められない(グレード C).

（b）撮影した頭部 CT 画像による骨折診断が不確実な場合は，単純頭部 X 線撮影（3 方向）を考慮してもよい（グレード B）．

（c）頭部外傷例に単純頭部 X 線撮影だけを実施する適応はないが，例外的に単純頭部 X 線撮影（3 方向）を考慮してもよい状況があるかもしれない（33 頁）．

2. 参考

　ここに記述したのは，推奨（ガイドライン）各項目の根拠である．少し古い論文の成人患者の年齢は，現在，国内で治療対象としている患者群よりはるかに若いことに留意されたい．

(1) 急性期画像診断

① 中等症・重症に限らず軽症例でも CT を第一選択とすべき理由は，安全性，迅速性，経済性とともに，以下の病変・異常の診断における感度・特異度の高さにある[1,2]（IV）．

（a）手術を要する頭蓋内血腫

（b）他の出血性病変（脳挫傷，tSAH，IVH）や脳浮腫

（c）脳の形態的異常（正中偏位，脳槽の圧排・消失，脳室の変形・拡大・縮小など）

（d）頭蓋骨骨折

　MRI は DAI（diffuse axonal injury）の診断・予後予測，脳内の微小出血の描出に優れ[3]（III），近年は脳の形態，機能，代謝に関する情報も得ることができるようになった[4]（IV）．MRI を第一選択の画像診断法としない理由は，体内外磁性体の有無の確認，バイタルサインのモニタリング，急変時の迅速な対応に限界があること[5]（IV），急性期治療方針は CT 所見に基づいて決定され，MRI による管理・治療の変更はないこと，が理由である[6]（III）．放射線被曝軽減の観点から，小児で CT の代わりに MRI を使用する試みが報告されているが，MRI は頭蓋骨骨折の診断に弱点がある[7-9]（III）．初回 CT のタイミングと読影方法は，外傷初期診療（第 5 版）の記載に従ったものである[10]（IV）．

② Repeat CT の適応とタイミング

　少数ではあるが，軽症例の一部は重症化し転帰不良となる[11-14]（III，IV）が，重症化を確実に予測する方法はない．中等症では，64.7％で頭蓋内出血性病変を認め，そのほとんどは初回 CT で認められる[15]（III）．中等症は repeat CT

所見の悪化例や手術例が多く，入院・経過観察中に重症化する可能性が高い[16]（III）．PHI（progressive hemorrhagic injury）や脳浮腫・脳腫脹などによる頭蓋内病態の悪化を，事前に診断して迅速に対応することは，早期治療・予後の改善につながると考えられる．しかし，軽症例すべてにルーチン repeat CT を実施する意義は少なく，放射線被曝，医療費，医療資源の観点からも問題がある．実際，軽症例でルーチン repeat CT を有用とする報告[17]もあるが，推奨しない報告[18-20]が多く，一定の条件がそろえば軽症例では CT の再検査は不要との報告もある[21]（III）．軽症例に限らず中等症・重症を含む症例でも，ルーチン repeat CT を推奨する報告[22-24]（Ib, III）と推奨しない報告[25, 26]（III）がある．推奨する場合も，頭部外傷の重症度（GCS），初回 CT までの時間，初回 CT 所見，抗血栓薬使用の有無など PHI のリスク因子を考慮した一部の症例群について，適切なタイミングでルーチン repeat CT を設定すべきとされている[24]．鎮静・鎮痛・不動化された重症例では，頭蓋内圧モニタリングとともに repeat CT は必須である．重症例を頭蓋内圧モニタリングせずに治療する場合は，頻回の repeat CT が必要となる．中等症では，通常，神経症状の変化と CT 所見から，手術や頭蓋内圧モニタリングの適応を判断するため repeat CT は必須で，一部の症例ではルーチン化して決められた時間で検査する方がよいとの考え方もあるが一定の基準はない[11]（III）．

　低 GCS score は PHI のリスク因子の 1 つだが，GCS 別のリスク強度とリスク因子を明確に示した報告は少ない[25, 27, 28]（III）．GCS 13 は中等症に分類すべきとした報告では，意識消失・健忘があった場合，初回 CT 異常の頻度は GCS 14/15 の症例で 18%，GCS 13 では 40% であり，さらに repeat CT を要した GCS 13 症例のうち 32.5% に新たな病変を認めたことから，GCS 13 症例における repeat CT の重要性が強調されている[29, 30]（III）．軽症例（GCS 13〜15）の検討では，GCS score が低いほど PHI・脳外科的治療の頻度が高くなることが報告されている[31]（III）．

　Repeat CT によって軽症で管理・治療が変更されるのはわずかに過ぎないが，中等症・重症では高い傾向にある[32]（III）．

　Repeat CT の適応・タイミングを考えるうえで GCS 以外の重要な指標としては，PHI のリスク因子，治療・管理変更を要するリスク因子，delayed surgery となるリスク因子，転帰不良または死亡のリスク因子などがあり，以下に列挙する．高齢（60 歳または 65 歳以上）[11, 27, 28]，受傷原因（転倒，歩行者）[27, 33]，受

傷から2時間以内の初回CT[34]，神経症状の回復が遅い[35]，血液凝固障害（D-dimer，APTT，PT-INR）[11,12]，抗血栓薬使用（特にワルファリン）[12,18]，初回CT所見：tSAH[12,27,33,34]，SDH[27,31,34]，EDH[27,31,34]，contusion[34]，SDH・EDHの厚さ≧10 mm[36]，血腫量[35]，正中偏位[28]，脳底槽圧排[28]，頭蓋骨骨折[27,31,34]，頭部AIS[11,25]など（III）．

Talk and deteriorate あるいは talk and die（T&D）の多くは高齢者で，急性増悪までの時間は1時間以内から8日間と幅があり，脳実質外血腫は早く脳実質内血腫は遅い傾向を認める[11,13,26,27,36]（III, IV）．しかし，delayed posttraumatic acute subdural hematoma（DASH）では9時間～3日とやや遅い[14]（IV）．このDASHは抗血栓薬を使用していた高齢者で，初期GCS 15，初回CTは正常であった．これらは，DASHの頭蓋内病態が，通常みられる脳挫傷や急性硬膜下血腫に伴うT&Dとは異なることを示唆する．

初回CTで脳実質内に出血性病変を認め，その後数時間で起こる急性増悪が，入院後早期の血清D-dimer上昇等の血液凝固線溶異常と関係すること，そしてrepeat CTのタイミングを決める指標になることを示す報告が増えている[11,37-40]（III）．T&DのリスクはAIS≧5, D-dimer≧37.5 μg/mlの症例で高く，repeat CTのタイミングは受傷から3時間前後が望ましいとする報告もある[11]．

一方，両側前頭葉脳挫傷によるT&Dでは，16例中7例がday 1～8（平均4.5日後）に急性増悪し，2例が深昏睡・両側瞳孔散大固定で発見され死亡した[13]（IV）．入院（受傷）後24時間以降に起こる二次性脳損傷の進展・急性増悪に関しては，将来的にはS100B等の血清バイオマーカーの上昇がrepeat CTの指標になり得るという[41]（IV）．しかし現時点では，ICUで厳重な経過観察を行うこと，そしてrepeat CTのタイミングを逃さないことが重要である．

軽症で神経症状の悪化後に手術治療した症例の転帰は悪いので，治療が不要で転帰良好の多数の軽症例とは別に扱うほうがよいとの考え方もある[12]（III）．また，中等症ではCT所見が悪化し手術となる症例が多く全体の28%に臨床的悪化を認め，delayed surgery実施例の95%は術前に神経症状が悪化し，転帰はimmediate surgery実施例より悪かった[16]（III）．Repeat CTの適切なタイミングに関して，搬入から6時間程度とする報告[33]，GCS 9以下では実質外病変で4時間，実質内病変で8時間とする報告がある[27]（III）．

③ 抗血栓薬使用の影響

　Repeat CT の適応・タイミングあるいは入院・経過観察の適応を考えるうえで，抗血栓薬〔抗血小板薬（AP），抗凝固薬（AC）〕を使用する高齢者の特殊性に留意する必要がある．意識清明で初回 CT が正常でも遅発性出血あるいは脳外科的治療を要する血腫の出現（重症化）が稀ながらあり得るからである．

　高齢化に伴って転倒による高齢の頭部外傷患者が増加し，抗血栓薬を使用する高齢患者も増加しており，このような高齢者への対応が頭部外傷診療における重要な課題となっている．イタリアの Level I 外傷センターからの報告では，AP 使用者は全体の 10％（65 歳以上の 24.7％）とされる[42]（III）．本邦の頭部外傷データバンク 2015 では，AP 使用率は全体の約 12％（65 歳以上の 21％），AC 使用率は全体の 8％（65 歳以上の 14％），AP/AC いずれかの使用率は全体の 18％（65 歳以上の 30％）であった．

　抗血栓薬の出血リスクに関し，ワルファリンのみが外傷後頭蓋内出血と死亡に関係するという報告，アスピリンは頭蓋内出血のリスクが高く死亡率も高いとする報告とそれに否定的な報告，クロピドグレルでは死亡率が高いという報告があり，AP 使用による悪化のリスクは重症例ほど高いであろうと推測されている[43]（IV）．

　高齢者に関しては，単独頭部外傷の死亡リスクが高い理由を抗血栓薬使用との関係で説明した報告があり[44]（III），先に述べた DASH も抗血栓薬使用と関係するので注意すべきである[14]．また，65 歳以上の抗血栓薬使用例に絞ると 85 歳以上で転帰不良傾向が強いとの報告がある[45]（III）．85 歳以上のアスピリン使用例の死亡率は非使用例と差がないが，AC と AP の使用，AP の 2 剤以上使用では死亡率が高いとする報告もある[46]（III）．一方，初回 CT で出血を認めたワルファリン使用例はそもそも重症で死亡リスクも高い（非使用例の 2.65 倍）とされ，アスピリン使用の死亡リスクは抗血栓薬非使用者と変わらないとする報告がある[47]（III）．ルーチン repeat CT に関して，アスピリンは repeat CT でみられる PHI や臨床的悪化と関係しないので，ルーチン repeat CT は推奨しないとしている[48]（III）．しかし，65 歳以上のアスピリン服用高齢者の軽症例（GCS 15）で初回 CT 正常例について，12～24 時間後にルーチン repeat CT を実施した報告では，100 例中 4 例に頭蓋内出血が生じ，1 例は死亡し，2 例では repeat CT 施行時に神経症状の悪化を認めなかったという[49]（III）．高齢者では頭蓋内出血の病態と経時変化が若年者とは異なると考えられる[50]（IV）．

AC 使用に関して，米国 The National Trauma Databank の分析では，ワルファリンの使用が（特に 65 歳以上で）有意に増えており，死亡率も非使用例より有意に高い[51]（III）．抗血栓薬，特にワルファリンを使用している頭部外傷患者で，初回 CT 正常の軽症例における遅発性頭蓋内出血のリスクと repeat CT の適応に関係した以下の報告がある．

(a) GCS 15 の軽症例では，ワルファリン使用の頭部外傷例の死亡率は非使用例に比べて高い[52]（III）．

(b) GCS 13〜15 の軽症例では，遅発性頭蓋内出血のリスクは 0.6％であるが，PT-INR 2.5 では 1％，PT-INR＞3.0 では 6％とする報告がある．初回 CT が正常であれば通常は repeat CT は不要であるが，受傷機序の重篤さ，神経症状の悪化，過量の AC, AP が処方されている患者は十分に注意すべきである[53]（III）．

(c) クロピドグレルはワルファリンより即時型頭蓋内出血の頻度が有意に高い（12.0％ vs. 5.1％）．一方，遅発性頭蓋内出血はワルファリンでのみ起こったが頻度は低い（0.6％）．初回 CT が正常の抗血栓薬使用中の患者を退院させることは妥当であるが，遅発性出血に対する適切な指導が必要である[54]（III）．

(d) AC/AP 内服中の軽症例で，初回 CT が正常の場合にルーチン repeat CT を実施するのは疑問である．しかし，ワルファリンまたはワルファリン＋アスピリンを服用している場合は，初回 CT が正常でも，repeat CT を撮るのは妥当である．クロピドグレル内服の場合は観察期間をとるのが適切であろう[55]（III）．

(e) GCS 15 の軽症例では AC 使用にかかわらず repeat CT の PHI は軽微であった．以上から，初回 CT が正常な場合は，AC の有無にかかわらず頭蓋内出血のリスクは同等である[56]（III）．

DOAC に関する頭部外傷の報告はまだ少ないが，軽症例における出血性病変の頻度はワルファリンより有意に低いとする報告[57]（III）がある．60 歳以上の主に軽症（一部，中等症）について，DOAC/ワルファリン/AP/抗血栓薬なし，の 4 群で比較した報告では，repeat CT で確認された PHI の頻度は DOAC が最も低く，死亡率はワルファリンが他の 3 群に比べて有意に高かった[58]（III）．一方，消化管出血は DOAC で多く頭蓋内出血は DOAC で有意に少ないが，頭蓋内出血による死亡率は DOAC とワルファリンで差はないという報告があ

る[59] (III)．重症例では，DOAC の死亡率はワルファリンより有意に低いとされる[60] (III)．

④ X 線検査による低線量被曝への対応

「医療被曝による発癌リスクは日本が際立って高い（男 2.9％，女 3.8％，計 3.2％）」とする 2004 年の Lancet の論文で，発癌リスクは，推定被曝線量，本邦の原爆被爆生存者（低線量被曝者）の長期観察調査データ，linear non-threshold 仮説を元に算出された[61] (III)．一方，英国の 22 歳未満の約 18 万人の頭部 CT 実施データと癌診断データを利用した疫学研究で，累積線量が 50 mGy で白血病のリスクが 3 倍に，60 mGy で脳腫瘍のリスクが 3 倍になり，発癌リスクは累積線量に依存する．いずれも稀であるため累積絶対リスクは小さいが，CT による被曝はできるだけ低くすべきであり，可能なら被曝が生じない代替の手段を考慮すべきであるとしている[62] (III)．その後の大規模研究でも頭部 CT 検査により小児・若年者の脳腫瘍・白血病発生リスクが増大すると報告されている[63] (III)．ただし，このような疫学研究には別の交絡因子（既存の悪性腫瘍の罹患など）の調整が必要であるとの指摘もある[64] (IV)．また，低線量被曝による発癌リスクは科学的には証明されていないが，小児は成人より，女性は男性より放射線感受性が高く，小児は成人より長期間生存するため発癌リスクは高まる．原爆生存者疫学データは，白血病であっても固形癌であっても被曝してから生涯そのリスクがあることを示す[65] (IV)．よって，軽症例，特に小児における不要な CT や X 線撮影，習慣的なルーチン CT 等のオーダーは見直さなければならない．しかし，CT による被曝で加重される癌死亡リスクはわずかであることから，非軽症例や重症化の可能性のある症例では，治療上必要な CT 検査の実施を逡巡してはならない[66] (III)．

一方，患者・家族へ被曝による発癌リスクを説明している施設は多くないと思われる．小児病院における頭部外傷で救急部門へ搬入された患者の家族（親）を対象とした報告では，CT の発癌リスクの説明前には，90.4％が CT 検査を積極的に受けようとしていたが，説明後は 69.6％に減少し 5.6％は検査を拒否した．一方で，家族（親）の 90.3％が検査前に発癌リスクの説明を希望したという[67] (III)．今後，小児の CT 検査に際しては，発癌リスクを簡潔にまとめた文書による説明と少なくとも口頭による同意取得が日常診療で必要になると思われる．

⑤ 頭部 CT の撮影と読影，読影時の見落とし対策

CT 画像から診断・治療に必要な最大限の情報を得るには，適切な範囲と条件による撮影と正確な読影が重要である．頭部 CT は，大後頭孔の下から最頭頂点の頭蓋骨までを含めて撮影する．多列検出器 CT（multidetector CT：MDCT）では，必要に応じ冠状断像等を作成すれば，出血性病変の診断精度が向上する[68]（III）．また，頭蓋骨の三次元再構成画像（3D-CT）は頭蓋骨骨折の明確なイメージを提供するだけでなく，小児では線状骨折の診断精度を改善するとの報告もある[69]（III）．読影の基本として，頭部 CT 画像の window level と window width を調整して，2 種類（brain window と bone window）ないし 3 種類（+ blood window）で画像を評価する必要がある[70]（IV）．

多忙な ER で CT 読影を単独で行わざるを得ない環境では見落としが起こり得る[71]（III）ので，それらを迅速に修正できる体制を構築しておくべきである．ER における画像診断で，ER 担当医と放射線科医の診断不一致率は 0.6％で，頭部の不一致率は他部位より低いが，診療方針に影響したものは頭部が最多であった[72]（III）．CT 読影の見落としを防止するためには，夜間休日でもリアルタイムに放射線科医が読影するシステム構築が本来必須であるが，複数の医師による確認をルーチン化するなどの工夫も必要である．

(2) 頭部 CT 以外の画像検査

① 初回頭部 CT あるいは repeat CT 後の画像検査

小児においても，頭部外傷急性期の画像検査の第一選択は CT であるが，X線被曝はなるべく避けるべきである．初回画像検査として MRI を実施する適切な症例の選択と MRI の撮像法が今後も検討されていくと考えられる．初回CT 後の画像検査に関しては，全身状態・神経症状が安定していて安全性が確保できる状況であれば，repeat CT ではなく MRI を実施する施設も実際には多いと推測される．

Conventional MRI によって CT では判別しにくい頭蓋内出血や脳損傷を視覚化できる[73]（IV）：①薄い SDH・EDH = T1WI，FLAIR，②tSAH = FLAIR，T2*WI，③脳内の微細な出血 = T2*WI，④脳内非出血性病変 = DWI，FLAIR，T2WI，⑤脳浮腫，細胞性浮腫と間質性浮腫 = DWI/ADC map.

DAI においては，conventional MRI によって，CT では同定できない脳内の微小出血や非出血性病変など DAI に特徴的とされる病理学的変化が視覚化されて，CT より優れた診断・重症度判定・予後予測を可能とする．DAI では，

centripetal theory に基づく Ommaya-Gennarelli モデルの理論的・実験的仮説[74]の一部が検証されてきた[75, 76]（III）．同時に，DAI を含む重症例の転帰は，MRI で同定される脳幹病変に関係すると報告されている[77]（III）．

　拡散テンソル画像（DTI）は軸索の微小構造の変化を画像化し脳内神経回路の解剖学的結合の状態を示すとされるが，近年は（超）急性期から慢性期に至る DTI の経時的変化から，軸索損傷の病理に関する新たな知見が得られつつある．また，rs-fMRI（resting state functional MRI）や PET によって脳内神経回路の機能的結合〔default mode network（DMN）等の脳内の大規模ネットワークの neural connectivity〕の変化をみた報告が増えているが，外傷性脳損傷においても多くの報告がある．さらに，局所脳酸素代謝率・局所脳酸素摂取率等を PET ではなく，rs-fMRI で測定・画像化する研究が進んでいる．詳細は省略する．

② CT が使用できない場合の対応

　中等症・重症例は，他の脳外科施設へ転送すべきである[5]（IV）．CT 検査の適応がある軽症例も同様に転送を優先することが望ましいが，入院・経過観察が許容される場合もある．患者ごとに社会的背景や患者・家族の意思を確認し，施設の環境・緊急時の対応能力等を鑑みて判断する．

③ 単純頭部 X 線撮影

　本章では，非偶発的頭部外傷が疑われる乳幼児例における，頭部を含めた全身の単純 X 線撮影については言及しない．

　単純頭部 X 線撮影は 3 方向（前後像，側面像，Towne 像）を実施する．単純頭部 X 線写真の読影に不慣れであると，骨折の見落としが起こりやすい[78]（III）．特に Towne 像の読影について，経験が少ない医師は注意が必要である．後頭蓋窩の硬膜外血腫の診断の遅れは致命的である[79]（IV）．急性 EDH を見落とす危険性については，軽症例で S100B による CT 適応の絞り込みを行う際にも起こり得る．急性 EDH でも血清 S100B 濃度は上昇するが，通常のカットオフ値に近いためカットオフ値の設定によっては陰性と判定されることになる（付記を参照→ 37 頁）．

　単純頭部 X 線写真で骨折の有無を診断することが推奨されなくなった理由と経緯を理解しておくとよい．現在も外傷の教科書[10, 80]に記載されている「意識清明の患者で頭蓋骨骨折があれば，骨折がない場合に比べ頭蓋内血腫の危険性が 400 倍になる」という 400 倍はこのようなコホート研究（CT が十分に普及

していなかった1974～1984年の症例)から得られた相対リスクであり，絶対リスクは，骨折あり＝1.2％，骨折なし＝0.003％と低い[81](IIa)．一方で，軽症例における頭蓋内出血の有無を頭蓋骨骨折の有無で予測しようとするとその感度は低い[82](IV)．よって，CTの適応を決めるために単純頭部X線撮影を行う根拠はなくなり，CT普及後はCT適応の議論が中心となった．

　頭蓋骨骨折が頭蓋内血腫や出血性病変のリスク因子であることが否定されたわけではないが，近年の軽症頭部外傷のCT適応の議論のなかで，単純な線状骨折は頭蓋内損傷のリスク因子として重視されていない．例えばCCHR(Canadian CT Head Rule)では，high risk(for neurosurgical intervention)としてリストアップされている頭蓋骨骨折関連項目は「Suspected open or depressed fracture」と「Any sign of basal skull fracture」である[83](III)．一方，一部の症例にその意義を認める報告もある．GCS 14, 15を対象に骨折の有無で2群を比較した研究で，骨折群は脳外科的手術施行が非骨折群の5倍であった．そして，骨折例の半数は骨折を示唆する臨床徴候を認めなかった．CCHRによって，軽症例で頭蓋内出血のリスクのある症例(骨折疑い例を含む)はCT適応となる．よって，単純頭部X線撮影は，GCS 15でリスクはないが症状のある成人(14～65歳)だけがよい適応であるとしている[84](III)．さらに，高齢者では従来の単純頭部X線撮影による線状骨折が，脳外科的治療やICU管理を要する頭蓋内病変の有意なリスク因子の1つであると報告されている[85](III)．

　上述のように軽症例で，線状骨折あるいはそれを示唆する臨床徴候が頭蓋内出血性病変のリスク因子とみなせるのであれば，CTが撮れない状況では，線状骨折の有無は，診療方針の決定と患者・家族への説明に役立つはずである．また，線状骨折の臨床徴候がない頭蓋骨骨折が多くあるとすれば，線状骨折の疑いのあるCT非適応例では単純頭部X線撮影が有用であろう．単純頭部X線撮影による被曝量が頭部CTに比べてはるかに少ないことも重要である．よって，軽症頭部外傷例に単純頭部X線撮影だけ行うことを勧めるガイドラインはないが，以下のような場合は，骨折の有無を診断するために単純頭部X線撮影(3方向)を考慮してもよいかもしれない(今後の検討が必要)．

(a) CT検査基準でCT適応と判定された単独頭部外傷軽症例で転送ができない場合，あるいは，小児例で家族(親)からCT検査の同意が得られない場合など．

(b) GCS 15の軽症例で，CT検査基準では適応はないが，症状があるか頭蓋

骨骨折が疑われる場合.

文献

1) American College of Radiology ACR appropriateness criteria® date of origin : 1996 Last review date : 2015. [https://acsearch.acr.org/docs/69481/Narrative/] (accessed 2018-4-10)

2) Shetty VS, et al : ACR appropriateness criteria head trauma. J Am Coll Radiol 13 : 668-679, 2016

3) Yuan L, et al : Use of multisequence 3.0-T MRI to detect severe traumatic brain injury and predict the outcome. Br J Radiol 88 : 20150129, 2015

4) Wu X, et al : MR Imaging applications in mild traumatic brain injury : An imaging update. Radiology 279 : 693-707, 2016

5) NICE guideline : Head injury : assessment and early management (CG176) clinical guideline published : 22 January 2014 Last updated June 2017. [http://nice.org.uk/guidance/cg176]

6) Manolakaki D, et al : Early magnetic resonance imaging is unnecessary in patients with traumatic brain injury. J Trauma 66 : 1008-1012, 2009

7) Roguski M, et al : Magnetic resonance imaging as an alternative to computed tomography in select patients with traumatic brain injury : a retrospective comparison. J Neurosurg Pediatr 15 : 529-534, 2015

8) Mehta H, et al : Minimizing radiation exposure in evaluation of pediatric head trauma : Use of rapid MR imaging. AJNR 37 : 11-18, 2016

9) Cohen AR, et al : Feasibility of "rapid" magnetic resonance imaging in pediatric acute head injury. Am J Emerg Med 33 : 887-890, 2015

10) 日本外傷学会・日本救急医学会 (監), 外傷初期診療ガイドライン改訂第 5 版編集委員会 (編): 外傷初期診療ガイドライン JATEC (改訂第 5 版). へるす出版, 2016

11) 中江竜太, 他:Talk and Deteriorate の経過を呈した頭部外傷患者における D-dimer の検討. 日救急医会誌 25 : 247-253, 2014

12) Tierney KJ, et al : Neurosurgical intervention in patients with mild traumatic brain injury and its effect on neurological outcomes. J Neurosurg 124 : 538-545, 2016

13) Peterson EC, et al : Talk and die revisited : Bifrontal contusions and late deterioration. J Trauma 71 : 1588-1592, 2011

14) Itshayek E, et al : Delayed posttraumatic acute subdural hematoma in elderly patients on anticoagulation. Neurosurgery 58 : E851-E856, 2006

15) Fabbri A, et al : Early predictors of unfavourable outcome in subjects with moderate head injury in the emergency department. J Neurol Neurosurg Psychiatry 79 : 567-573, 2008

16) Compagnone C, et al : Patients with moderate head injury : A prospective multicenter study of 315 patients. Neurosurgery 64 : 690-697, 2009

17) Thorson CM, et al : Repeat head computed tomography after minimal brain injury identifies the need for craniotomy in the absence of neurologic change. J Trauma Acute Care Surg 74 : 967-975, 2013

18) Marincowitz C, et al : The risk of deterioration in GCS 13-15 patients with traumatic brain injury identified by computed tomography imaging : A systematic review and meta-analysis. J Neurotrauma 35 : 703-718, 2018

19) Stippler M, et al : Complicated mild traumatic brain injury and the need for imaging surveillance. World Neurosurg 105 : 265-269, 2017

20) Rosen CB, et al : Routine repeat head CT may not be necessary for patients with mild TBI. Trauma Surg Acute Care Open 3 : 1-5, 2018

21) Washington CW, et al : Are routine repeat imaging and intensive care unit admission necessary in mild traumatic brain injury? J Neurosurg 116 : 549-557, 2012

22) Ding J, et al : A Prospective clinical study of routine repeat computed tomography（CT）after traumatic brain injury（TBI）. Brain Injury 26 : 1211-1216, 2012

23) Thomas BW, et al : Scheduled repeat CT scanning for traumatic brain injury remains important in assessing head injury progression. J Am Coll Surg 210 : 824-832, 2010

24) Brown CVR, et al : Indications for routine repeat head computed tomography（CT）stratified by severity of traumatic brain injury. J Trauma. 62 : 1339-1345, 2007

25) Joseph B, et al : A three-year prospective study of repeat head computed tomography in patients with traumatic brain injury. J Am Coll Surgeons 219 : 45-52, 2014

26) 片山祐介, 他：頭部外傷後に CT による経過観察を必要とする要因. 神経外傷 35 : 5-8, 2012

27) 沢内聡, 他：増悪型頭部外傷の検討. No Shinkei Geka 31 : 749-755, 2003

28) Iaccarino C, et al : Patients with brain contusions : predictors of outcome and relationship between radiological and clinical evolution. J Neurosurg 120 : 908-918, 2014

29) Stein SC, et al : The value of computed tomographic scans in patients with low-risk head injuries. Neurosurgery 26 : 638-640, 1990

30) Stein SC, et al : Moderate head injury : a guide to initial management. J Neurosurg 77 : 562-564, 1992

31) Joseph B, et al : Mild traumatic brain injury defined by Glasgow coma scale : Is it really mild? Brain Inj 29 : 11-16, 2015

32) Reljic T, et al : Value of repeat head computed tomography after traumatic brain injury : Systematic review and meta-analysis. J Neurotrauma 31 : 78-98, 2014

33) 塩見直人, 他：受傷後急性期に重症化した頭部外傷例の検討：頭部外傷データバンクプロジェクト 2009 からの報告. 神経外傷 36 : 67-75, 2013

34) Tong W, et al : Early CT signs of progressive hemorrhagic injury following acute traumatic brain injury. Neuroradiology 53 : 305-309, 2011

35) Wan X, et al : Progressive hemorrhagic injury in patients with traumatic intracerebral hemorrhage : characteristics, risk factors and impact on management. Acta Neurochir 159 : 227-235, 2017

36) 榊原陽太郎, 他：Talk & deteriorate 症例の検討：自験例の報告と文献的考察. 神経外傷 39 : 27-31, 2016

37) Tian HL, et al : D-dimer as a predictor of progressive hemorrhagic injury in patients with traumatic brain injury : analysis of 194 cases. Neurosurg Rev 33 : 359-366, 2010

38) Yuan F, et al : Predicting progressive hemorrhagic injury after traumatic brain injury . Derivation and validation of a risk score based on admission characteristics. J Neurotrauma 29 : 2137-2142, 2012

39) 高山泰広, 他：頭部外傷に伴う凝固・線溶系障害. 救急医学 37 : 1621-1625, 2013

40) Suehiro E, et al : Predictors of deterioration indicating a requirement for surgery in mild to moderate traumatic brain injury. Clin Neurol Neurosurg 127 : 97-100, 2014

41) Thelin EP, et al : A review of the clinical utility of serum S100B protein levels in the assessment of traumatic brain injury. Acta Neurochir 159 : 209-225, 2017

42) Fabbri A, et al : Predicting intracranial lesions by antiplatelet agents in subjects with mild head injury. J Neurol Neurosurg Psychiatry 81 : 1275-1279, 2010

43) Beynon C, et al : Clinical review : Traumatic brain injury in patients reviewing antiplatelet medication. Crit Care 16 : 228, 2012

44) Gaetani P, et al : Traumatic brain injury in the elderly : considerations in a series of 103 patients older than 70. J Neurosurg Sci 56 : 231-237, 2012

45) Inamasu J, et al : Influence of age and anti-platelet/ anti-coagulant use on the outcome of elderly patients with fall-related traumatic intracranial hemorrhage. Neurol Med Chir（Tokyo）50 : 1051-1055, 2010

46) 相場豊隆, 他：超高齢者（85 歳以上）の頭部外傷：特に抗血小板・抗凝固治療との関連について.

36 3. 画像診断

神経外傷 35 : 29-32, 2012

47) Grandhi R, et al : Preinjury warfarin, but not antiplatelet medications, increases mortality in elderly traumatic brain injury patients. J Trauma Acute Care Surg 78 : 614-621, 2015

48) Joseph B, et al : Low-dose aspirin therapy is not a reason for repeating head computed tomographic scans in traumatic brain injury : A prospective study. J Surg Res 186 : 287-291, 2014

49) Tauber M, et al : Secondary intracranial hemorrhage after mild head injury in patients with low-dose acetylsalicylate acid prophylaxis. J Trauma 67 : 521-525, 2009

50) Karibe H, et al : Clinical characteristics and outcome in elderly patients with traumatic brain injury : For establishment of management strategy. Neurol Med Chir (Tokyo) 57 : 418-425, 2017

51) Dossett LA, et al : Prevalence and implications of preinjury warfarin use. An analysis of the national trauma databank. Arch Surg 146 : 565-570, 2011

52) Batchelor JS, et al : A meta-analysis to determine the effect of anticoagulation on mortality in patients with blunt head trauma. Br J Neurosurg 26 : 525-530, 2012

53) Chauny JM, et al : Risk of delayed intracranial hemorrhage in anticoagulated patients with mild traumatic brain Injury : Systematic review and meta-analysis. J Emerg Med 51 : 519-528, 2016

54) Nishijima D, et al : Immediate and delayed traumatic intracranial hemorrhage in patients with head trauma and preinjury warfarin or clopidogrel. Ann Emerg Med 6 : 460-468, 2012

55) Docimo S, et al : Patients with blunt head trauma on anticoagulation and antiplatelet medications : Can they be safely discharged after a normal initial cranial computed tomography scan. Am Surg 80 : 610-613, 2014

56) Uccella L, et al : Mild traumatic brain injury in patients on long-term anticoagulation therapy : Do they really need repeated head CT scan? World Neurosurg 93 : 100-103, 2016

57) Riccardi A, et al : Intracranial complications after minor head injury (MHI) in patients taking vitamin K antagonists (VKA) or direct oral anticoagulants (DOACs). Am J Emerg Med 35 : 1317-1319, 2017

58) Prexl O, et al : The impact of direct oral anticoagulants in traumatic brain injury patients greater than 60-years-old. Scand J Trauma Resusc Emerg Med 26 : 20, 2018

59) Becattini C, et al : Major bleeding with vitamin K antagonists or direct oral anticoagulants in real-life. Int J Cardiol 227 : 261-266, 2017

60) Feeney JM, et al : Direct oral anticoagulants compared with warfarin in patients with severe blunt trauma. Injury 48 : 47-50, 2017

61) de González AB, et al : Risk of cancer from diagnostic X-rays : estimates for the UK and 14 other countries. Lancet 363 : 345-351, 2004

62) Pearce MS, et al : Radiation exposure from CT scans in childhood and subsequent risk of leukaemia and brain tumours : a retrospective cohort study. Lancet 380 : 499-505, 2012

63) Mathews JD, et al : Cancer risk in 680000 people exposed to computed tomography scans in childhood or adolescence : data linkage study of 11 million Australians. BMJ 346 : f2360 : 1-18, 2013

64) Sheppard JP, et al : Risk of brain tumor induction from pediatric head CT procedures : A systematic literature review. Brain Tumor Res Treat 6 : 1-7, 2018

65) 星野智祥：CT を中心とする医療放射線被ばくの発がんリスクについて．日プライマリケア連会誌 38 : 369-382, 2015

66) Salibi PN, et al : Lifetime attributable risk of cancer from CT among patients surviving severe traumatic brain injury. AJR 202 : 397-400, 2014

67) Boutis K, et al : Parental knowledge of potential cancer risks from exposure to computed tomography. Pediatrics 132 : 305-311, 2013

68) Wei SC, et al : Value of coronal reformations in the CT evaluation of acute head trauma. AJNR Am J Neuroradiol 31 : 334-339, 2010

69) Orman G, et al : Pediatric skull fracture diagnosis : should 3D CT reconstructions be added as routine imaging? J Neurosurg Pediatr 16 : 426-431, 2015

70) Xue Z, et al : Window classification of brain CT images in biomedical articles. AMIA Annu Symp Proc 2012 : 1023-1029, 2012

71) Verschoof MA, et al : Evaluation of the yield of 24-h close observation in patients with mild traumatic brain injury on anticoagulation therapy : a retrospective multicenter study and meta-analysis. J Neurol 265 : 315-321, 2018

72) 蛯名正智, 他 : ER 型救命センターでの CT 画像診断における診断精度の現状と質向上の試み. 日臨救医誌 18 : 1-4, 2015

73) Christopher A, et al : Imaging evaluation of acute traumatic brain injury. Neurosurg Clin N Am 27 : 409-439, 2016

74) Ommaya AK, et al : Biomechanics and neuropathology of adult and paediatric head injury. Br J Neurosurg 16 : 220-242, 2002

75) Skandsen T, et al : Prevalence and impact of diffuse axonal injury in patients with moderate and severe head injury : a cohort study of early magnetic resonance imaging findings and 1-year outcome. J Neurosurg 113 : 556-563, 2010

76) Levin HS, et al : Magnetic resonance imaging in relation to functional outcome of pediatric closed head injury : a test of the Ommaya-Gennarelli model. Neurosurgery 40 : 432-440, 1997

77) Woischneck D, et al : The prognostic reliability of intracranial pressure monitoring and MRI data in severe traumatic brain injury. Magn Reson Imaging 36 : 210-215, 2017

78) Thillainayagam K, et al : How accurately are fractures of the skull diagnosed in an accident and emergency department. Injury 18 : 319-321, 1987

79) Khwaja HA, et al : Posterior cranial fossa venous extradural haematoma : an uncommon form of intracranial injury. Emerg Med J 18 : 496-497, 2001

80) Advanced Trauma Life Support® Student Course Manual 9th ed. American College of Surgeons Committee on Trauma, 2012

81) Teasdale GM, et al : Risks of acute traumatic intracranial haematoma in children and adults : implications for managing head injuries. Br Med J 300 : 363-367, 1990

82) Hofman PAM, et al : Value of radiological diagnosis of skull fracture in the management of mild head injury : meta-analysis. J Neurol Neurosurg Psychiatry 68 : 416-422, 2000

83) Stiell IG, et al : The Canadian CT Head Rule for patients with minor head injury. Lancet 357 : 1391-1396, 2001

84) Munoz-Sanchez MA, et al : Skull fracture, with or without clinical signs, in mTBI is an independent risk marker for neurosurgically relevant intracranial lesion : A cohort study. Brain Injury 23 : 39-44, 2009

85) Wolf H, et al : Risk factors indicating the need for cranial CT scans in elderly patients with head trauma : an Austrian trial and comparison with the Canadian CT head rule. J Neurosurg 120 : 447-452, 2014

3. 付記

(1) バイオマーカー

　脳損傷により，血液中に出現する脳組織由来タンパク，すなわち，S100B, GFAP(glial fibrillary acid protein), UCH-L1(Ubiquitin C-terminal hydrolase L1), NSE(neuron-specific enolase)などが外傷性脳損傷のバイオマーカーとして報告されている．S100B は，現在，欧米の一部の施設では軽症例の CT 適応

のスクリーニングに利用されており，ガイドラインにも記載されている[1-3]（III-IV）．しかし，国内の ER で日常的に S100B を利用するには，迅速で安定したバイオアッセイ法の普及と多数の臨床例を対象としたデータの蓄積及び日本人のカットオフレベルの設定が必要と考えられる．

　S100B は，①軽症例の CT 適応のスクリーニング，②中等症・重症例の予後予測，③二次性脳損傷進展のモニタリング，④治療効果の評価，の目的で使用できる可能性が指摘されている．一方で，S100B には以下のような問題点も指摘されている．

① バイオアッセイ法により値が異なる．

② 人種・肌の色で 2 倍の差がある：Black 0.14 ± 0.08，Asian 0.11 ± 0.08，Caucasian 0.07 ± 0.03[4]（III）．

③ 小児の正常値は高く，特に 2 歳以下の小児では高い[5]（III）．

④ 脳組織特異性が高いとは言えない：脂肪細胞，心筋・骨格筋細胞，骨髄，軟骨細胞，メラニン細胞などにもあるため，胸腹部・四肢骨折などの多発外傷では脳損傷がなくても血中濃度が上昇する．

⑤ 硬膜外血腫でも S100B は上昇するが，通常のカットオフ値では見逃される症例がある[6]（IV）．

　ELISA による濃度測定は 4〜6 時間を要するが，Roche Diagnostics 社の「the new automated Cobas® system」では 18 分間でデータが得られる．S100B の血中半減期は 60〜120 分間と短いため，四肢骨折等による S100B の上昇の影響は数時間すれば少なくなる[7]．よって，重症例の ICU 管理で S100B の再上昇から二次性脳損傷の進展を予想して repeat CT（MRI）のタイミングを決定できる可能性があり，実際に画像上の悪化を評価した報告がある[8]（III）．また，24 時間後の S100B 値は，年齢，GCS，瞳孔所見より予後予測能が高く，多発外傷を伴う中等症・重症の頭部外傷の予後予測にも使用可能とされる[9]（III）．

　小児軽症頭部外傷では，CT の異常の有無に対する S100B の診断感度は 97％，特異度は 37.5％であり，CT 実施数を減らすことができるとされる[10]（IV）．S100B の測定は尿でも可能とされているが，実際のデータは少ない[11, 12]（III）．

　血液凝固線溶系マーカーの 1 つである D-dimer も，頭部単独外傷の軽症・中等症で急性期病変の拡大と関係すること，小児の軽症例では D-dimer が低値であれば CT 検査を割愛できる可能性があることが報告されている[13]（III）．

AP 使用高齢者の軽症頭部外傷において，初回 CT の頭蓋内出血に対する S100B の診断感度はよい（感度 98.0%，特異度 19.0%）と報告されている[14]（III）．しかし，初回 CT が正常の AP 使用高齢者の軽症頭部外傷では，受傷後 3 時間以内の S100B から二次性頭蓋内出血は予測できず重篤な頭蓋内血腫が見逃される可能性があるという（感度 75.0%，特異度 19.0%）[15]（III）．これが，S100B の限界を示すものなのか，AP 内服高齢者の頭部外傷の病態の特異性によるものなのかは不明である．

S100B より脳組織特異性が高く頭部外傷の領域で研究されているバイオマーカーとして，GFAP，UCH-L1 がある．GFAP は主に astrocyte，UCH-L1 は neuron 由来のタンパクとされ，頭部外傷による脳損傷患者と正常人とを判別する高い感度・特異度を持つ．AUC（area under the curve）は，GFAP＝0.91，UCH-L1＝0.87 だが，両者を併用すると AUC は 0.94 となる．CT 上の外傷性病変の有無の判別能も高い．単一ではなく複数のバイオマーカーを使用した方が外傷性脳損傷の全体を反映することが強調されている[16]（III）．

文献

1 ）Jagoda AS, et al : Clinical Policy : Neuroimaging and decision making in adult mild traumatic brain injury in the acute setting. Ann Emerg Med 52 : 714-748, 2008

2 ）Calcagnile O, et al : Clinical validation of S100B use in management of mild head injury. BMC Emerg Med 12 : 13, 2012

3 ）Benson CM, et al : New guidelines for the initial management of head injury. BMC Medicine 11 : 51, 2013

4 ）Ben AO, et al : Reference values for serum S-100B protein depend on the race of individuals. Clin Chem 49 : 836-837, 2003

5 ）Bouvier D, et al : Reference ranges for serum S100B protein during the first three years of life. Clin Biochem 44 : 927-929, 2011

6 ）Unden J, et al : Serum S100B levels in patients with epidural haematomas. Br J Neurosurg 19 : 43-45, 2005

7 ）Townend W, et al : Rapid elimination of protein S-100B from serum after minor head trauma. J Neurotrauma 23 : 149-155, 2006

8 ）Thelin EP, et al : Secondary peaks of S100B in serum relate to subsequent radiological pathology in traumatic brain injury. Neurocrit Care 20 : 217-229, 2014

9 ）Thelin EP, et al : S100B is an important outcome predictor in traumatic brain injury. J Neurotrauma 30 : 519-528, 2013

10）Oris C, et al : The biomarker S100B and mild traumatic brain injury : A meta-analysis. Pediatrics 141, 2018

11）Rodríguez-Rodríguez A, et al : Role of S100B protein in urine and serum as an early predictor of mortality after severe traumatic brain injury in adults. Clin Chim Acta 414 : 228-233, 2012

12）森崇晃，他：小児鈍的頭部外傷患者における血清と尿中 S100B の関連．日本小児救急医学会雑誌 15 : 22-26, 2016

13) Langness P, et al : Plasma D-dimer safely reduces unnecessary CT scans obtained in the evaluation of pediatric head trauma. J Pediatr Surg 53 : 752-757, 2018
14) Thaler HW, et al : Evaluation of S100B in the diagnosis of suspected intracranial hemorrhage after minor head injury in patients who are receiving platelet aggregation inhibitors and in patients 65 years of age and older. J Neurosurg 123 : 1202–1208, 2015
15) Ernstbrunner L, et al : S100B serum protein cannot predict secondary intracranial haemorrhage after mild head injury in patients with low-dose acetylsalicylic acid prophylaxis. Brain Inj 30 (1) : 43-47, 2016
16) Diaz-Arrastia R, et al : Acute biomarkers of traumatic brain injury : Relationship between plasma levels of ubiquitin C-terminal hydrolase-L1 and glial fibrillary acidic protein. J Neurotrauma 31 : 19-25, 2014

4. 解説

(1) CT 分類と CT 予後モデル

現在広く使用されている TCDB(Traumatic Coma Data Bank)分類は，本来，重症例(GCS 3〜8)の初回 CT の形態分類であり，記述統計を含め臨床的有用性はきわめて高いが，予後の分析から作られたものではない[1] (IV)．頭蓋内血腫例に関しては検査後の血腫除去術施行から分類されるため，evacuated mass, nonevacuated mass の分類は理解しにくい[2,3] (III)．また，CT 所見を単純化した TCDB 分類では，①くも膜下出血，脳室内出血，②頭蓋内血腫によるヘルニア・頭蓋内圧上昇を示す脳槽所見や正中偏位が分類に反映されないため，予後予測に弱点がある．一方，TCDB 分類が形態分類として中等症・軽症にまで拡大されて使用されていることにも注意が必要である[4] (III)．

TCDB 分類の予後予測における弱点を補填するものとして 2005 年に登場したのが，Rotterdam CT score である[5] (III)．中等症・重症例の初回 CT の個々の所見を多変量解析による統計処理・スコア化して得られた「予後モデル」であるが，広い意味で「CT 分類」(Marshall-Rotterdam 分類)と記載されることが多い．その後，いくつかの予後モデルが発表されている(**表 1**)．

IMPACT モデル[3,6] (III)には，IMPACT-Core モデル(構成要素は Age, GCS-M, pupil)，IMPACT-Extended モデル(IMPACT-Core + hypoxia/hypotension, TCDB 分類，個々の CT 所見)と IMPACT-Lab モデル(IMPACT-Extended + Hb, glucose)があり，CRASH モデル[7] (IIa)には，CRASH-Basic モデル(Age, GCS, pupil, 多発外傷)と CRASH-CT モデル(CRASH-Basic + 個々の CT 所見)がある．よって，IMAPCT モデル，CRASH モデルは CT 所見だけの予後モデルではない．一方，Rotterdam モデル，Stockholm モデル[8] (III)，Helsinki モデル[9] (III)は CT 所見だけで作成した予後モデルである．

表1 TCDB 分類と CT 予後モデルで使用される個々の CT 所見の比較

Classification or Prognostic Model (Enrollment of Pts)	TCDB	t-SAH	IVH	EDH	SDH	ICH	Mass >25cc	Basal Cisterns	Midline Shift	Petechial hemorrhages	Score
TCDB classification (1984–1987, n=746)	1: no visible pathology 2: no mass, shift <=5 mm present cisterns 3: no mass, shift <=5 mm comp. or absent cisterns 4: no mass, shift >5 mm 5: evacuated mass (any) 6: nonevacuated mass >25 cc			cases with mass / evacuated or nonevacuated (>25 cc)				cases without mass > 25 cc / normal /compressed /absent	>5 mm no/yes		
Rotterdam model (1991–1994, n=2249)	original classification		no/yes 0/+1	no/yes +1/0				normal /compressed /absent 0/+1/+2	>5 mm no/yes 0/+1		sum+1 = +1 to +6
IMPACT model (1984–1997, n=8509)	I/II/III, IV/V, VI −2/0/+2/+2	no/yes 0/+2		no/yes 0/−2							sum = −2 to +4
CRASH model (1999–2004, n=10008)	original classification	no/yes		nonevacuated mass >25 cc no/yes				Obliteration of 3rd V or basal cisterns no/yes	no/yes	no/yes	
Stockholm model (1996–2001, n=890)		no/yes 0/+1~+6[*1]	no/yes 0/ 1	no/ dual 0/+1					thickness (mm)	no/yes[*2] 0/+1	Tally[*3]
Helsinki model (2009–2012, n=869)			no/yes 0/+3	no/yes 0/−3	no/yes 0/+2	no/yes 0/+2	no/yes 0/+2	normal /compressed /absent 0/+1/+5			sum = −3 to+ 14

[*1] summed scores=convexities (0~+2) +basal cisterns (0~+2) +intraventricular (0~+1) ×2
[*2] brainstem, corpus callosum, or basal ganglia
[*3] Totally=midline shift (mm)/10+ (SAH/IVH score)/2−1 (if EDH) +1 (if DAI) +1 (if dual-sided SDH) + 1

　各モデル作成の元になった患者群にはいくつか違いがある．患者の重症度に関して，TCDB は重症（GCS 3~8）のみであるが，他は中等症（GCS 9~12）を含む．軽症（GCS 13~15）を含むのは CRASH（GCS 13, 14），Stockholm（すべて），Helsinki（ICU 入室例のみ）である．血腫例（EML＋NEM）の比率は，Helsinki 以外は 30~40％台前半であり，Helsinki のみ突出している（60％）が，本邦の『頭

部外傷データバンクプロジェクト 2015』では 60％を超えている．また，対象患者の年齢の median は，TCDB，Rotterdam，IMPACT，CRASH，Helsinki それぞれ，25，30，30，32，57 歳である．年齢，血腫の頻度が国内の現状に近いのは，最も新しい Helsinki モデルだけである．Rotterdam モデル作成の元となった患者は 20 年以上前に登録されたもので，現在の先進諸国の患者データとはかなり異なっているはずであるが，このモデルが最近の患者データにおいても予後予測に有用であったとの複数の報告がある[10-12]（III）．Stockholm モデル，Helsinki モデルについても，他地域の施設・患者群で適用した報告が出てきており，いずれも予後予測に有用であったとされている[13, 14]（III）．成人を対象とする IMAPCT モデル，CRASH モデルを小児に適用して予後予測に有用であったとの報告もある[15]（III）．

　軽症例にみられる脳表に限局した tSAH（isolated SAH）は，増悪の可能性はきわめて低いので，画像再検や ICU での経過観察は不要とする報告が多い[16, 17]（III）．しかし，中等症・重症でみられる tSAH，IVH は，上記 CT 予後モデルが示すように予後不良に深く関わるが，その理由が明確になっているわけではない．これまで指摘されてきた画像診断で同定可能な理由—マクロレベルの病態生理には，① DAI の合併または脳梁損傷，② PHI，③頭部外傷後脳血管攣縮（posttraumatic vasospasm：PTV）による脳虚血，の 3 つがある．

　シルビウス裂と脳底槽の tSAH は，重症化する可能性がある軽症例として特別の注意が必要で，PTV による悪化例と遅発性血腫による悪化例が報告されている[18, 19]（IV）．このような外傷性脳血管損傷について，および頭部外傷後の脳血管攣縮については「5-8. 外傷性頭頚部血管損傷」の項を参照（→ 118 頁）．

文献

1) Marshall LF, et al : A new classification of head injury based on computerized tomography. J Neurosurgery 75 : S14-20, 1991

2) Jacobs B, et al : Outcome prediction in moderate and severe traumatic brain injury : A focus on computed tomography variables. Neurocrit Care Published online : 09 November 2012

3) Maas AI, et al : Prognostic Value of computerized tomography scan characteristics in traumatic brain injury : Results from the IMPACT study. J Neurotrauma 24 : 303-314, 2007

4) Servadei F, et al : The value of the "worst" computed tomographic scan in clinical studies of moderate and severe head injury. European Brain Injury Consortium. Neurosurgery 46 : 70-75, 2000

5) Maas AI, et al : Prediction of outcome in traumatic brain injury with computed tomographic characteristics : a comparison between the computed tomographic classification and combinations of computed tomographic predictors. Neurosurgery 57 : 1173-1182, 2005

6) Steyerberg EW, et al : Predicting outcome after traumatic brain injury : Development and international validation of prognostic scores based on admission characteristics. PLoS Medicine 5 : e165 ; 1251-1261, 2008

7) MRC CRASH trial collaborators predicting outcome after traumatic brain injury : practical prognostic models based on large cohort of international patients. BMJ 336 : 425-429, 2008

8) Nelson DW, et al : Extended analysis of early computed tomography scans of traumatic brain injured patients and relations to outcome. J Neurotrauma 27 : 51-64, 2010

9) Raj R, et al : Predicting outcome in traumatic brain injury : Development of a novel computerized tomography classification system (Helsinki computerized tomography score). Neurosurgery 75 : 632-647, 2014

10) Huang Y, et al : Rotterdam computed tomography score as a prognosticator in head-injured patients undergoing decompressive craniectomy. Neurosurgery 71 : 80-85, 2012

11) Deepika A, et al : Comparison of predictability of Marshall and Rotterdam CT scan scoring system in determining early mortality after traumatic brain injury. Acta Neurochir 157 : 2033-2038, 2015

12) Fujimoto K, et al : Sequential changes in Rotterdam CT scores related to outcomes for patients with traumatic brain injury who undergo decompressive craniectomy. J Neurosurg 124 : 1640-1645, 2016

13) Thelin EP, et al : Evaluation of novel computerized tomography scoring systems in human traumatic brain injury : An observational, multicenter study. PLoS Medicine 13 : 1-19, 2017

14) Yao S, et al : Helsinki computed tomography scoring system can independently predict long-term outcome in traumatic brain injury. World Neurosurg 101 : 528-533, 2017

15) Young AMH, et al : The application of adult traumatic brain injury models in a pediatric cohort. J Neurosurg Pediatr 18 : 558–564, 2016

16) Rubino S, et al : Outpatient follow-up of nonoperative cerebral contusion and traumatic subarachnoid hemorrhage : does repeat head CT alter clinical decision-making? J Neurosurg 121 : 944–949, 2014

17) Kumar A, et al : Necessity of repeat computed tomography imaging in isolated mild traumatic subarachnoid hemorrhage. World Neurosurg, 2018 [https://doi.org/10.1016/j.wneu.2018.02.010]

18) Ogami K, et al : Early and severe symptomatic cerebral vasospasm after mild traumatic brain injury. World Neurosurg 101 : 813.e11-813.e14, 2017

19) Hayashi T, et al : Delayed deterioration in isolated traumatic subarachnoid hemorrhage. World Neurosurg 86 : 511.e9 511.e14, 2015

4 ICU管理

4-1 モニタリング

　心電図，血圧測定，酸素飽和度などの生命維持に関連する医療機器やルーチン採血など，またCT・MRIなどの画像診断も広義のモニタリングであるが，ここでは，一般的にER/ICUなどで，ベッドサイドにて実施するものを中心に述べる．

　また，脳卒中，低酸素脳症，てんかんなどの神経救急・集中治療において，有用性についてエビデンスレベルの高いとされるモニタリングは各種存在するが，ここでは頭部外傷について述べる．

1. 推奨

(1) 重症頭部外傷に対して，頭蓋内圧モニター(ICPセンサー)を用いた頭蓋内圧管理を行うように勧められる(グレードA)．

(2) 頚静脈酸素飽和度(SjO$_2$)により脳組織の酸素需要の評価を行うことを考慮してもよい(グレードB)．

2. 参考

(1) 頭蓋内圧モニター(ICPセンサー)を用いた頭蓋内圧管理が，頭部外傷患者の予後を改善するかどうかは議論の余地があるが，本来モニターが予後を改善するものではなく，そこから得る情報による適切なICP，CPP管理が重要である[1-3]（IIa, b）．頭蓋内圧モニターの管理については，次項目を参照されたい（→47頁）．

(2) 頚静脈酸素飽和度(SjO$_2$)：頚静脈球での酸素飽和度を測定し脳組織の酸素

需要に見合っただけの脳血流が維持されているかを示し，正常値は60〜80%[4]（IV）.

3. 付記

　米国重症頭部外傷ガイドライン（第4版）では，①GCS 3〜8かつ，頭部CTに異常が認められる場合，②頭部CTで血腫・挫傷・腫脹，ヘルニア，脳室の圧排を認めるもの，③頭部CTが正常でも年齢が40歳を超える場合，片側または両側の異常肢位，収縮期血圧90 mmHg以下のうち，2つ以上を満たす場合は頭蓋内圧モニターを推奨している．また，頚静脈酸素飽和度については，50%より低値を避けることが死亡率を下げ，予後を改善する可能性があるとされる[4]（IV）.

4. 解説

　以下のモニタリングについては費用対効果，保険診療上の制約，侵襲性，モニタリングの数値が直接治療法につながらないものなどがあり，近年使用頻度は減少しているものもある．ただし現状では高いエビデンスは少なく，今後の質の高い研究結果が待たれる.

(1) 電気生理学的モニタリング

　脳波（EEG）

　誘発電位〔聴性脳幹反応（ABR），体性感覚誘発電位（SEP），運動誘発電位（MEP），事象関連電位（P300）〕など

(2) 脳血流モニタリング

　局所脳血流（laser Doppler flowmetry，熱勾配法など）

　脳血流速度〔経頭蓋超音波（TCD），SPECT，PET〕

　脳血流量に関する画像診断（SPECT，Xe-CT，dynamic CT，perfusion MRI，PET）など

(3) 脳代謝モニタリング

　動静脈酸素含有量較差（$AVDO_2$）

　局所脳酸素飽和度（rSO_2）〔近赤外線スペクトロスコピー（NIRS）〕

　脳組織酸素分圧（$PbtO_2$）は，頭蓋内圧モニター（ICPセンサー）では評価できない脳組織の低酸素状況を早期よりモニタリングすることが可能となり，予後の改善に期待できるが（III）[5]，本邦では保険上認可されていない.

酸素代謝に関する画像診断(^{15}O-PET)など

(4) 生化学的モニタリング

動静脈ブドウ糖較差（AVD glucose）や動静脈乳酸較差（AVD lactate）

脳ブドウ糖代謝に関する画像診断（FDG-PET）

脳内微小透析法（microdialysis）[6,7]

脳実質内マイクロカテーテル法

脳内フリーラジカル[8]

血液・髄液マーカー〔D-dimer，TAT，S100B，NSE[9]，MBP，各種サイトカイン（IL-1β，IL-6，IL-8，IL-10）など〕

D-dimer，TAT は受傷後早期の採血で血腫の拡大など予後を反映するとされる[10,11]（III）．

(5) 脳温度モニタリング

頚静脈温，脳実質温など

(6) 瞳孔反応測定など

脳圧の変化に先行して瞳孔反応測定が異常値を示すとの報告があり，早期治療介入の指標として期待される[12]（III）．

(7) GCS 評価および各種神経反射などの神経学的検査

神経学的検査は，重症頭部外傷の管理においても重要な生理学的モニタリングである．特に，GCS スコアなどを用いた意識レベルの評価を繰り返して行うことは最も重要である．その他，対光反射，角膜反射，呼吸パターンの確認，運動機能評価も重要である[13]（IV）．さらに今後は，各種モニタリングを組み合わせた「多元的モニタリング」により，効果的な治療介入により予後の改善が期待できる[14]（IV）．

文献

1) Chesnut RM, et al : A trial of intracranial-pressure monitoring in traumatic brain injury. N Engl J Med 367 : 2471-2481, 2012

2) Alali AS, et al : Intracranial pressure monitoring in severe traumatic brain injury : Results from the American college of surgeons trauma quality improvement program. J Neurotrauma 30 : 1737-1746, 2013

3) Farahvar A , et al : Increased mortality in patients with severe brain injury treated without intracranial pressure monitoring. J Neurosurgery 117 : 729-734, 2012

4) Carney N, et al : Guideline for the management of severe traumatic brain injury Fourth Edition. Neurosurgery 80 : 6-15, 2017

5) Okonkwo DO, et al : Brain oxygen optimization in severe traumatic brain injury phase-II : A

phase II randomized trial. Crit Care Med 45 : 1907-1914, 2017

6) 河合信行，他：重症頭部外傷における脳内 microdialysis の応用．No Shinkei Geka 38 : 795-809, 2010

7) 横堀將司，他：重症頭部外傷急性期管理における局所脳循環代謝測定の有用性：マイクロダイアリシスは minimum essential monitor となりうるか？ 神経外傷 33 : 201-209, 2010

8) 土肥謙二，他：脳損傷におけるフリーラジカルモニタリングの応用．神経外傷 29 : 20-26, 2006

9) 沢内聡，他：神経外傷における血清 S-100B 蛋白，NSE の検討．No Shinkei Geka 33 : 1073-1080, 2005

10) Nakae R, et al : Time Course of Coagulation and Fibrinolytic Parameters in Patient with Traumatic Brain Injury. J Neurotrauma 33 : 688-695, 2016

11) 呉教東，他：頭部外傷患者の早期予後判定におけるトロンビン-アンチトロンビン複合体の有用性について．神経外傷 35 : 1-4, 2012

12) 小畑仁司，他：脳神経モニタリングとしての定量的瞳孔計の導入．日集中医誌 22 : 221-222, 2015

13) Wijdicks EF, et al : FOUR score and Glasgow coma scale in predicting outcome of comatose patients : a pooled analysis, Neurology 77 : 84-85, 2011

14) Le Roux P, et al : The international multidisciplinary consensus conference on multimodality monitoring in neurocritical care : evidentiary tables : a statement for healthcare professionals from the Neurocritical Care Society and the European Society of Intensive Care Medicine. Neurocrit Care 21 : S282-S296, 2014

4-2 頭蓋内圧(ICP)測定の適応と方法

1. 推奨

(1) 重症頭部外傷(GCS score ≦ 8)で頭部 CT にて異常所見(血腫，脳挫傷，脳浮腫，正中偏位，脳槽の消失など)を認める場合は，ICP 測定を行うよう勧められる(グレード A)．

(2) 重症頭部外傷(GCS score ≦ 8)で頭部 CT にて異常所見を認めない場合，①除皮質または除脳硬直，②収縮期血圧＜90 mmHg，のいずれかが認められる場合は，ICP 測定を行うよう勧められる(グレード A)．

(3) バルビツレート療法や低体温療法を行う場合には，ICP 測定を行うよう勧められる(グレード A)．

(4) CT 室などへの移動困難な症例や，鎮静下で意識レベルの確認が困難な場合などには ICP 測定を考慮してもよい(グレード B)．

(5) ICP 測定には脳室カテーテルからの測定，あるいは ICP センサー(catheter tip transducer)を脳実質内や硬膜下腔などに留置する方法が勧められる(グレード A)．

2. 参考

　重症頭部外傷における ICP 測定の有効性については，RCT にて否定的な見解がなされたことがよく知られている[1]．しかし，近年多くのコホート研究も行われている．これらの結果を総合するとエビデンスレベルは高くはないものの，重症頭部外傷における ICP 測定の導入により死亡率の低下をもたらす可能性が示唆される[2]．

3. 付記

(1) Chesnut らは，重症頭部外傷患者の治療にて ICP 測定を指標に行う患者群と定期的な画像診断を指標に行う患者群に分け，転帰を比較検討した．受傷後 6 か月の転帰良好率（ICP 44% vs image 39%，p＝0.4），死亡率（39% vs 41%，p＝0.6）で，ICP 測定の有効性を示すことができなかった[1] (I)．

(2) Alali らは，retrospective cohort study において，10,628 症例を対象に ICP 測定の有効性を検討し，ICP 測定により有意に院内死亡率が減少していた（OR 0.44；95%CI 0.31-0.63，p＜0.0001）[3] (IIa)．

(3) 日本頭部外傷データバンクからも，ICP 測定を行った率は 28% と低いものの，ICP 測定群にて有意な死亡率の低下（32.5% vs 45.0%，p＜0.001）が報告されている[4] (IIa)．

(4) ICP センサー挿入の合併症として，感染は 0.3～6%，出血は 0.3～1%，機能不全は 2.6～13%，小児では probe の移動が 1% である[5] (III)．

4. 解説

　ICP 測定の有効性を示す高いエビデンスレベルを持つ研究は存在しない．しかし，ICP 亢進により転帰が悪化することは知られている．ICP 亢進により脳灌流圧が低下し脳虚血（二次性脳損傷）を生ずるためである．二次性脳損傷を防ぐためには，ICP 測定を行いながら ICP 管理を行うことが重要である．ただし，ICP 測定を行っても ICP 管理が困難なことがあり，ICP 測定のみでは，その有効性を示す高いエビデンスを得ることは困難である．

　ICP 測定の方法としては，米国では脳室内カテーテルからの測定が多い．なぜならば，測定値が最も正確で安価であり，ICP 測定と同時に髄液ドレナージとしても使用できるからである．しかし，血腫や脳浮腫にて脳室が圧迫されて

いる場合は，脳室内へのカテーテル挿入が困難であり，経過中の ICP 測定が不安定となる．そのため本邦での脳室内カテーテルの使用は多くない．

文献

1) Chesnut RM, et al : A trial of intracranial-pressure monitoring in traumatic brain injury. N Engl J Med 367 : 2471-2481, 2012

2) Carney N, et al : Guidelines for the Management of Severe Traumatic Brain Injury, Fourth Edition. Neurosurgery 80 : 6-15, 2017

3) Alali AS, et al : Intracranial pressure monitoring in severe traumatic brain injury : results from the American College of Surgeons Trauma Quality Improvement Program. J Neurotrauma 30 : 1737-1746, 2013

4) Suehiro E, et al : Directions for Use of Intracranial Pressure Monitoring in the Treatment of Severe Traumatic Brain Injury Using Data from The Japan Neurotrauma Data Bank. J Neurotrauma 34 : 2230-2234, 2017

5) Koskinen LO, et al : The complications and the position of the Codman MicroSensorTM ICP device : an analysis of 549 patients and 650 Sensors. Acta Neurochir（Wien）155 : 2141-2148, 2013

4-3 頭蓋内圧（ICP）と脳灌流圧（CPP）の治療閾値

4-3-1 頭蓋内圧（ICP）の治療閾値

1. 推奨

ICP を測定した場合，治療を開始する閾値は 15〜25 mmHg 程度とするよう勧められる（グレードA）．ただし，テントヘルニアなど ICP 亢進を伴わずに神経学的増悪をきたす病態があり注意が必要である．

2. 参考

患者転帰に影響を与える ICP の閾値は 20〜25 mmHg とするものが多い[1]．しかし，小児，特に乳幼児における頭蓋内圧の閾値は成人より低いレベル（<10 mmHg）がよいとされている．

3. 付記

(1) Selfotel trial の中で，神経学的増悪の予測因子を検討したところ，ICP 亢進（20 mmHg 以上）が強く関与していた[2]（III）．

50 4. ICU 管理

(2) ICP targeted therapy protocol（ICP が 20 mmHg を超える場合に，薬物投与から外科的治療まで段階的に行う治療）を行い良好な治療結果が示された[3]（III）.

(3) ICP 20 mmHg 以上を ICP 亢進として 6 か月後の神経心理学的予後との関連を前向きに検討すると，生存者のなかでは ICP 亢進と神経心理学的予後に関連を認めなかった[4]（III）.

(4) 日本頭部外傷データバンクによると，経過中の最高 ICP は 22.5 mmHg をカットオフ値として転帰と関連していた[5]（III）.

4. 解説

ICP 値を 20 mmHg 以下に管理することは，重要である．しかし，ICP モニターから得られた数値のみに固執すると，数値のみでは捉えられないテントヘルニアなどもある[6]ので画像も含めた総合判断が重要である．さらには，ICP の波形解析より得られる指標（cerebrovascular reactivity, cerebrospinal compensatory reserve）も重要である[7, 8]．例えば，cerebrovascular reactivity によって，CPP targeted therapy あるいは ICP targeted therapy のどちらが適正であるかが異なる．ICP が 20 mmHg 以下に管理されていても脳組織酸素分圧が低下している病態もあり得る[9]．可能であれば，ICP 測定を含む multimodal sensor を用いた多元的な管理が望ましい[9].

4-3-2　脳灌流圧（CPP）の治療閾値

1. 推奨

CPP は平均動脈血圧から頭蓋内圧を引いた値で，50～70 mmHg を目安に管理するよう勧められる（グレード A）．ただし，適正値は個々の症例により異なる.

2. 参考

CPP が 50～60 mmHg 未満にて脳虚血の徴候あるいは予後不良例が増加するとの報告が多い．一方，CPP 70 mmHg 以上にて呼吸器合併症のリスクが上昇するとされる．ただし，脳血管自動調節能障害の有無によって適正な CPP の値が異なる.

3. 付記

(1) CPP 60 mmHg 未満にて，重症頭部外傷の予後不良例が増加するとの報告がある[10, 11]（Ⅲ）．CPP の最低値を検討すると，成人 55 mmHg，小児 45 mmHg が予後を左右（GR, MD と SD, VS, D）する閾値であった[12]（Ⅲ）．

(2) Microdialysis を用いて extracellular metabolites（glucose, lactate, glycerol, glutamate, pyruvate）を測定すると，これらの代謝産物が CPP に相関しており CPP を 70 mmHg 以上に維持することが不可逆的な脳損傷を防ぐために重要であった[13]（Ⅲ）．一方，CPP 50 mmHg 未満にて，脳虚血の徴候がみられるとする報告がある[14]（Ⅲ）．

(3) 重症頭部外傷患者での CPP と脳組織内酸素（$PbtO_2$）の関係を検討すると，low CPP（48〜70 mmHg）の際も $PbtO_2$ の低下は認めなかった[15]（Ⅲ）．

(4) 重症頭部外傷患者で自動調節能障害がなければ，CPP 70 mmHg 以上で管理したほうが予後はよいが，自動調節能障害のある患者においては，CPP の管理の前に ICP の管理をすべきである[16]（Ⅲ）．

(5) ICP targeted protocol（CPP>50 mmHg）と CPP targeted protocol（CPP>70 mmHg）において虚血の頻度を比べると，ICP targeted protocol の方が 2.4 倍多かったが予後に差はなかった．その理由は CPP targeted protocol の方が ARDS の発生率が 5 倍高いからである[17]（Ⅲ）．

4. 解説

　Microdialysis を用いた代謝産物の測定や脳組織酸素分圧の測定結果から，CPP は 50 mmHg 以下にならないようにすることが重要である．ただし，適正な CPP の値については脳血管自動調節能障害の有無によって異なる．脳血管自動調節能障害がなければ，輸液負荷や昇圧剤を用いて CPP 70 mmHg を目標に管理することができる．しかし，脳血管自動調節能障害がある場合は輸液負荷や昇圧剤を用いて CPP を維持しようとしても ICP も上昇してしまうため CPP の維持は困難である．そのため，CPP の管理の前に ICP の管理をすべきである．適正な CPP の値を見つけるためには多元的な管理が望ましい．

文献

1 ）Sorrentino E, et al : Critical thresholds for cerebrovascular reactivity after traumatic brain inju-

ry. Neurocritical Care 16 : 258-266, 2012

2) Juul N, et al : Intracranial hypertension and cerebral perfusion pressure : influence on neurological deterioration and outcome in severe head injury. The executive committee of the international selfotel trial. J Neurosurg 92 : 1-6, 2000

3) Olivecrona M, et al : Effective ICP reduction by decompressive craniectomy in patients with severe traumatic brain injury treated by an ICP-targeted therapy. J Neurotrauma 24 : 927-935, 2007

4) Lannoo E, et al : Cerebral perfusion pressure and intracranial pressure in relation to neuropsychological outcome. Intensive Care Med 24 : 236-241, 1998

5) Suehiro E, et al : Directions for use of intracranial pressure monitoring in the treatment of severe traumatic brain injury using data from the Japan neurotrauma data bank. J Neurotrauma 34 : 2230-2234, 2017

6) 大庭正敏：ICP 測定の適応と方法— ICP，CPP の治療閾値．救急医学 25：1551-1555, 2001

7) Czosnyka M, et al : Monitoring and interpretation of intracranial pressure. J Neurol Neurosurg Psychiatry 75 : 813-821, 2004

8) Balestreri M, et al : Intracranial hypertension : what additional information can be derived from ICP waveform after head injury? Acta Neurochir（Wien）146 : 131-141, 2004

9) Okonkwo DO, et al : Brain Oxygen Optimization in Severe Traumatic Brain Injury Phase-II : A Phase II Randomized Trial. Crit Care Med 45 : 1907-1914, 2017

10) Juul N, et al : Intracranial hypertension and cerebral perfusion pressure : influence on neurological deterioration and outcome in severe head injury. The Executive Committee of the International Selfotel Trial. J Neurosurg 92 : 1-6, 2000

11) Clifton GL, et al : Fluid thresholds and outcome from severe brain injury. Crit Care Med 30 : 739-745, 2002

12) Chambers IR, et al : Determination of threshold levels of cerebral perfusion pressure and intracranial pressure in severe head injury by using receiver-operating characteristic curves : an observational study in 291 patients. J Neurosurg 94 : 412-416, 2001

13) Poon WS, et al : Neurochemical changes in ventilated head-injured patients with cerebral perfusion pressure treatment failure. Acta Neurochir Suppl 81 : 335-338, 2002

14) Nordstrom CH, et al : Assessment of the lower limit for cerebral perfusion pressure in severe head injuries by bedside monitoring of regional energy metabolism. Anesthesiology 98 : 809-814, 2003

15) Sahuquillo J, et al : Does an increase in cerebral perfusion pressure always mean a better oxygenated brain? A study in head-injured patients. Acta Neurochir Suppl 76 : 457-462, 2000

16) Howells T, et al : Pressure reactivity as a guide in the treatment of cerebral perfusion pressure in patients with brain trauma. J Neurosurg 102 : 311-317, 2005

17) Robertson CS, et al : Prevention of secondary ischemic insults after severe head injury. Crit Care Med 27 : 2086-2095, 1999

4-4 外科的処置(外減圧，内減圧，髄液ドレナージ)

4-4-1 外減圧

1. 推奨

(1) 重症頭部外傷で脳ヘルニア徴候があるか，開頭術の適応のある症例，特に若年症例では外減圧術を考慮してもよい(グレードB).

(2) 減圧開頭術を施行する場合には，大開頭による前頭側頭頭頂開頭(12×15 cm以上，あるいは直径15 cm以上)が勧められる(グレードB).

(3) 両側冠状皮膚切開による両側前頭開頭による減圧術は6か月後の生命・機能予後を改善させないため推奨されない(グレードC).

2. 参考

　重症頭部外傷に続発する頭蓋内圧亢進に対して，減圧手術は有意な頭蓋内圧低下作用があるものの，至適手術時期や開頭法，あるいは転帰への影響など不明であった[1](IV). 最近，重症頭部外傷に対する減圧開頭術の効果の検証に関する複数施設における大規模かつ無作為臨床研究の結果が報告された. Decompressive Craniotomy(DECRA) Trial[2] と randomized evaluation of surgery with craniectomy for uncontrollable elevation of intracranial pressure(RESCUEicp)である[3](Ib). いずれの臨床試験も，RCTでありエビデンスレベルは高い. 頭蓋内圧モニター下で厳重な内科的加療を先行するものの頭蓋内圧コントロールが不能となった症例を対象に，減圧開頭症例群と内科的治療群において各生理学的パラメータと転帰を比較検討している.

3. 付記

　2011年に発表されたびまん性脳損傷に対する両側前頭頭頂開頭による減圧開頭術の効果に関する研究(DECRA Trial)では，ガイドラインで推奨されている通常の内科的治療と比較して早期の外減圧術が6か月後の良好な予後に寄与するかどうかを多施設前向き無作為試験で検証した. 年齢15歳以上，受傷後72時間以内でGCS(Glasgow Coma Scale)scoreが9点未満の重症頭部外傷例で，頭部CT上，急性脳腫脹の所見，または挿管前のGCSが8以上だが頭

部CT上脳底槽の圧迫所見とmidline shiftを認める症例. 頭蓋内圧モニタリングは必須で厳重な内科的加療にかかわらず頭蓋内圧管理が不良で, 当初1時間に15分以上, 20 mmHg以上のICP亢進状態が続く症例を対象とした. 結果, 減圧開頭術により頭蓋内圧と在ICU日数は有意に低下するが, GOSによる転帰は有意に不良であることが示唆された. 6か月後の死亡率は減圧開頭群と内科的治療群との間に有意差はみられなかった[2].

2016年に発表された外傷性頭蓋内圧亢進に対する減圧開頭術の効果に関する研究(RESCUEicp)では, 重症頭部外傷患者で10歳から65歳, 頭部CT上異常があり頭蓋内圧モニタリング下, 内科的加療にもかかわらず頭蓋内圧管理が不良で25 mmHg以上が1〜12時間持続する症例を対象とした. 搬入後, 緊急開頭術を受けるも広範囲外減圧開頭術は受けていない症例も含めている. 結果, 減圧開頭術により6か月後の死亡は有意に低下するが, 重度の神経学的後遺症を有する転帰不良群は有意に多いことが示唆された. また, 転帰良好群の割合は減圧開頭群と内科的治療群との間に有意差がなかった[3].

重症頭部外傷患者で頭蓋内圧管理が不十分である患者に対して減圧開頭術を施行する際には, 大開頭群は小開頭群に比べて6か月後の死亡率は有意に低下する. また, 小開頭群では遅発性血腫と髄液漏が有意に多い[4] (IIa). さらに15 cm以上の大開頭減圧群では, 小開頭減圧群に比べて1か月後の死亡率は有意に低下し, 12か月後の機能予後は有意に良好であった. 一方, 大開頭減圧群では遅発性頭蓋内血腫と硬膜下水腫の発現が有意に多かった.

こうした新たなRCTによる知見を基に, 本項については米国重症頭部外傷ガイドライン(第4版)において改訂されている[5] (IV).

他にも単一施設, あるいは小規模複数施設において重症頭部外傷における減圧開頭術の有用性に関するRCTの結果が複数報告されている. Wangらは減圧開頭群と比べて6か月後のGOS死亡率に有意差はみられなかった[6] (IIb). Qiuらは正中偏位5 mm以上の急性脳腫脹を呈する74例を対象としてうち37例に無作為に外減圧術を施行した. 通常開頭37例よりも頭蓋内圧を有意に低下させ, 予後を改善(1か月後の死亡率27%：通常開頭群は死亡率57%)した. 1年後のGOS Score 4〜5は56.8%(通常開頭群は32.4%)であった. 一方で遅発性血腫と硬膜下水腫が減圧開頭群で有意に増加した[7] (IIa). また, Barthelemyらは, 網羅的に外傷性脳損傷に対する減圧開頭術に関する論文を調査して, 12文献を渉猟したところ50歳以下でGCS 5点以上であれば受傷5時間以内に減

圧開頭術を施行した症例群では有意に内科的治療群よりも生命機能予後が良いことが示唆された[8] (IV).

上記の臨床研究は，いわゆる二次性減圧開頭術群を比較対象としている．より重症度の高い急性硬膜下血腫に対して開頭血腫除去群と一期的減圧開頭除去群において比較検討した報告も散見される．Li らの 91 例の解析では一期的減圧開頭群のほうが，より若年でヘルニア所見がみられ，重症度が高い傾向にあるものの生命機能予後がより良好な傾向にあった[9] (III)．一方で，開頭血腫除去術と一期的減圧開頭血腫除去術においては生命機能予後も有意差はなく，むしろ減圧開頭群のほうが転帰不良となる結果が報告されている[10-13] (III)．ここで急性硬膜下血腫の症例において開頭血腫除去群と 1 次性減圧開頭群において RCT が現在進行中である(RESCUE-ASDH trial)．16 歳以上の ASDH の患者で開頭血腫除去術群と減圧開頭術群で受傷 1 年後の転帰，併発症，ICU 在室期間，経済的負担など評価しており，結果報告が待たれる[14] (IV)．

4. 解説

RCT の結果，重症頭部外傷患者で内科的加療にかかわらず頭蓋内圧管理が不十分な症例に対して減圧開頭術は，有意に頭蓋内圧を低下させるものの生命・機能予後の転帰には影響を及ぼさないとする減圧術に対する否定的な結果が示唆された．しかし，DECRA trial の問題点として，手術群において瞳孔所見に異常を来した症例が有意に多く，さらに内科的治療群のうち 18% が救命目的に手術を追加施行している点が挙げられ，対象とした外科的治療群においてより重症度の高い症例が偏在しているものと思われる．また，両側冠状皮膚切開による両側前頭頭頂開頭減圧術であるため侵襲性も高く，片側大型前頭側頭頭頂開頭による減圧術と比べて減圧効果が不十分である可能性が高い．

RESCUEicp では保存的治療群の 37% において外科的加療を要していることから内科的加療だけでは十分な頭蓋内圧管理ができない場合が多く存在することが示唆される．DECRA trial の治療群に比べて外科的治療への速やかな移行が可能であり，片側大型減圧開頭を施行した症例群が多く，より迅速で有効な減圧効果が施された可能性が高い．ゆえに外科的加療により生命予後は改善し，救命率は上昇したが，機能予後の改善までは寄与しない．今後，さらなる症例の蓄積と集学的治療による機能予後の回復が課題であろう．

重症頭部外傷に対する外減圧術の有効性に関する RCT が複数報告され，治

56   4. ICU 管理

療方針について新たな局面を迎えている．現状では，外減圧術は生命予後の向上に寄与するが，機能予後の改善には寄与しないことが示された．しかし，重症頭部外症例で特に若年症例に対しては，外減圧術によって救命のみならず復職可能なまでの予後良好群が存在することも経験する．各論文でデータの抽出や解釈に問題がないか検討中であるが，こうしたデータを踏まえて個々の症例ごとに手術適応を判断する必要がある．また，外減圧術のみならず頭蓋形成に伴う合併症の可能性もあり[15, 16]（IV），今後，本法における risk benefit の観点からの検証も必要である．

4-4-2　内減圧

1. 推奨

(1) 厳重な内科的治療を施行しても頭蓋内圧管理が不十分な重症頭部外傷症例で，頭部 CT にて圧迫所見がみられる例では内減圧術を含めた減圧術を考慮してもよい（グレード B）．

(2) 進行性の意識障害をきたす脳挫傷を伴う重症頭部外傷例では早めに内減圧術を含めた減圧術を考慮してもよい（グレード B）．

2. 参考

　米国重症頭部外傷ガイドライン（第3版）では外傷性脳内血腫に対する外科的治療指針について「GCS が 6〜8 の 20 cm^3 以上の前頭葉，あるいは側頭葉脳挫傷で，頭部 CT 上，正中偏位が少なくとも 5 mm 以上で，脳底槽の偏位があれば内減圧を含めた外科的加療を考慮するべきである」としている[17, 18]（IV）．

3. 付記

　Chibbaro らは，GCS 8 点以下の重症頭部外傷で頭蓋内圧亢進とテント切痕ヘルニアに対して減圧開頭術と硬膜形成術，さらに海馬切除術とテント切開を併せて施行した 80 例を解析した．平均 30 か月間の追跡調査で予後良好群は 60 例（75％），予後不良群は 8 例（10％），さらに死亡例は 12 例（15％）であった．植物状態で生存した症例はいなかった．転帰良好となり得る因子は若年者，手術までの時間短縮であった．また術前 GCS と瞳孔反応の有無は転帰に関与しなかった[19]（III）．Nussbaum らによると，局所性頭部損傷後のテント切痕ヘル

ニアに対して側頭葉切除を施行した10症例を対象に治療成績を調査した．生存率70%でうち4例はADL自立し，3例は軽度介助で機能予後も良好であった[20] (III)．Oncelらは減圧開頭術後に内減圧を追加施行した183症例を調査した．88例(48.1%)が前頭葉切除，67例(36.6%)が側頭葉切除，28例(15.3%)がその他，あるいは併用例であった．生存率72.7%で，48%は機能予後良好，52%は予後不良であった．鈍的外傷，術前GCSが死亡率と正相関があった．鈍的外傷，GCS低値，前頭葉切除が死亡率と正の相関があった[21] (III)．

川又らが集計した頭部外傷データバンクの報告では，talk & deteriorate を示す脳挫傷症例では，減圧開頭術施行群の転帰は保存的治療群に比べ有意に良好であった[22] (III)．Moriらは，重症頭部損傷による頭蓋内圧亢進で下行性テントヘルニアを生じ，海馬切除と側頭葉切除を併用施行した13症例の治療成績をまとめた．いずれの症例も術前は，病側瞳孔は散大し，対光反射は消失していた．2例(15%)が死亡した．生存した11例中，2例(18%)がADL完全自立，1例(9%)が軽度要介助であるも自宅では完全自立状態であった[23] (III)．

Leeらは急性硬膜下血腫に脳挫傷を併発した脳ヘルニアの患者29例を対象に，減圧開頭術のみに留めたA群16例と，減圧開頭術に内減圧を追加施行したB群13例の2群に分けて後ろ向きに比較検討した．A群では9例が術中死し，死亡率は56%に及んだ．退院時転帰はGOSで平均2.2であった．一方，B群では死亡例は1例のみで退院時転帰はGOSで平均4.0であった．B群ではA群に比べて生命機能予後は良好でB群で予後良好群はGR 7例，MD 3例でありいずれも完全に側頭葉切除した症例であった．側頭葉前方切除施行した3例はいずれも予後不良(VS 2例，死亡1例)であった[24] (IIb)．

4. 解説

内減圧術の有効性を示唆する臨床報告は，小規模かつ無作為試験ではないためエビデンスレベルは低い．現状では，脳実質病変に伴う強い脳腫脹をきたした症例，脳ヘルニア症例において内減圧術が救命のための最後手段であること以上のエビデンスは乏しい．さらに，本邦の頭部外傷データバンクのデータにおいても内減圧の施行率は低く，施設間に施行差があるのが現状である．今後，大規模な前向き臨床研究が望まれる．

58   4. ICU 管理

4-4-3　髄液ドレナージ

1. 推奨

(1) 重症頭部外傷にて頭蓋内圧コントロール目的に髄液ドレナージを考慮してもよい(グレードB).

(2) 頭部CTで脳底槽が消失している症例に髄液ドレナージを施行する際,脳ヘルニアを可及的に防止するために,頭蓋内圧とバイタルサインのモニター下,髄液排出量に留意することが望ましい(グレードB).

(3) 頭蓋内圧コントロールを目的に,下行性ヘルニアの誘発に厳重に留意しつつ,腰椎ドレナージによる髄液排出を考慮してもよい(グレードB).

2. 参考

　頭蓋内圧亢進に対して劇的に頭蓋内圧低下をきたしうる治療として,髄液ドレナージが有用である.通常,脳室ドレナージが第一選択であると考えられるが,著明な脳浮腫による脳室の狭小化により脳室穿刺が極めて困難な症例もある.頭蓋内圧亢進に対する腰椎ドレナージによる髄液排出は,下行性脳ヘルニアを誘発する危険性が高いと元来考えられ,禁忌とされてきた.一方,頭部CT上脳槽が開存し,明らかなmass effectや正中偏位がない症例では,腰椎ドレナージによる髄液排除は有意に頭蓋内圧を低下させ,転帰の改善も期待しうることが報告されており,選択肢の1つとして考えられる.その際,腰椎ドレナージにおいては,間歇的髄液排出よりも持続的髄液排出が頭蓋内圧の低下に有効であるとする報告も散見される.ただし,下行性ヘルニアを可及的に防止するべく頭蓋内圧とバイタルサインの厳重なモニター下,髄液排出量に留意することが肝要である.

3. 付記

(1) 髄液ドレナージによる生理学的パラメータへの影響

　重症頭部外傷40例を対象に髄液ドレナージを施行後,ICPが25 mmHg以上の時点において髄液排出前後でICP,CPP,PbtO$_2$を経時的に測定した.結果,PbtO$_2$は上昇し,ICPは低下,CPPは有意に上昇した[25](IIa).重症頭蓋内圧亢進患者100症例において腰椎髄液ドレナージを施行前後で,有意なICP低下

と CPP 上昇がみられた．また，脳ヘルニアは 6％にみられた．ヘルニアの危険性を回避するには脳底槽が消失している症例では勧められない[26] (IIb)．Kinoshita らは，GCS 8 以下の重症頭部外傷患者 26 例を対象に，開頭術後，脳実質 ICP モニタリング群 14 例と脳室外誘導下 ICP モニタリング群 12 例の 2群間において平均動脈圧，脳灌流圧，中心静脈圧，cardiac index (CI)，systemic vascular resistance index (SVRI) を測定比較検討した．治療目標は CPP > 70 mmHg，中心静脈圧を 8〜10 mmHg に維持した．結果は脳室外誘導下 ICP モニタリング群で有意に CPP を保持できうるため必要コロイド補液量が少なく心負荷が軽度であった．また，マンニトール補液による低血圧のエピソードの頻度が有意に少なかった．髄液ドレナージは CPP 維持管理において必要コロイド補液量を軽減させ，過度の輸液負荷を減少させた．さらに，リバウンド効果による脳浮腫が増悪する危険性を低下させた[27] (IIa)．

(2) 腰椎持続ドレナージの有用性について

8 例の重症頭部外傷患者に対して腰椎持続ドレナージによる髄液排出は，有意に頭蓋内圧を低下させ，3 か月後の転帰も改善した(うち 3 例は予後良好であった)[28] (III)．17 例の重症頭部外傷による頭蓋内圧亢進患者に対して腰椎持続ドレナージによる髄液排出は，6 か月後の転帰において 13 例(76％)が GR であった[29] (III)．30 例の重症頭部外傷による頭蓋内圧亢進患者に対して腰椎持続ドレナージによる髄液排出は，長期間の転帰において 62％が予後良好であったが GR であった[30] (III)．腰椎ドレナージの際，持続髄液排出群 31 例と間歇的髄液排出群 31 例を比較した結果，持続排出群のほうがより有意に頭蓋内圧の低下をもたらすが，6 か月後の生存率や神経学的な機能予後や転帰には良好な影響は及ぼさなかった[31] (III)．腰椎ドレナージによる持続的髄液排出群は，体温や呼吸管理，鎮静に影響を及ぼすことなく有意に頭蓋内圧を低下させるため，頭蓋内圧管理に要する薬物の治療効果も上がる[32] (III)．Murad らによると腰椎ドレナージによる持続的髄液排出群 15 例は，有意に頭蓋内圧を低下させるため，頭蓋内圧管理に要する薬物必要量も減少した[33] (III)．脳室ドレーンによる髄液排出は，受傷後 12 時間で GCS 6 以上の患者では，院内死亡率，1か月死亡率ともに上昇したが，受傷 12 時間以内に GCS 6 未満の症例に対しては ICP 低下を目的とした髄液ドレナージは有効であった[34] (III)．

60 4. ICU 管理

4. 解説

　脳室ドレナージ(脳室外誘導)は頭蓋内圧亢進の治療と頭蓋内圧モニタリング
の観点から米国では比較的頻繁に施行される．本邦では，脳室の狭小化による
脳室穿刺の困難性，脳室の虚脱による頭蓋内圧コントロールの困難性，さらに
は感染症，出血性合併症などから積極的に施行されていないのが現状であり，
頭部外傷データバンクのデータにおいても施行率は低下傾向にある．一方で，
腰椎ドレナージによる持続的髄液排出が，頭蓋内圧亢進に対して有効であると
の報告も散見されるが，いずれも単一施設における小規模コホート研究であ
る．さらに頭蓋内圧亢進症に対する腰椎ドレナージによる髄液排出は，脳ヘル
ニアの誘発が危惧されるため敬遠されがちである．今後，本法の有効性と安全
性，さらには至適な髄液排出量や排出速度など明らかにすべく大規模な前向き
臨床研究が望まれる．

文献

1) Karibe, H et al : Surgical management of traumatic acute subdural hematoma in adults : a re-
view. Neurol Med Chir (Tokyo) 54 : 887-894, 2014
2) Cooper DJ, et al : Decompressive craniectomy in diffuse traumatic brain injury. N Engl J Med
364 : 1493-1502, 2011
3) Hutchinson PJ, et al : Trial of decompressive craniectomy for traumatic intracranial hyperten-
sion. N Engl J Med 375 : 1119-1130, 2016
4) Jiang JY, et al : Efficacy of standard trauma craniectomy for refractory intracranial hyperten-
sion with severe traumatic brain injury : a multi- center, prospective, randomized controlled
study. J Neurotrauma 22 : 623-628, 2005
5) Carney N, et al : Guidelines for the management of severe traumatic brain injury, Fourth Edi-
tion. Neurosurgery 80 : 6-15, 2016
6) Wang Y, et al : Controlled decompression for the treatment of severe head injury : a prelimi-
nary study. Turk Neurosurg 24 : 214-220, 2014
7) Qiu W, et al : Effects of unilateral decompressive craniectomy on patients with unilateral acute
post-traumatic brain swelling after severe traumatic brain injury. Crit Care 13 : R185, 2009
8) Barthelemy EJ, et al : Decompressive craniectomy for severe traumatic brain injury : A sys-
tematic review. World Neurosur 88 : 411-420, 2016
9) Li LM, et al : Outcome following evacuation of acute subdural haematomas : a comparison of
craniotomy with decompressive craniectomy. Acta Neurochir (Wien) 154 : 1555-1561, 2012
10) Tsermoulas G, et al : Surgery for Acute Subdural Hematoma : Replace or Remove the Bone
Flap? World Neurosurg 88 : 569-575, 2016
11) Rush B, et al : Craniotomy versus craniectomy for acute traumatic subdural hematoma in the
United States : A national retrospective cohort analysis. World Neurosurg 88 : 25-31, 2016
12) Chen SH, et al : Comparison of craniotomy and decompressive craniectomy in severely head-in-
jured patients with acute subdural hematoma. J Trauma 71 : 1632-1636, 2011
13) Phan K, et al : Craniotomy Versus Decompressive Craniectomy for Acute Subdural Hematoma

: Systematic Review and Meta-Analysis. World Neurosurg 101 : 677-685, 2017

14) Kolias AG, et al : Decompressive craniectomy following traumatic brain injury : developing the evidence base. Br J Neurosurg 30 : 246-250, 2016

15) Kurland DB, et al : Complications associated with decompressive craniectomy : A systematic review. Neurocrit Care 23 : 292-304, 2015

16) Zanaty M, et al : Complications following cranioplasty : incidence and predictors in 348 cases. J Neurosurg 123 : 182-188, 2015

17) Bullock MR : Surgical management of traumatic parenchymal lesions. Neurosurgery 58 (3 Suppl) S25-S46, 2006

18) Brain Trauma Foundation ; American Association of Neurological Surgeons ; Congress of Neurological Surgeons ; AANS/CNS Joint Section on Neurotrauma and Critical Care : Guidelines for the management of severe traumatic brain injury, 3rd ed. J Neurotrauma 24 (suppl 1) : S1-S106, 2007

19) Chibbaro S, et al : Combined internal uncusectomy and decompressive craniectomy for the treatment of severe closed head injury : experience with 80 cases. J Neurosurg 108 : 74-79, 2008

20) Nussbaum ES, et al : Complete temporal lobectomy for surgical resuscitation of patients with transtentorial herniation secondary to unilateral hemispheric swelling. Neurosurgery 29 : 62-66, 1991

21) Oncel D, et al : Brain lobectomy for severe head injuries is not a hopeless procedure. J Trauma 63 : 1010-1013, 2007

22) 川又達朗, 他：脳挫傷に対する減圧手術の効果　頭部外傷データバンク登録182症例の検討. 神経外傷 27 : 165-169, 2004

23) Mori K, et al : Unco-parahippocampectomy for direct surgical treatment of downward transtentorial herniation. Acta Neurochir (Wien) 140 : 1239-1244, 1998

24) Lee EJ, et al : Aggressive temporal lobectomy for uncal herniation in traumatic subdural hematoma. J Formos Med Assoc 94 : 341-345, 1995

25) Akbik OS, et al : Effect of cerebrospinal fluid drainage on brain tissue oxygenation in traumatic brain injury. J Neurotrauma 34 : 3153-3157, 2017

26) Tuettenberg J, et al : Clinical evaluation of the safety and efficacy of lumbar cerebrospinal fluid drainage for the treatment of refractory increased intracranial pressure. J Neurosurg 110 : 1200-1208, 2009

27) Kinoshita K, et al : Importance of cerebral perfusion pressure management using cerebrospinal drainage in severe traumatic brain injury. Acta Neurochir Suppl 96 : 37-39, 2006

28) Bauer M, et al : Refractory intracranial hypertension in traumatic brain injury : Proposal for a novel score to assess the safety of lumbar cerebrospinal fluid drainage. Surg Neurol Int 1 ; 8 : 265, 2017

29) Abadal-Centellas JM, et al : Neurologic outcome of posttraumatic refractory intracranial hypertension treated with external lumbar drainage. J Trauma 62 : 282-286, 2007

30) Llompart-Pou JA, et al : Long-term follow-up of patients with post-traumatic refractory high intracranial pressure treated with lumbar drainage. Anaesth Intensive Care 39 : 79-83, 2011

31) Nwachuku EL, et al : Intermittent versus continuous cerebrospinal fluid drainage management in adult severe traumatic brain injury : assessment of intracranial pressure burden. Neurocrit Care 20 : 49-53, 2013

32) Lescot T, et al : Effect of continuous cerebrospinal fluid drainage on therapeutic intensity in severe traumatic brain injury. Neurochirurgie 58 : 235-240, 2012

33) Murad A, et al : A case for further investigating the use of controlled lumbar cerebrospinal fluid drainage for the control of intracranial pressure. World Neurosurg 77 : 160-165, 2012

34) Griesdale DE, et al : External ventricular drains and mortality in patients with severe traumatic brain injury. Can J Neurol Sci 37 : 43-88, 2010

4-5 鎮静，鎮痛，不動化

1. 推奨

(1) 頭蓋内圧亢進を避けるためには，疼痛や不安によるストレス，さらには興奮状態を抑える必要があり，鎮静，鎮痛，不動化の適切な管理が勧められる[1-4]（グレードA）．

(2) 多くの鎮静薬は低血圧をきたす可能性があり，また，神経学的所見の経時的観察の必要性を考慮して，短時間作用発現型のプロポフォールの使用が勧められる[1,4,5]（グレードA）．

(3) ミダゾラムは，高い脂溶性のために組織蓄積の影響をより受けやすく，長期間使用すると覚醒遅延が生じやすいが[6]，ICPやCPPに対する効果はプロポフォールと同等であり[7,8]，鎮静目的での使用を考慮してもよい（グレードB）．

(4) 従来，ケタミンはICPを亢進させると考えられてきたが，最近のsystematic reviewではICPを亢進させる危険性はなく[9]，鎮静目的での使用を考慮してもよい（グレードB）．

(5) デクスメデトミジンは，分布も排泄も比較的速やかで組織蓄積を生じないために，神経学的評価が可能な鎮静薬であり，プロポフォールと同等な薬理作用を有しているので[10]，使用を考慮してもよい（グレードB）．

(6) ICP亢進を予防する目的でのバルビツレートの使用は勧められないが[11]，最大限の内科的治療や外科治療にても抗することが不可能なICP亢進に対しては，循環動態が安定している場合は高用量のバルビツレートの使用が勧められる[12-14]（グレードA）．

(7) 主観的評価としての，Ramsay Sedation Scale，Sedation-Agitation Scale，Richmond Agitation-Sedation Scale（RASS），客観的評価として脳波，BIS（Bispectral Index）モニター[15]で鎮静の適切な評価を行うことが勧められる（グレードA）．

(8) 麻薬（フェンタニル，モルヒネなど）は$CMRO_2$やCBFに影響を与えないが，頭部外傷患者のICPを上昇させるので注意が必要である．鎮静薬には鎮痛効果はないので適切な鎮痛管理を行うことが勧められる[16]（グレードA）．

4-5 鎮静, 鎮痛, 不動化 63

(9) 意識レベルや神経学的機能評価が継続的に必要な場合は NSAIDs や非麻薬性オピオイドを選択し, ICP をコントロールし侵害受容性疼痛を制御するための深い鎮静・鎮痛のためにはフェンタニルなどの麻薬性鎮痛薬の使用が勧められる[2] (グレード A).

(10) ベクロニウムやロクロニウム自体は ICP に影響を与えないが, シバリング, 体位, 人工呼吸器非同調などによる胸腔内圧上昇, 脳静脈還流低下および ICP 上昇を軽減させるので, 鎮静管理下では適切に筋弛緩薬を使用することが勧められる[2] (グレード A).

2. 付記

(1) 頭部外傷症例に対する鎮静・鎮痛薬の具体的な使用法は多岐にわたり, 現時点で十分に合意の得られたガイドラインは存在しない[1,2].

(2) 2013 年に米国集中治療医学会から『Pain, Agitation, Delirium (PAD) guideline』が発表され, 「鎮痛優先鎮静」「浅い鎮静」「せん妄コントロールの重要性」が浸透し始めているが[17], 頭部外傷で ICP が亢進している病態においては DSI (daily sedation interruption) や浅い鎮静での管理は危険であり, 十分に鎮静を行うことが必要である[18].

(3) 各種薬物の呼吸・循環への影響や, 効果持続時間を理解することはもちろんのこと, 頭蓋内圧や脳循環代謝に対する影響も十分に考慮して使用しなければならない[1].

3. 参考

■鎮静

(1) ジアゼパム

① 抗痙攣薬として汎用される.

② 代謝産物の半減期が長く, 効果が持続するために意識レベルの変動のチェックが必要な患者には不向きである.

(2) ミダゾラム

① 超短時間作用型ベンゾジアゼピン系薬で, 投与終了後の覚醒は早い.

② 頭蓋内圧低下 (正常の場合は変化なし), 脳血流量減少, 脳酸素消費量低下

③ 小児の鎮静薬としても使用できる.

④ 薬理作用遷延の治療には作用拮抗薬であるフルマゼニルが有効である.

⑤ 急激な減量や中止により，痙攣，振戦，せん妄，興奮などの離脱症状が出現することがある．

（注意：添付文書の適応は，麻酔前投薬，全身麻酔導入および維持，集中治療における人工呼吸中の鎮静である．）

(3) バルビツレート

① 抗痙攣作用は強力で，痙攣重積時に有用である．

② 頭蓋内圧低下(++)（最も強力），脳血流量減少(++)，脳酸素消費量低下(++)

③ 呼吸・循環系の抑制作用が強いため，人工呼吸管理や血圧管理が必要となる．

④ 総投与量が 2.5〜3 g を超えると飽和量に達し，中止しても覚醒遅延をきたす．

⑤ てんかん重積，脳保護，頭蓋内圧管理目的のバルビツレート療法への移行も可能である．

(4) プロポフォール

① 人工呼吸管理下にある重症頭部外傷患者では，良好な鎮静が得られる．さらに，短時間で覚醒するため神経学的評価を早期に行うことができる．

② 頭蓋内圧低下，脳血流量減少(++)，脳酸素消費量低下(++)．

③ 長時間の使用が可能である．長期持続投与後も，血中濃度が速やかに低下し，鎮静作用が遷延しない．

④ 血圧低下作用は強く，心拍数も減少させる．

⑤ 小児で，高用量・長時間使用による死亡例が報告されており（propofol infusion syndrome），小児では鎮静にプロポフォールを使用すべきでない．

（注意：添付文書では，全身麻酔の導入及び維持および集中治療における人工呼吸中の鎮静目的に限られている．特に，小児例の集中治療における人工呼吸中の鎮静に対する使用は禁忌とされる．一方，小児例の全身麻酔の導入及び維持に対しては，十分な説明と同意のもと使用されているのが現状である．）

(5) デクスメデトミジン

① 鎮静中でも簡単なコミュニケーションが可能であり，神経学的評価が可能である．

② 頭蓋内圧は低下，脳血流量は減少，脳酸素消費量には変化なし．

③ 橋，青斑核の α_{2A} 受容体を主な作用部位としており，生理的睡眠に類似した鎮静が特徴である．

④ 興奮状態や体動が激しい場合は，単独使用での鎮静は困難な場合が多い．

⑤ 投与中止後，せん妄の発生頻度が少ない．

■鎮痛

(1) フェンタニル

① 持続投与できる強力な鎮痛薬として広く用いられている．

② 用量依存性の交感神経抑制作用と副交感神経刺激作用により心拍数を減少させ血圧を低下させるが，心収縮力の抑制は軽度である．

③ 上気道反射を抑制して気管挿管時の頭蓋内圧亢進を抑え，咳嗽反射を抑制する作用があり人工呼吸器への同調性を改善する．

④ 脳酸素消費量や脳血流量には影響を与えないが，頭部外傷患者の ICP を上昇する．

(2) ペンタゾシン

① 本邦では麻薬の処方が煩雑なため，高頻度に鎮痛薬として使用される．

② 脳血流量を増加させ，頭蓋内圧を上昇させる．

③ 鎮痛の質が低く，クリティカルケアの鎮痛薬として適していない．

(3) ブプレノルフィン

① ペンタゾシンと同様に麻薬の代用薬として使用されている．

② 脳血流量・頭蓋内圧を変化させない．

③ 注射剤の他に坐剤がある．

(4) レミフェンタニル

① 超短時間作用性のオピオイド鎮痛薬．

② フェンタニルと比較して，鎮痛作用の発現と消失が速やかである．

③ 薬物動態は個人差も少なく，投与中・後の血中濃度の推定が容易なので長期持続に有用である．

④ 全身麻酔時の鎮痛に限定して承認されている．

■不動化（筋弛緩薬）

(1) ベクロニウム

ベクロニウムはパンクロニウムに比べて作用時間が短いため神経学的診断が容易であり，広く使用される傾向がある．

(2) ロクロニウム

① 作用持続時間に関してはベクロニウムと同程度でありながら，作用発現時間がベクロニウムよりも短いことが最大の特徴である．

② 作用発現時間が短いため，気管挿管をスムーズに行うことができ，低酸素血症や誤嚥などのリスク軽減が期待できる．

(3) サクシニルコリン(スキメトニウム)

脱分極型筋弛緩薬であり，頭蓋内圧亢進作用や徐脈，不整脈および外傷による高カリウム血症の可能性があるが，迅速な気管挿管を必要とする状況においては禁忌とみる必要はない．

文献

1) Oddo M, et al : Optimizing sedation in patients with acute brain injury. Critical Care v20, 2016

2) 布宮伸（編）クリティカルケアにおける鎮静・鎮痛．克誠堂出版，pp115-128, 2009

3) Roberts DJ, et al : Sedation for critically ill adults with severe traumatic brain injury : a systematic review of randomized controlled trials. Crit Care Med 39 : 2743-2751, 2011

4) Carney N, et al : Guidelines for the management of severe traumatic brain injury, Fourth Edition. Neurosurgery 80 : 6-15, 2017

5) Kelly DF, et al : Propofol in the treatment of moderate and severe head injury : a randomized, prospective double-blinded pilot trial. J Neurosurg 90 : 1042-1052, 1999

6) Bauer TM, et al : Prolonged sedation due to accumulation of conjugated metabolites of midazolam. Lancet 346 : 145-147, 1995

7) Roberts DJ, et al : Sedation for critically ill adults with severe traumatic brain injury : a systematic review of randomized controlled trials. Crit Care Med 39 : 2743-2751, 2011

8) Ghori KA, et al : Effect of midazolam versus propofol sedation on markers of neurological injury and outcome after isolated severe head injury : a pilot study. Crit Care Resus 9 : 166-171, 2007

9) Himmelseher S, et al : Revising a dogma : ketamine for patients with neurological injury? Anesth Analg 101 : 524-534, 2005

10) James ML, et al : A pilot study of cerebral and haemodynamic physiological changes during sedation with dexmedetomidine or propofol in patients with acute brain injury. Anaesth Intensive Care 40 : 949–957, 2012

11) Ward JD, et al : Failure of prophylactic barbiturate coma in the treatment of severe head injury. J Neurosurg 62 : 383-388, 1985

12) Eisenberg HM, et al : High-dose barbiturate control of elevated intracranial pressure in patients with severe head injury. J Neurosurg 69 : 15-23, 1988

13) Mellion SA, et al : High-dose barbiturates for refractory intracranial hypertension in children with severe traumatic brain injury. Pediatr Crit Care Med 14 : 239-247, 2013

14) Majdan M, et al : Barbiturates use and its effects in patients with severe traumatic brain injury in five European countries. J Neurotrauma 30 : 23-29, 2013

15) Ogilvie MP, et al : Bispectral index to monitor propofol sedation in trauma patients. J Trauma 71 : pp1415-1421, 2011

16) Anonymous : The Brain Trauma Foundation. The American Association of Neurological Surgeons. The Joint Section on Neurotrauma and Critical Care. Management and prognosis of se-

vere traumatic brain injury. Part 1. Guidelines for management of severe traumatic brain injury. Initial management. J Neurotrauma 17 : 463-469, 2000
17）山蔭道明・廣田和美（監）：麻酔科学レビュー 2018．総合医学社，pp315-320, 2018
18）布宮伸（編）重症患者の痛み・不穏・せん妄　実際どうする？　使えるエビデンスと現場からのアドバイス．羊土社，pp61-65, 2015

4-6 ｜ 頭位挙上

1. 推奨

(1) 頭蓋内圧コントロールの目的で頭位挙上は有用であり，30度とすることが勧められる（グレードA）．

(2) 30度を超える頭位挙上は脳灌流圧が低下し勧められない（グレードC）．

2. 付記

(1) 頭位挙上による脳灌流圧の低下に関しては未だcontroversialであるが[1]（III），30度の頭位挙上は十分な補液下にあれば脳灌流圧を低下させることなく，あるいは改善もあるという報告が散見される[1-3]（IIb, III）．しかし，30度では脳灌流圧は変化しないとする論文が多い[4-6]（IIb, III）．

(2) 頭位挙上がその程度により cerebral oxygenation を低下させる可能性があるとする報告が多い[7,8]（IIb）．

(3) しかし多くの論文で30度頭位挙上をその施設の頭部外傷患者治療の standard protocol や conventional therapy にしている[4,5,9,10]（IIb, III）．

文献

1 ）Unterberg AW, et al : Multimodal monitoring in patients with head injury : Evaluation of the effects of treatment on cerebral oxygenation. J Trauma : Injury, Infection, and Critical Care 42 : S32-S37, 1997

2 ）Meixensberger J, et al : Influence of body position on tissue-pO₂, cerebral perfusion pressure and intracranial pressure in patients with acute brain injury. Neurol Res 19 : 249-253, 1997

3 ）Rosner MJ, et al. : Cerebral perfusion pressure, intracranial pressure, and head elevation. J Neurosurg 65 : 636-641, 1986

4 ）Feldman Z, et al : Effect of head elevation on intracranial pressure, cerebral perfusion pressure, and cerebral blood flow in head-injured patients. J Neurosurg 76 : 207-211, 1992

5 ）Ng I, et al : Effects of head posture on cerebral hemodynamics : its influences on intracranial pressure, cerebral perfusion pressure, and cerebral oxygenation. Neurosurgery 54 : 593-597, 2004

6) Agbeko RS, et al : Intracranial pressure and cerebral perfusion pressure responses to head elevation changes in pediatric traumatic brain injury. Pediatr Crit Care Med. 2011 Jan 14 [Epub ahead of print]

7) Ledwith MB, et al : Effect of body position on cerebral oxygenation and physiologic parameters in patients with acute neurological conditions. J Neurosci Nurs 42 : 280-287, 2010

8) Palazón JH, et al. : Effect of head elevation on intracranial pressure, cerebral perfusion pressure, and regional cerebral oxygen saturation in patients with cerebral hemorrhage. Rev Esp Anestesiol Reanim. 55 : 289-293, 2008

9) 吉原成哲, 他：重症頭部外傷患者管理における 30°頭位挙上の有用性；特に頭蓋内コンプライアンスの低い症例において. 脳外誌 3 : 515-521, 1994

10) Khanna S, et al : Use of hypertonic saline in the treatment of severe refractory posttraumatic intracranial hypertension in pediatric traumatic brain injury. Crit Care Med 28 : 1144-1151, 2000

11) Winkelman C, et al : Effect of backrest position on intracranial and cerebral perfusion pressures in traumatically brain-injured adults. Am J Crit Care 9 : 373-380, 2000

4-7 過換気療法

1. 推奨

(1) 盲目的な長時間の過換気療法($PaCO_2 \leqq 25 \sim 35$ mmHg)はすべきではない（グレード C）.

(2) 脳ヘルニア徴候のある脳圧亢進においては，短時間の過換気療法（15〜30分で $PaCO_2$: 30〜35 mmHg）を考慮してもよい（グレード B）.

(3) 脳圧亢進が疑われ，鎮静剤，筋弛緩剤，脳脊髄液ドレナージ，高張溶液投与で ICP を 20 mmHg 以下にコントロールできない時に限り，動脈血ガス分析または呼吸終末炭酸ガス分圧を必須モニターとし，脳組織酸素モニターもしくは SjO_2 モニターをしながら，長時間の normo から mild-hyperventilation（$PaCO_2$: 30〜45 mmHg）を考慮してもよい（グレード B）.

2. 参考

(1) Muizelaar の報告が唯一の RCT（n＝113）であり，control 群＝41（$PaCO_2$: 35±2 mmHg）vs 長期間の Hyperventilation 群＝36（$PaCO_2$: 25±2 mmHg）の 3, 6, 12 か月後の GCS 比較では 3, 6 か月後の GCS は HV 群でそれぞれ $p < 0.03$, $p < 0.05$ と有意に悪かった[1]（Ib）. Gorden らの報告では，n＝251 の重症頭部外傷の後方視研究で，HV 群＝51（25〜30 mmHg, 6 時間〜41 日間　平均 10 日間）の死亡率は 9.8％vs 32.8％と低かったが神経学的予

後は不良であった[2]．Godoy らは，Six DO NOT rules を推奨しており，「長時間の過換気療法は行うべきではない．特に 4～6 時間で脳血管に悪影響がある」の項目がある[3]．

(2) 米国重症頭部外傷ガイドライン（第 4 版）では，過換気療法は脳ヘルニア徴候など，切迫する脳圧上昇において一時的に推奨できるとされている[4]．Brain Trauma Foundation guidelines において，短時間の過換気療法は急性期の脳圧上昇時に推奨されている[5]．Oertel らは，脳圧上昇に対して強力な脳圧抑制をする方法であると報告している[6]．過換気が脳圧を低下させる最も有効な方法であることが再確認されている[6]．病院前救護の気管挿管による Target hyperventilation（$30 < PaCO_2 < 35$ mmHg）にて死亡率が低かった[7]．

(3) 予防的，盲目的な長期にわたる過換気療法は好ましくないというのが原則である[8]．Godoy らは，Six DO NOT rules を推奨しており，その中に「ICP なしに過換気療法をすべきではない」および「重症の外傷性脳損傷において，24 時間以内の過換気療法は脳虚血の重大なリスクがあるため行うべきではない」の項目がある[3]．また管理上で予防的過換気療法は推奨できないとの報告もある[9]．一方で ICP モニターをせずに理学所見と画像所見での治療で予後に影響をしないとの報告もある[11]．しかしながら，高張液による輸液や過換気療法の頻度が有意に増加することが報告されており[12]，不要な過換気療法が施行される可能性がある．以上よりモニタリングについて，ICP モニターは過換気療法だけの問題ではないため必要の有無については総合的に判断しなければならない．

(4) 長時間の hyperventilation（$PaCO_2$: 30～35 mmHg）は他の療法で脳圧コントロール不良な場合に脳組織酸素モニタリングをしながら行うことが勧められており[6]，ヨーロッパの頭部外傷ガイドライン検証においても ICP < 20 mmHg の頭部外傷において受傷 24 時間以内の予防的過換気療法（$PaCO_2 \leq 35$ mmHg）を施行された症例は 54％あったとの報告もある[12]．緊急回避としての過換気療法について，hypocapnia は脳にとって害であるが normocapnia は実行でき[12]，ICU 管理において moderate hyperventilation（$33 < PaCO_2 < 37$ mmHg）は予後改善因子に含まれているとの報告がある[13]．また targeted $PaCO_2$: 35～40 mmHg の normoventilation は SpO_2 : 95％以上もしくは PaO_2 : 80 mmHg 以上で行う[6]．進行する脳圧亢進に対

しては，脳低温療法，外減圧術と併せて mild hyperventilation を行うべきである[14]．

(5) $GCS \leqq 8$ の重症頭部外傷患者で気管挿管をされ搬送された場合，来院時の血液ガス分析による $PaCO_2$ と入院後死亡率は相関した（$p < 0.045$）．死亡率は $PaCO_2 < 25\,mmHg$ で 77%，$35 \sim 45\,mmHg$ で 15%，$> 45\,mmHg$ で 61% であった[15]．

(6) 脳血流において受傷から 3 週間 $PaCO_2$ を $36\,mmHg$ から $26\,mmHg$ にした場合，乏血（$< 20\,ml/100\,g/min$）の領域は増え，さらに重度な脳血流低下（$< 15\,ml/100\,g/min$）が 0.1 から 3% 増えたことで予後不良が認められた[16]．また，$PaCO_2 : 36\,mmHg$ から $29\,mmHg$ にした場合，CPP は上昇し，ICP と CBF は低下したものの，$SvjO_2$ より全脳虚血には関与しておらず，$AVDO_2$ も正常範囲であった[17]．

(7) 脳酸素代謝において，頭部外傷 13 例の PET での分析にて，$PaCO_2 : 29\,mmHg$ での過換気療法後では脳組織の酸素摂取容量が下回り虚血のリスクが増加した[18, 19]．

(8) Diringer らは 9 名の重症頭部外傷で $PaCO_2 : 30\,mmHg$ 以下での target hyperventilation を行い，PET にて脳代謝を測定したところ，CBV，CBF は低下するも CvO_2 は変化せず，明確な虚血領域はなく OEF は上昇し $CMRO_2$ は変化しなかった[20, 21]．以上より研究レベルではあるが，通常の過換気療法は $PaCO_2 : 29\,mmHg$ 以上での管理が望ましく，normo-ventilation もしくは mild-hyperventilation は考慮されうる．

(9) 過換気療法を行う際に，SjO_2 モニターがリスクを軽減するうえで有用とする報告がある[22, 23]．

(10) SjO_2 モニターを行い desaturation 検出して細かく補正を行えば，予防的な過換気療法を行ったグループと $CPP > 70\,mmHg$ を維持したグループの予後には差がなかったとの prospective randomized controlled trial がある[23]．SjO_2 が 75% を超える症例は予後不良，$AVDO_2$ の高い症例は予後良好であるとの報告もある[24-26]．SjO_2 は脳全体の虚血の有無は反映するが脳の局所の虚血は反映しないため，脳局所酸素圧（$PbtO_2$）のモニタリングも必要であるとの主張もある[27]．

3. 付記：欧米文献の検証

(1) 重症頭部外傷急性期には外傷脳は虚血状態であることが知られており，受傷後5日以内，特に24時間以内の継続的な過換気療法は虚血を助長させる可能性があり避けるべきである．

(2) GCSの最良運動反応が4または5のグループにおいて，外傷後5日間の継続的な過換気療法（$PaCO_2 : 25 \pm 2\,mmHg$）を受けた症例は，これを受けなかった症例に比べ3または6か月後転帰が不良であった．

(3) 持続的なSjO_2モニターを行い，desaturation（$SjO_2 < 50\,mmHg$ が10分以上）を検出して細かく補正を行えば，予防的な過換気療法を行ったグループとCPP $> 70\,mmHg$ を維持したグループの予後には差がなかったとのprospective randomized controlled trialの結果がある．

(4) 重症頭部外傷において過換気が頭蓋内圧を低下させる最も素早い有効な方法である．

(5) SjO_2のモニター下であれば，短時間（30分前後）の過換気は安全で有用な方法であるとの報告がある一方，過換気下でSjO_2が正常でもPETでは虚血領域が増しているとの報告もあり，いまだ定説がない．

4. 解説

　頭蓋内圧亢進に対する短時間の過換気療法は即効性と確実性に優れ，SjO_2モニター下で行えばおよそ安全であると考えられる．しかし厳密には，どの程度，そしてどのくらいの時間の過換気が安全なのかは未解決である．

(1) 過換気療法の予後とモニターについて

　予防的，盲目的な長期にわたる過換気療法は好ましくないというのが原則である[1]．また管理上で予防的過換気療法は推奨できないとの報告もある[2]．一方で理学所見と画像評価での過換気療法も予後に影響をしないとの報告もある．しかしながら，高張液による輸液や過換気療法の頻度が有意に増加することも報告されている[10]．つまり不必要な症例も存在しているために，不利益性が生じる可能性があるため，あくまでもICPセンサー下にすべき療法であると考える．

(2) 過換気療法の現状について米国の報告がある．

　① 米国ミシガン州の救急医の46％はまだ予防的な過換気療法を行ってい

る[28].

② Paramedic 搬送中の $PbtO_2$ の低値は死亡率と相関した[29].

③ GCS ≦ 8 の重症頭部外傷患者で気管挿管をされ搬送された場合，来院時の血液ガス分析による $PaCO_2$ と入院後死亡率は相関した（$p < 0.045$）．死亡率は $PaCO_2 < 25$ mmHg で 77%，$35 \sim 45$ mmHg で 15%，> 45 mmHg で 61% であった[15].

④ 病院前救護の気管挿管による target hyperventilation（$30 < PaCO_2 < 35$ mmHg）にて死亡率が低かった[7].

⑤ 気管挿管された頭部外傷例において hypercapnia と hypocapnia は予後不良に関与している[30].

⑥ 予防的な過換気療法を行う脳神経外科医の割合は 1991 年の 83% が 1997 年には 36% に減少した[31].

(3) 過換気が頭蓋内圧を低下させる最も有効な方法であることが再確認されている[6]．また，進行する頭蓋内圧亢進に対しては，脳低温療法，外減圧術と併せて mild hyperventilation を行うべきである[14].

(4) 重症頭部外傷の急性期には脳代謝が低下し，relative hyperemia の状態であるとの指摘があり，過換気の脳血流量低下作用はさほど影響しないとの論文もある[32, 33].

(5) 過換気療法を行う際に，SjO_2 モニターがそのリスクを軽減する上で有用とする報告がある[22, 23].

(6) SjO_2 モニターを行い desaturation を検出して細かく補正を行えば，予防的な過換気療法を行ったグループと $CPP > 70$ mmHg を維持したグループの予後には差がなかったとの prospective randomized controlled trial がある[23].

(7) SjO_2 は脳全体の虚血の有無は反映するが脳の局所の虚血は反映しないため，臨床例において過換気を行う際に脳虚血を検出するモニタリングには SjO_2 のみでは不十分であり，脳局所酸素圧（$PbtO_2$）のモニタリングも必要であるとの主張もある[27].

(8) SjO_2 が 75% を超える症例は予後不良，$AVDO_2$ の高い症例は予後良好との報告もある[24-26].

(9) 短期間の過換気が脳虚血を引き起こすかについては，CBF の低下のみではなく，$CMRO_2$ や脳内 microdialysis から推測される脳代謝の障害を証明す

る必要があることが近年強調されている．CBF が低下しても脳代謝は障害されていないことを示す論文もある．

① PET による検討では，rCBF が 10 ml/100 g/min 以下にまで下がった部位でも OEF が上昇をしており，$rCMRO_2$ の低下は見られていない[34, 35]．

② 過換気療法は hyperoxia よりも autoregulatory index を引き上げることに影響する[36]．

③ 過換気にて CBF が低下しても同部の microdialysis による lactate/pyruvate ratio は不変であった[37]．

④ 重症頭部外傷の 75% が hyperemia を示し，これらに 4 時間の過換気療法を行っても $AVDO_2$，AVD lactate でみる限り虚血は起きない[32]．

⑤ ICP>30 mmHg では過換気を行うと microcirculation が改善する（TCD での評価）[38]．

(10) 短時間（10〜30 分）の過換気でも脳虚血が起きているとの報告では，

① PET による局所脳血流の測定では，過換気により脳血流量 <10 ml/100 g/min の部分が有意に増加する[39]．

② 過換気により $PtiO_2$ が虚血値まで低下するが[40, 41]，SjO_2 はこれを反映しない[42]．

③ 過換気で microdialysis により lactate, glutamate, lactate/pyruvate ratio が上昇する[43]．

④ 過換気によりラットの海馬 C3 neuron が脱落する[44]．

(11) 重症頭部外傷の頭蓋内圧管理において，moderate hyperventilation（32±4 mmHg<$PaCO_2$<36±4 mmHg）とマンニトールを比較した結果，moderate hyperventilation では CBF, $CMRO_2$, CMRGlc の低下と lactate の上昇がみられたことから，ICP コントロールにはマンニトールが良いとの報告がある[45]．

(12) 脳挫傷部位とその周囲は代謝の自動調節が破綻しているため，組織酸素分圧が低いことが確認されている．そのため過換気療法による損傷部位への組織酸素分圧への影響は少ないと報告されている[46]．

文献

1) Muizelaar JP, et al : Adverse effects of prolonged hyperventilation in patients with severe head injury : a randomized clinical trial. J Neurosurg 75 : 731-739, 1991

2) Gordon E : Controlled respiration in the management of patients with traumatic brain injuries. Acta Anaesth Scand 15 : 193-208, 1971
3) Godoy DA, et al : Hyperventilation Therapy for Control of Posttraumatic Intracranial Hypertension.Front Neurol 8 : 250, 2017
4) Carney N, et al : Guidelines for the management of severe traumatic brain injury, fourth edition. Neurosurgery 80 : 6-15, 2017
5) Roberts I, et al : Hyperventilation therapy for acute traumatic brain injury. Cochrane Database Syst Rev (1997) 4 (4) : CD000566 Updated 200910.1002/14651858.CD000566
6) Oertel M, et al : Efficacy of hyperventilation, blood pressure elevation, and metabolic suppression therapy in controlling intracranial pressure after head injury. J Neurosurg 97 : 1045-1053, 2002
7) Wamer KJ, et al : The impact of prehospital ventilation on outcome after severe traumatic brain injury. J Trauma 62 : 1330-1336, 2007
8) 遠藤昌孝, 他：重症頭部外傷の頭蓋内圧管理法－われわれの重症頭部外傷治療ガイドライン－. 神経外傷 22 : 11-16, 1999
9) Valadka AB, et al : Surgery of cerebral trauma and associated critical care. Neurosurg 61 : 203-220, 2007
10) Chesnut RM, et al : A trial of intracranial-pressure monitoring in traumatic brain injury. N Engl Med 367 : 2471-2481, 2012
11) Melhem S, et al : A trial of intracranial pressure monitoring in traumatic brain injury. Crit Care 18 : 302, 2014
12) Neumann JO, et al : The use of hyperventilation therapy after traumatic brain injury in Europe : an analysis of the Brain IT database. Intens Care Med 34 : 1676-1682, 2008
13) Mauritz W, et al : Severe traumatic brain injury in Austria IV : intensive care management. Wien Klin Wochenschr 119 : 46-55, 2007
14) Engelhard K, et al : Therapy of head trauma. Anaesth 57 : 1219-1231, 2008
15) Dumont TM, et al : Inappropriate prehospital ventilation in severe traumatic brain injury increases in hospital mortality. J Neurotrauma 27 : 1233-1241, 2010
16) Cold GE : Does acute hyperventilation provoke cerebral oligaemia in comatose patients after acute head injury? Acta Neurochir (Wien) 96 : 100-106, 1989
17) Coles JP, et al : Effect of hyperventilation on cerebral blood flow in traumatic head injury : clinical relevance and monitoring correlates. Crit Care Med 30 : 1950-1959, 2002
18) Menon DK, et al : Diffusion limited oxygen delivery following head injury. Crit Care Med 32 : 1384-1390, 2004
19) Coles JP, et al : Hyperventilation following head injury : effect on ischemic burden and cerebral oxidative metabolism. Crit Care Med 35 : 568-578, 2007
20) Diringer MN, et al : No reduction in cerebral metabolism as a result of early moderate hyperventilation following severe traumatic brain injury. J Neurosurg 92 : 7-13, 2000
21) Diringer MN, et al : Regional cerebrovascular and metabolic effects of hyperventilation after severe traumatic brain injury. J Neurosurg 96 : 103-108, 2002
22) Cruz J : The first decade of continuous monitoring of jugular bulb oxyhemoglobinsaturation : management strategies and clinical outcome. Crit Care Med 26 : 344-351, 1998
23) Robertson CS, et al : Prevention of secondary ischemic insults after severe head injury. Crit Care Med 27 : 2086-2095, 1999
24) Cormio M, et al : Elevated jugular venous oxygen saturation after severe head injury. J Neurosurg 90 : 9-15, 1999
25) Macmillan CS, et al : Increased jugular bulb saturation is associated with poor outcome in traumatic brain injury. J Neural Neurosurg Psychiatry 70 : 101-104, 2001
26) Stocchetti N, et al : Arterio-jugular difference of oxygen content and outcome after head injury.

Anesth Analg 99 : 230-234, 2004

27) Gopinath SP, et al : Comparison jugular venous oxygen saturation brain tissue PO2 as monitors of cerebral ischemic after head injury. Crit Care Med 27 : 2337-2345, 1999

28) Huizenga JE, et al : Guideline for the management of severe head injury : are emergency physicians following them? Acad Emerg Med 9 : 806-812, 2002

29) Davis DP, et al : The impact of hypoxia and hyperventilation on outcome after paramedic rapid sequence intubation of severely head injured patients. J Trauma 57 : 1-8, 2004

30) Davis DP, et al : Early ventilation and outcome in patients with moderate to severe traumatic brain injury. Crit Care Med 34 : 1202-1208, 2006

31) Marion DW, et al : Changes in the management of severe traumatic brain injury : 1991-1997. Crit Care Med 28 : 16-18, 2000

32) Ausina A, et al : Cerebral hemodynamic change during sustained hypocapnia in severe head injury : can hyperventilation cause cerebral ischemia? Acta Neurochir Suppl (Wien) 71 : 1-4, 1998

33) Cruz J : Traumatic Brain ischemia during neuro intensive care : myth rather than fact. Arq Neuropsiquiatr 59 : 479-482, 2001

34) Diringer MN, et al : Regional cerebrovascular and metabolic effects of hyperventilation after severe head injury. J Neurosurg 96 : 103-108, 2002

35) Diringer MN, et al : No reduction cerebral metabolism as result of early moderate hyperventilation following severe traumatic brain injury. J Neurosurg 92 : 7-13, 2000

36) Rangel-Castilla L, et al : Cerebral hemodynamic effects of acute hyperoxia and hyperventilation after severe traumatic brain injury. J Neurotrauma 27 : 1853-1863, 2010

37) Letarte PB, et al : Effect of hypocapnea on CBF and extracellular intermediates of secondary brain injury. Acta Neurochir Suppl (Wien) 75 : 45-47, 1999

38) Oertel M, et al : Can hyperventilation improve cerebral microcirculation in patients with high ICP? Acta Neurochir Suppl 81 : 71-72, 2002

39) Coles JP, et al : Incidence and mechanisms of ischemia in early clinical head injury. J Cereb Blood Flow Metab 24 : 202-211, 2004

40) Sarrafzadeh AS, et al : Metabolic changes during impending and manifest cerebral hypoxia in traumatic brain injury. Br J Neurosurg 17 : 340-346, 2003

41) Schneider GH, et al : Influence of hyperventilation on brain tissue-PO_2, PCO_2, and pH in patients with intracranial hypertension. Acta Neurochir Suppl (Wien) 71 : 62-65, 1998

42) Imberti R, et al : Cerebral tissue PO_2 and $SjvO_2$ change during moderate hyperventilation in patients with severe traumatic brain injury. J Neurosurg 96 : 97-102, 2002

43) Marion DW, et al : Effect of hyperventilation on extracellular concentrations of glutamate, lactate, pyruvate, and local cerebral blood flow in patients with severe head injury. Crit Care Med 30 : 2619-2625, 2002

44) Forbes ML, et al : Augmented neuronal death in CA3 hippocampus following hyperventilation early after controlled cortical impact. J Neurosurg 88 : 549-556, 1998

45) Soustiel JF, et al : Comparison of moderate hyperventilation and mannitol for control of intracranial pressure control in patients with severe traumatic brain injury — a study of cerebral blood flow and metabolism. Acta Neurochir (Wien) 148 : 845-851, 2006

46) Hawryluk GW, et al : Brain tissue oxygen tension and its response to physiological manipulations : influence of distance from injury site in a swine model of traumatic brain injury. J Neurosurg 125 : 1271-1228, 2016

76   4. ICU 管理

4-8 マンニトール，グリセオール®，高張食塩水

1. 推奨

(1) 高浸透圧療法は頭蓋内圧を低下させるが，重症頭部外傷患者に対する予後
改善効果も，どの高浸透圧治療薬が効果的かも，それを支持するに十分な
エビデンスが存在しない．

(2) マンニトールは 0.25～1 g/kg の用量で，上昇した頭蓋内圧をコントロー
ルするのに投与を考慮してもよい（グレードB）．しかし，収縮期血圧
<90 mmHg では避けるべきである．頭蓋外因子に起因しない進行性の神
経学的悪化の徴候を有する患者へのマンニトールの使用は，ICP モニタリ
ング下でなければ行うことを勧められない（グレードC）．

(3) 高張食塩水の急速投与は，頭蓋内圧亢進時に，そのコントロールに有効な
報告があるため考慮してもよい（グレードB）．

2. 参考

　Brain Trauma Foundation の米国重症頭部外傷ガイドライン（第4版）にお
いて，本療法はその効果に十分なエビデンスが存在しないとして，推奨レベル
の記載がなされなかった．さらに第3版の勧告を，エビデンスがないものと注
意書きがついたうえで再述された[1]．

3. 付記

(1) マンニトール

① マンニトールは，1960 年代から頭蓋内圧亢進に対する治療として使用され
てきた[2, 3]．マンニトールの作用機序は，血管内壁と血漿間に浸透圧較差
を作りだし脳浮腫の改善作用をもっているが，脳血液関門の障害されてい
る部位では，マンニトール自体が漏出し脳組織内の浸透圧を上昇させ，脳
浮腫を悪化させる"反跳現象"をきたすとも考えられている．また，急速に
血漿成分を増加させることにより，Ht を低下させ，赤血球の変形能を向上
し，血液粘度を低下させ，それにより，脳血流量を増加，脳酸素供給能を
増加させる．こうした流動力学的効果が，頭蓋内圧を低下させ，脳灌流圧
を改善させる作用も考えられている[4, 5]（III）．

② 収縮期血圧 90 mmHg 以下の低血圧，脱水症や敗血症の合併，腎毒性のある薬物の併用，腎疾患の既往のある患者においては，マンニトールにより腎不全を合併する危険性を高くする．

(2) グリセオール®

グリセオール®は，いわゆる反跳現象がマンニトールに比較して少ないとされて，本邦では多く使用されてきた．しかし，欧米では検証されたことが極めて少なく，欧米のガイドライン上も記載がない．科学的根拠となりうる比較検討された論文は過去 10 年以内に存在しない．

(3) 高張食塩水(hypertonic saline : HS)

① 頭蓋内圧に対する HS の効果は，マンニトールと同様に，正常な BBB において，浸透圧勾配に従って脳内水分が移動することによると考えられている．HS は血管内皮細胞や赤血球を脱水することにより，血管腔の拡張と赤血球の変形能の向上，さらには血漿成分を増量させるとともに微小循環を改善させると言われている．HS は，また白血球の損傷脳における粘着能も低下させる．

② HS の副作用について，マンニトールでみられるような反跳現象は，頭部外傷例では報告されていない．HS は慢性的な低ナトリウム血症が存在する患者に対する使用において，中枢性橋脱髄症候群をきたす危険性がある．また HS は，心臓や肺に潜在的に問題がある患者においては，肺水腫を惹起したり悪化させる危険性がある．

③ 脳浮腫に対する治療においては，3％の HS を 3〜5 mL/kg を 10〜20 分以上かけての bolus 投与する方法，7.5％HS 250 mL bolus 投与，3％HS 30〜50 mL/時で持続投与する方法などが，比較検討されている[6,7] (III)．またマンニトールよりも優位性があるとの報告もあるが一定の見解をみていない[8-11] (IIb)．

---

4. 解説

マンニトール，高張食塩水といった高浸透圧治療は，投与後の頭蓋内圧亢進の改善作用は認められている．しかしながら，いずれも全身循環管理への影響が大きく，その補正が必要となる．総じて生命予後，神経学的予後の改善効果が明らかでない．

その中で近年，高張食塩水は，マンニトールと比較して勝るとも劣らない治

78   4. ICU 管理

療であることが報告されている．また様々な濃度，投与方法などの比較検討も
行われており，全身循環に悪影響を及ぼさない治療が模索されており，今後の
さらなる研究を期待したい．

文献

1) Brain Trauma Foundations : Guidelines for the management of severe traumatic brain injury, 4th Edition. pp49-56, 2016
2) Bratton SL, et al : Guidelines for the management of severe traumatic brain injury. II. Hyperosmolar therapy. J Neurotrauma 24 Suppl 1 : S14-S20, 2007
3) The Brain Trauma Foundation : The American association of neurological surgeons. The joint section on neurotrauma and critical care. Use of mannitol. J Neurotrauma 17 : 521-525, 2000
4) Muizelaar JP, et al : Mannitol causes compensatory cerebral vasoconstriction and vasodilation in response to blood viscosity changes. J Neurosurg 59 : 822-828, 1983
5) Muizelaar JP, et al : Cerebral blood flow is regulated by changes in blood pressure and in blood viscosity alike. Stroke 17 : 44-48, 1986
6) Qureshi A, et al : Use of hypertonic saline/acetate infusion in treatment of cerebral edema in patients with head trauma : experience at a single center. J Trauma 47 : 659-665, 1999
7) Shackford SR, et al : Hypertonic saline resuscitation of patients with head injury : a prospective, randomized clinical trial. J Trauma 44 : 50-58, 1998
8) Mangat HS, et al : Hypertonic saline reduces cumulative and daily intracranial pressure burdens after severe traumatic brain injury. J Neurosurg 122 : 1-9, 2014
9) Cottenceau V, et al : Comparison of effects of equiosmolar doses of mannitol and hypertonic saline on cerebral blood flow and metabolism in traumatic brain injury. J Neurotrauma 28 : 2003-2012, 2011
10) Boone MD, et al : Mannitol or hypertonic saline in the setting of traumatic brain injury : What have we learned? Surg Neurol Int 6 : 177, 2015
11) Berger-Pelleiter E, et al : Hypertonic saline in severe traumatic brain injury : a systematic review and meta-analysis of randomized controlled trials. CJEM 18 : 112-120, 2016

4-9 | バルビツレート療法

1. 推奨

(1) バルビツレートは，脳代謝抑制と脳血液量の低下により頭蓋内圧（ICP）を
減少させる．他の治療で ICP コントロールが不可能な場合は投与を考慮
してもよい（グレード B）．しかし，低血圧から脳灌流圧の低下を引き起こ
す可能性があり，循環動態には十分に注意する．循環動態が不安定な場合
の投与は勧められない．

(2) バルビツレートの投与に関しては呼吸器を用いた呼吸管理下で行い，脳波
モニタリングを考慮し，投与量としては burst suppression の出現が目

安となる(グレードB).

(3) ペントバルビタールやチオペンタールが用いられることが多い. 投与量は一般に初回ペントバルビタール 2〜5 mg/kg, チオペンタール 2〜10 mg/kg を bolus で静注し, その後の維持量はペントバルビタールで 0.5〜3 mg/kg/時, チオペンタール 1〜6 mg/kg/時である. また, 投与量の決定には脳波モニターを考慮してもよい. チオペンタールはペントバルビタールより頭蓋内圧制御において効果的である(グレードB).

2. 参考

　頭蓋内圧亢進に対するバルビツレート療法が重症頭部外傷の転帰を改善するという結果は現在まで得られていない. 1985 年から 2008 年に randomized controlled trial が報告されて以降は新たな RCT の報告はされていない[1-4] (I). Cochrane Database of Systematic Reviews において Roberts は, これらの 3 研究を含めたバルビツレート療法に関して報告している. その結果, バルビツレート使用群 vs 非使用群における死亡危険率は 1.09(95%CI, 0.81-1.47)であり, GOS を使用した神経学的予後に対する効果は 1.15(95%CI, 0.81-1.64)だった. バルビツレート使用群では非使用群と比較して ICP が低いが, バルビツレート療法を行った 4 人に 1 人の割合で低血圧を合併しており, 低血圧を引き起こす危険性は, バルビツレート使用群において高かったと報告している[5] (I). 2013 年 Majdan らはヨーロッパ 5 か国 13 施設における頭部外傷 1,172 例の観察研究について報告している[6]. そのなかでバルビツレートの使用率は全症例の 19% であった〔High dose(>2 g/day)群 6%, Low dose(≦2 g/day)群 13%〕. その結果バルビツレートは上昇した ICP を減少させるものの低血圧の合併症が多く予後も改善しないと報告された(II). バルビツレート療法に用いる薬物(ペントバルビタール vs チオペンタール)について比較した論文が 2008 年に報告された. その結果, チオペンタール群のほうが使用初期における ICP コントロールが良く, ペントバルビタール群において死亡の危険度が高かったが, 神経学的予後と低血圧発症における両剤の効果に有意差は認めなかった[3] (I). また, ペントバルビタールの ICP コントロールに対する効果はマンニトールより低く, 死亡率については差を認めないとの報告がある[7, 8] (II). その一方で, 片側大脳半球の腫脹を呈した症例や脳血管の CO_2 反応性が保持されている症例にはバルビツレートが有効という報告もある[9, 10] (II). また, バ

80   4. ICU 管理

ルビツレート療法を行った症例のうち生存例において使用前後を比較すると，脳組織酸素化と脳血管反応性の改善を認めたと報告されている[11] (II).

3. 解説

(1) 重症頭部外傷に関してバルビツレート療法は予後を改善するとういうエビデンスはなく，バルビツレート療法によって引き起こされる低血圧が脳灌流圧を低下させるリスクが高いことを意味している．以上より，欧米論文の検証からも重症頭部外傷に対して積極的にバルビツレート療法を行う根拠は認められない．

(2) バルビツレート療法は ICP コントロールには有用とする報告が多い．しかし低血圧や肺合併症，腎障害，肝障害などを生じる場合もあるため，他の治療によって ICP がコントロールできない症例に限って行うとするのが一般的である[5-7, 12-17].

(3) 脳波上で burst suppression をきたす用量はチオペンタールで 4〜6 mg/kg/h，ペントバルビタールで 1〜4 mg/kg/h 程度とされる．この用量でもいわゆる至適血清濃度を超過することがあり，その際には心血管抑制作用が顕著となり脳灌流圧低下をきたす可能性がある[18].

(4) 至適血清濃度以下での心血管抑制作用を呈することもある．また，至適血清濃度に達していても脳波上は burst suppression を呈しないこともあるので注意を要する[19].

(5) 米国重症頭部外傷ガイドライン（第 4 版）では ICP コントロールにおいて，他の標準的な薬物療法や手術療法を行ったにもかかわらず効果がない場合にのみ推奨されている．しかし，導入前あるいは投与中の循環動態の安定が必須となっている．また，バルビツレート療法が予後を改善しないことも明記されている[12].

文献

1) Bohn DJ, et al : High-dose barbiturate therapy in the management of severe pediatric head injury : a randomized controlled trial. Critical Care Medicine S118 : 17, 1989

2) Eisenberg HM, et al : High-dose barbiturate control of elevated intracranial pressure in patients with severe head injury. J Neurosurg. 69 : 15-23, 1988

3) Pérez-Bárcena J, et al : Pentobarbital versus thiopental in the treatment of refractory intracranial hypertension in patients with traumatic brain injury : a randomized controlled trial. Crit Care 12 : R112, 2008

4-10 ステロイド剤 81

4) Ward JD, et al : Failure of prophylactic barbiturate coma in the treatment of severe head injury. J Neurosurg 62 : 383-388, 1985

5) Roberts I, et al : Barbiturates for acute traumatic brain injury. Cochrane Database of Systematic Reviews Issue 12, 2012

6) Majdan M, et al : Barbiturates use and its effects in patients with severe traumatic brain injury in five European countries. J Neurotrauma 30 : 23-29, 2013

7) 澤田祐介, 他：Barbiturate 療法による頭蓋内圧下降効果とその適応. Neurol Med Chir 24 : 401-408, 1984

8) Schwarz ML, et al : The University of Toronto head injury treatment study : a prospective, randomized comparison of pentobarbital and mannitol. Can J Neurol Sci 11 : 434-440, 1984

9) Lobato RD, et al : Post traumatic cerebral hemispheric swelling. Analysis of 55 cases studied with computed tomography. J Neurosurg 68 : 417-423, 1988

10) Nordstrom CH, et al : Cerebral blood flow, vasoreactivity, and oxygen consumption during barbiturate therapy in severe traumatic brain lesions. J Neurosurg 68 : 424-431,1988

11) Thorat JD, et al : Barbiturate therapy for patients with refractory intracranial hypertension following severe traumatic brain injury : its effects on tissue oxygenation, brain temperature and autoregulation. J Clin Neurosci 15 : 143-148, 2008

12) Carney N, et al : Guideline for the management of severe traumatic brain injury, Fourth Edition. Neurosurgery 80 : 6-15, 2017

13) 村上泰, 他：急性脳障害に対する Barbiturate 療法. 血清濃度の推移と心血管系抑制作用. 神経外傷 5 : 175-181, 1982

14) 小田真理, 他：Barbiturate 療法における全身合併症の問題点と対策. No Shinkei Geka 20 : 1241-1246, 1992

15) Sato M, et al : Complications associated with barbiturate therapy. Resuscitaiton17 : 233-241, 1989

16) 重森稔, 他：重症頭部外傷における術後 Barbiturate 療法の効果と限界. No Shinkei Geka 14 : 637-642, 1986

17) Shiozaki T, et al : Effect of Mild hypothermia on uncontrollable intracranial hypertension after severe head injury. J Neurosurg 79 : 363-368, 1993

18) Shapiro HM : Barbiturates in brain ischaemia. Br J Anaesth 57 : 82-95, 1985

19) Yano M, et al : Barbiturate overloading in 85 cases of severe head injury. Neurol Med Chir 21 : 163-170, 1981

4-10 ステロイド剤

1. 推奨

(1) 脳損傷患者の転帰改善や ICP 下降の目的でステロイドを使用することは勧められない（グレード C）.

(2) 中等症, 重症の脳損傷患者に対する大量のメチルプレドニゾロンの使用は死亡率の増加に関連するため勧められない（グレード C）.

(3) 脳損傷に, 敗血症, 急性呼吸促迫症候群などステロイドの使用に有益性がある場合には慎重にステロイドの投与を考慮してよい（グレード B）. ステ

ロイドには多くの副作用があるので，使用に際しては十分に注意して使用することが望ましい．

2. 参考・付記

(1) ステロイド剤としてはメチルプレドニゾロン，デキサメタゾン，チリラザド(21-amino steroid)が使用された[1-16]．

(2) 最も大規模な研究(Corticosteroid Randomization After Significant Head injury：CRASH)の報告では，メチルプレドニゾロンの急性期投与(初期2 g/時，その後の48時間は0.4 g/時)は受傷後2週間ならびに6か月後の死亡率を上昇させた[7, 15] (II)．

(3) CRASH研究におけるステロイドによる死亡危険度は1.15(95%CI, 1.07〜1.24)，そして死亡あるいは高度障害との相対危険度は1.05(95%CI, 0.99〜1.10)だった[7, 15]．

(4) 易感染性に関する調査は5報告あり，それら全登録症例での感染の相対危険度は1.03(95%CI, 0.99〜1.07)だった[1, 5, 6, 9, 11, 12] (II)．

(5) 消化管出血に関しては10の報告があり，それら全登録症例における相対危険度は1.23(95%CI, 0.91〜1.67)だった[1-3, 5, 7-12, 17] (II)．

(6) これらの結果より，頭部外傷患者に対して定期的にステロイドを使用するべきでないと示唆している．

3. 解説

(1) CRASH研究の結果を以下に要約する．10,008例のGCSスコア14以下，外傷後8時間以内の頭部外傷症例を無作為にメチルプレドニゾロン(M)投与群とプラセボ投与群に分け，受傷後2週間内および6か月後の死亡数を比較した．メチルプレドニゾロンは最初の1時間に2 g，その後は0.4 g/時で投与した．2週間後の死亡はM投与群1,052例(21.1%)，プラセボ投与群893例(17.9%)，6か月後の死亡はM投与群1,248例(25.7%)，プラセボ投与群1,075例(22.3%)でいずれもM投与群が有意(p=0.0001)に高かった．

(2) 米国重症頭部外傷ガイドライン(第4版)の中でも予後の改善とICPの低下に対するステロイドの使用は推奨されないとされている．さらに重症頭部外傷に対するメチルプレドニゾロン大量投与は死亡率を増加させるために禁忌としている[4]．

(3) 現在，性ステロイドホルモンであるプロゲステロンの頭部外傷に関する有効性が報告されている．本稿におけるステロイドとは副腎皮質ステロイドを指している[13]．

(4) 敗血症や急性呼吸促迫症候群（ARDS）などステロイドの使用が頭部外傷の以外の病態に有効と考えられる場合には高血糖や消化管出血などの合併症に注意して使用することが望ましい[17, 18]．

文献

1) Alderson P, et al : Corticosteroids for acute traumatic brain injury. Cochrane Database of Systematic Reviews 2005, Issue 3

2) Alexander E Jr : Medical management of closed head injuries. Clin Neurosurg 19 : 240-250, 1972

3) Braakman R, et al : Megadose steroids in severe head injury. Results of a prospective double-blind clinical trial. J Neurosurg 58 : 326-330, 1983

4) Carney N, et al : Guideline for the management of severe traumatic brain injury 4th Edition. Neurosurgery 80 : 6-15, 2017

5) Cooper PR, et al : Dexamethasone and severe head injury. A prospective double-blind study. J Neurosurg 51 : 307-316, 1979

6) Dearden NM, et al : Effect of high dose dexamethasone on outcome from severe head injury. J Neurosurg 64 : 81-88, 1986

7) Edwards R, et al : Final results of MRC CRASH, a randomized placebo-controlled trial of intravenous corticosteroid in adults with head injury-outcomes at 6 months. Lancet 365 : 1957-1959, 2005

8) Faupel G, et al : Double-blind study on the effects of steroids on severe closed head injury, in Pappius HM, Feindel W (eds) : Dynamics of Brain Edema. Springer, Verlag, Berlin/Heidelberg/New York, pp337-343, 1976

9) Gaab MR, et al : "Ultrahigh" dexamethasone in acute brain injury. Results from a prospective randomized double-blind multicenter trial (GUDHIS). German Ultrahigh Dexamethasone Head Injury Study Group. Zentralbl Neurochir 55 . 135-143, 1994

10) Giannotta SL, et al : High dose glucocorticoids in the management of severe head injury. Neurosurgery 15 : 497-501, 1984

11) Grumme T, et al : Treatment of patients with severe head injury by triamcinolone : a prospective, controlled multicenter clinical trial of 396 cases. Res Exp Med 195 : 217-229, 1995

12) Hernesniemi J, et al : A clinical retrospective and a double-blind study of betamethasone in severe closed brain injuries. Acta Neurochir Suppl (Wien) 28 : 499, 1979

13) Ma J, et al : progesterone for acute traumatic brain injury. Cochrane Database Syst Rev. 2016

14) Marshall LF, et al : A multicenter trial on the efficacy of using tirilazad mesylate in cases of head injury. J Neurosurg 89 : 519-525, 1998

15) Roberts I, et al : Effect of intravenous corticosteroids on deal within 14 days in 10008 adults with clinically significant head injury (MRC CRASH trial) : randomized placebo-controlled trial. Lancet 364 : 1321-1328, 2004

16) Stubbs DF, et al : Multinational controlled trial of high-dose methylprednisolone in moderately severe head injury. In : Capildeo (eds) : Steroids in diseases of the central nervous system. John Wiley & Sons, Chichester, pp163-168, 1989

17) 日本集中治療医学会，日本呼吸器療法医学会，日本呼吸器学会合同：ARDS 診療ガイドライン 2016. [http://www.jsicm.org/ARDSGL/ARDSGL2016.pdf] (accessed 2018-07-08)

84   4. ICU 管理

18) 日本救急医学会・日本集中治療医学会　日本版敗血症診療ガイドライン 2016 作成特別委員会：日本版敗血症診療ガイドライン 2016.〔http://www.jaam.jp/html/info/2017/pdf/J-SSCG2016_honpen.pdf〕(accessed 2018-07-10)

4-11 ｜ 低体温療法(脳低温療法)

1. 推奨

(1) 若年者の evacuated mass lesion に対して低体温療法を考慮してもよい(グレード B).

(2) びまん性脳損傷に対して低体温療法は勧められない(グレード C).

2. 参考

考慮すべき低体温療法施行の条件は以下のとおり.

(1) 呼吸循環動態が安定している.

(2) GCS(Glasgow Coma Scale)3~4 に対する適応に関して一定の見解はない[1].

(3) Evacuated mass lesion に対しては低体温療法により転帰不良率が減少するためその施行を考慮してもよいが, びまん性脳損傷に対しては勧められない[2-4].

(4) 若年者(20 歳以下)では転帰改善効果が高く, 50 歳以下でも有効であるが, 高齢者では限界がある[3, 5].

(5) 頭蓋内圧亢進に対して低体温療法を考慮してもよい[6]が, 転帰改善効果は示されていない[7, 8].

(6) 低体温療法の有効性はバルビツレートを併用していない場合に報告されている[9].

(7) 受傷後できるだけ早期に導入し, 6 時間以内の目標温度達成が勧められる[10].

(8) 目標体温は定まっていない. 積極的平温療法(目標温度 35~37℃), 低体温療法(目標体温 32~34℃)の区別は不明確であり, 区別の意義および効果比較は今後の課題である. 本邦のレジストリでは, 積極的平温療法 3割, 低体温療法 1 割であった[11].

(9) 低体温療法の維持期間は 48~72 時間[10], あるいは正常頭蓋内圧に至るま

でとする．短期間（48時間以内など）に固定した研究では転帰も死亡率も改善しないが，頭蓋内圧が正常化するまで最低24時間は維持する方法（goal-directed strategy）では改善効果がみられる[12]．

(10) 復温速度が速いと転帰不良である．推奨される復温速度は定まっていないが，欧米では0.25℃/時未満であり．本邦では0.5〜1.0℃/dayが多い[10]．自然復温も勧められている[9]．頭蓋内圧が再上昇すれば一時的に復温を中断する．

(11) 頭蓋内圧，脳組織酸素分圧，脳温，頚静脈球酸素飽和度などのモニタリングの併用が望ましい[13-17]．

(12) 特に低体温療法では，発生頻度が増加する合併症として，感染症，不整脈，低カリウム血症，血小板減少，凝固異常，高血糖などがあり，これらを予測して対応する．

3. 付記

(1) 低体温療法（33〜34℃）は基礎実験や臨床研究によって有効性が報告されてきたが，多施設研究では生命予後，機能予後への有効性が実証されていない．Brain Trauma Foundationによる米国重症頭部外傷ガイドライン（第4版）（2016年）[18]では，低体温療法がびまん性損傷に対して推奨されない[2]ことのみが記載されている．

(2) 受傷後8時間以内に33℃に到達する低体温療法（多施設，前向き，ランダム化比較試験）では，重症頭部外傷の転帰は改善しなかったが（NABIS：HⅠ研究），サブ解析で来院時すでに35℃未満となっていた45歳未満の若年者では低体温療法が転帰を有意に改善していた[5]（Ib）．早期導入脳低温療法（発症2.5時間以内，48時間継続）の有効性を検討したNABIS：HⅡ研究（多施設，前向き，ランダム化比較試験）[2]では，全体での神経学的転帰不良率に有意差はなかったが，サブ解析で，びまん性損傷群では低体温療法群で神経学的転帰不良率がむしろ増加傾向であるのに対し，局所性開頭手術症例（evacuated-mass）では低体温療法群で神経学的転帰不良率が減少傾向であった[2]（Ib）．NABIS：HⅠ研究とNABIS：HⅡ研究を合わせたpost hoc解析では，開頭直前あるいは直後から35℃の低体温療法を開始し，33℃で48時間維持することにより神経学的転帰が改善することが示されている[19]（Ib）．

86   4. ICU 管理

(3) 早期導入脳低温療法(32.0〜34.0℃, 受傷後中央値 8 時間で達成, 持続時間 72 時間以上, 復温速度 0.9℃/day)の有効性を検討した本邦の BHYPO 研究(多施設, 前向き, ランダム化比較試験)では, 発熱抑制群(35.5〜37.0℃)に対し死亡率および神経学的転帰不良率は全体では有意差はなかった[10] (Ib). BHYPO 研究のサブ解析では, 若年者(50 歳以下)の局所性開頭手術症例(evacuated-mass)では早期導入脳低温療法群の神経学的転帰不良率が有意に低下しているが, びまん性脳障害(diffuse injury Ⅲ)では低体温療法群で死亡率が有意に高値であった[3] (Ib).

(4) 頭部外傷において治療抵抗性の頭蓋内圧亢進(受傷後 10 日以内, 20 mmHg 以上)に対し, 32〜35℃の低体温療法は対照群に対して頭蓋内圧を低下させたが 6 か月後の転帰は改善しなかった(the Eurotherm 3235 trial)[7] (Ib). 重症度別のサブ解析では頭蓋内圧亢進の是正のための低体温療法は中等度の症例では有害な可能性があり, 重症患者では利点はないとしている[8] (Ib).

(5) 本邦における重症頭部外傷に対する体温管理療法は, 日本脳神経外傷学会データベース「プロジェクト 2009」によると, 低体温療法(35℃以下)が 9.1%, 積極的平温療法(36±1℃)が 27.6%, 体温管理なしが 63.3%であった[11] (III). また病態別の検討では evacuated-mass 群において, 体温管理療法(特に低体温療法)が多く施行され[11], また低体温療法群は他群に比して有意に転帰良好であったと報告されている[20] (III).

4. 解説

　重症頭部外傷に対する低体温療法の systematic review の結果は文献により異なる. Crompton らは成人重症頭部外傷に対する低体温療法は常温療法に比べて死亡率を 18%下げ, 神経学的転帰良好率を 35%改善すると報告した[9] (Ia). 低体温療法の至適な条件は 33℃, 72 時間で, 自然復温を行う. バルビツレートは頭蓋内圧低下作用があるが低体温療法の効果を相殺する可能性がある, と記載されている. Crossley らは, 低体温療法は死亡率を下げ, 転帰不良率を減少させ, また肺炎合併率を増加させないと好意的に結論し, 研究が low quality であることが問題であるとしている[21] (Ia). Fox らは低体温療法の期間に注目し, 固定された短期間(48 時間程度)では神経学的転帰改善はみられないが, より長期にさらに復温に伴い頭蓋内圧が増加する例には低体温療法期間

を延長している(long term/goal-directed cooling therapy)研究では, 低体温療法による死亡率や神経学的転帰不良率が減少したと報告している[12] (Ia). Madden らは, normothermia のゴールを決めて, 発熱予防, 積極的平熱維持することで ICU 滞在日数の短縮, 死亡率, 血圧上昇あるいは頭蓋内圧亢進, 頻脈の頻度が改善すると報告している. 一方, 低体温療法は推奨されないと報告している[22] (Ia). Georgiou らは, 低体温療法は検索した RCT 全体では死亡率減少, 神経学的転帰改善と関連するが, high quality の RCT に限定すると関連なしと報告した[23] (Ia). この報告では低体温療法は復温時の血圧低下や頭蓋内圧上昇に伴う脳灌流圧低下の頻度が多くなり, あるいは肺炎合併率も増えることもあり, 死亡率, 神経学的転帰に効果はないとしている. Nunnally らは, 体温管理療法は死亡率を変化させず, 3〜24 か月後の神経学的転帰良好率を改善するが, 対照研究の非一貫性の大きさ(冷却方法, 冷却期間, 復温速度の相違), 対照群の体温管理状況などの非直接性の問題を指摘している[24] (Ia). Sydenham らは重症頭部外傷に対する体温管理療法(<35.0℃)による死亡率および神経学的転帰不良率は, ランダム化研究では差はなく, 非ランダム化研究でのみ有効性が示されている[25] (Ia). Saxena らは 35〜37.5℃の体温管理療法の効果を検討し該当する RCT がなかったことから, この体温管理をルーチンで施行することは推奨しないとしている[26] (Ia).

文献

1) 卯津羅雅彦:GCS 3 点の重症頭部外傷の現状:頭部外傷データバンク から. 神経外傷 34:7-10, 2011

2) Clifton GL, et al:Very early hypothermia induction in patients with severe brain injury (the National Acute Brain Injury Study:Hypothermia II):a randomised trial. Lancet Neurol 10:131-139, 2011

3) Suehiro E, et al:Diverse effects of hypothermia therapy in patients with severe traumatic brain injury based on the computed tomography classification of the traumatic coma data bank. J Neurotrauma 32:353-358, 2015

4) 小畑仁司, 他:緊急開頭術に引き続き脳低温療法を施行した重症急性硬膜下血腫症例の検討. 神経外傷 34:202-206, 2011

5) Clifton GL, et al:Lack of effect of induction of hypothermia after acute brain injury. N Engl J Med 344:556-563, 2001

6) 斎藤良一, 他:脳圧制御困難な重症頭部外傷における低体温療法の適応——特に年齢と治療成績の観点から. 神経外傷 27:90-94, 2004

7) Andrews PJ, et al:Hypothermia for Intracranial Hypertension after Traumatic Brain Injury. N Engl J Med 373:2403-2412, 2015

8) Andrews PJD, et al:Mortality Risk Stratification After Traumatic Brain Injury and Hazard of Death With Titrated Hypothermia in the Eurotherm3235Trial. Critical Care Medicine 45:883-

890, 2017

9) Crompton EM LI, et al : Meta-analysis of therapeutic hypothermia for traumatic brain injury in adult and pediatric patients. Crit Care Med 45 : 575-583, 2017

10) Maekawa T, et al : Prolonged mild therapeutic hypothermia versus fever control with tight hemodynamic monitoring and slow rewarming in patients with severe traumatic brain injury : a randomized controlled trial. J Neurotrauma 32 : 422-429, 2015

11) 河北賢哉，他：重症頭部外傷における体温管理の現状：頭部外傷データバンク【プロジェクト2009】より．神経外傷 36 : 45-51, 2013

12) Fox JL, et al : Prophylactic hypothermia for traumatic brain injury : a quantitative systematic review. CJEM 12 : 355-364, 2010

13) 末廣栄一，他：当院における重症頭部外傷患者に対するマルチモニタリング．神経外傷 33 : 195-200, 2010

14) 竹内靖治：重症脳外傷に対する軽度低体温療法中の脳灌流圧と脳組織酸素分圧測定の意義．久留米医学会雑誌 72 : 58-68, 2009

15) 斎藤良一，他：重症頭部外傷における脳圧亢進時の脳温と膀胱温の解離．脳死・脳蘇生 17 : 35-38, 2005

16) 末廣栄一，他：脳低温療法中に脳組織酸素分圧測定を施行した頭部外傷の一例．脳死・脳蘇生 22 : 157-162, 2010

17) 末廣栄一，他：低体温療法中の脳温への減圧開頭の影響．日本神経救急学会雑誌 18 : 1-4, 2005

18) Carney N, et al : Guidelines for the management of severe traumatic brain injury, Fourth Edition. Neurosurgery 2016

19) Clifton GL, et al : Early induction of hypothermia for evacuated intracranial hematomas : a post hoc analysis of two clinical trials. J Neurosurg 117 : 714-720, 2012

20) 末廣栄一，他：重症頭部外傷を病態別にみた脳温管理の現状：頭部外傷データバンク【プロジェクト 2009】より．神経外傷 36 : 60-66, 2013

21) Crossley SRJ, et al : A systematic review of therapeutic hypothermia for adult patients following traumatic brain injury. Crit Care 18 : R75, 2014

22) Madden LK, et al : A systematic review of the effects of body temperature on outcome after adult traumatic brain injury. J Neurosci Nurs 47 : 190-203, 2015

23) Georgiou AP MA : Role of therapeutic hypothermia in improving outcome after traumatic brain injury : a systematic review. British Journal of Anaesthesia 3 : 357-367, 2013

24) Nunnally M, et al : Targeted temperature management in critical care : a report and recommendations from five professional societies. Crit Care Med 39 : 1113-1125, 2011

25) Sydenham E RI, et al : Hypothermia for traumatic head injury. Cochrane Database Syst Rev. 2009 ; 2 : CD001048.

26) Saxena M, et al : Modest cooling therapies（35℃ to 37.5℃）for traumatic brain injury. Cochrane Database Syst Rev. 2014 : Aug 19（18）: CD006811.

4-12 頭蓋内圧亢進の治療手順

1. 推奨

(1) 頭蓋内圧(ICP)が 15〜22 mmHg 以下で推移している場合

① 鎮静・鎮痛・頭蓋内圧管理目的にプロポフォールの使用が勧められる(グレード B).

② 呼吸管理：必要に応じて気管挿管を施行し，補助換気を行うことが勧められる．長期間にわたって$PaCO_2$を25 mmHg以下にする予防的過換気は勧められない（グレードB）．一過性に頭蓋内圧低下を企図した過換気は勧められるが，受傷24時間以内で著明なCBF低下がみられる場合には避けるべきである．

③ 循環管理：患者年齢が50～69歳で収縮期血圧100 mmHg以上，15～49歳と70歳以上の患者では収縮期血圧110 mmHg以上を維持することが勧められる（グレードB）．

④ 頭部挙上：30度の頭部挙上が勧められる（グレードB）．頸部屈曲による静脈還流が妨げられないように留意する．30度を超える頭位挙上は脳灌流圧が低下するため勧められない（グレードB）．

⑤ 高浸透圧利尿薬：マンニトール，あるいはグリセオール®の静脈内投与（0.25 mg/kg～1.0 g/kg体重）が勧められる（グレードB）．その際，収縮期血圧が90 mmHg以下に低下しないように留意すべきである．

⑥ ステロイド剤の使用は勧められない（グレードB）．

(2) 頭蓋内圧が22 mmHg以上で推移している場合

上記①～⑥を施行しても頭蓋内圧管理が難しい場合には頭部CTの再検を行い，必要があれば次の段階へ進むことを考慮する．

① 髄液ドレナージを考慮してもよい（グレードB）

② バルビツレート療法を考慮してもよい（グレードB）

③ 低体温療法を考慮してもよい（グレードB）

④ 外減圧または内減圧を考慮してもよい（グレードB）

2. 参考

一般に，頭蓋内圧亢進に対する治療は，非侵襲的な治療から段階的に行われる．第1段階として鎮静，鎮痛，呼吸・循環管理であり，続いて頭部挙上，浸透圧治療，さらには髄液ドレナージ，バルビツレート療法や脳低体温治療，最終的に外科的減圧手術が考慮される[1]（IV）．米国重症頭部外傷ガイドライン（第3版）によると，頭蓋内圧が20 mmHg以上となった際に積極的治療の適応となり，頭部CTなどの画像所見や神経学的脳落所見も治療決定の一助となりうる[2]（IV）．Sorrentinoらによる459症例の後ろ向きコホート研究では，頭蓋内圧が18 mmHg以下では転帰良好で，頭蓋内圧が22 mmHg以上になると死

亡率が上昇すると報告された[3] (IIb). ゆえに第4版では頭蓋内圧が22 mmHg を超えると積極的な治療開始が推奨されている[4] (IV). 一方で, 頭蓋内圧が 15 mmHg以下, あるいは18 mmHg以下で推移した症例は転帰良好である. 日本頭部外傷データバンクの報告では, 経過中の頭蓋内圧の最高値が 20 mmHg以下であれば転帰良好例が有意に多く, 40 mmHg以上であれば死亡率が有意に高かった[1] (IV). 頭蓋内圧管理の指標を22 mmHg以下にするべく設定し, 頭蓋内圧が15〜22 mmHg, あるいは22 mmHg以上で推移する各々の状況において治療指針を提示した. もちろん, 頭蓋内圧値や脳灌流圧値の推移を指標にするだけではなく, 神経学的脱落徴候, 臨床所見, 頭部CTにおける画像所見も考慮しながら治療を進めていく必要がある.

3. 付記

鎮静薬はプロポフォールの使用が, 頭蓋内圧管理を容易にすると報告されており[5] (IIb), 米国重症頭部外傷ガイドライン(第3版)でもその使用が推奨されている[2] (IV). ただし, 死亡率や転帰改善には寄与しないうえ, 高用量プロポフォールの使用は, 乳酸アシドーシス, 心機能障害, 致死的不整脈, 横紋筋融解症, 腎不全などの重篤な合併症(propofol infusion syndrome)を生じることがあるため要注意である. 本薬を長時間, 大量に使用すると発生しやすく, 特に小児例への使用は禁忌とされている.

呼吸管理において低酸素状態(PaO_2 < 60 mmHg あるいは酸素飽和度 < 90%)や不用意な高二酸化炭素血症は避けるべきである(目標値；$PaCO_2$；30〜35 mmHg). 急激に神経学的所見が増悪した場合や鎮静剤, 筋弛緩剤, 脳脊髄液ドレナージ, 高浸透圧利尿剤による頭蓋内圧管理が困難な場合には短時間の過換気療法は考慮してもよいが, $PaCO_2$が30 mmHg以下になる過換気療法を施行する際には, 内頚静脈血酸素飽和度(SjO_2), あるいは脳組織酸素飽和度($BtpO_2$)などを測定しながら脳過灌流と脳虚血を誘発することがないよう酸素供給量をモニタリングすることが勧められる.

循環管理において中等症〜重症頭部外傷における低血圧状態の下限閾値と死亡率との相関について15,733名の患者を対象に調査した後ろ向きコホート研究の結果では, 患者年齢が50〜69歳で収縮期血圧100 mmHg以下, 15〜49歳と70歳以上の患者では収縮期血圧110 mmHg以下になると死亡率が有意に上昇する. 全年齢層では110 mmHgが下限閾値であることが判明した[6] (IIa).

重症頭部外傷で頭蓋内圧亢進している場合，脳灌流圧(CPP)<50 mmHg は低灌流状態を引き起こすために避けるべきである．米国重症頭部外傷ガイドラインでは，CPP は当初 70 mmHg 以上が目標とされていた．しかし，CPP>70 mmHg 以上に維持するための積極的補液負荷は心肺機能不全による ARDS を併発しうる危険性があり，最終的な転帰改善は得られなかった．そのため 2003 年には CPP>60 mmHg 以上と目標設定が変更され，さらに 2007 年の米国重症頭部外傷ガイドライン(第3版)では至適 CPP は 50〜70 mmHg を維持すべきであるとされ，平均血圧を 90 mmHg 以上に保つ(90 mmHg 以下は避けるべき)ことが妥当であると報告された．2017 年の第4版では，生存率と転帰改善のために推奨される CPP の指標は 60〜70 mmHg と改変され，至適 CPP の下限閾値は 60 mmHg か 70 mmHg かは自動調節能に依るとしている[4] (IIb)．

米国重症頭部外傷ガイドライン(第4版)では，高浸透圧利尿薬は頭蓋内圧低下において有効であるものの，明らかなエビデンスは示されていない．ただし，投与の際は，収縮期血圧の低下(90 mmHg 以下)を回避し，頭蓋外の要因に起因しない脳ヘルニアや進行性の神経兆候の増悪がみられる患者では ICP モニターを施行する前にマンニトールを使用することを避けるべきである[4] (IIb)．またステロイド剤の使用に関しては，重症頭部外傷において高用量メチルプレドニゾロンの使用は，頭蓋内圧低下作用はなく，転帰の改善に寄与しない．むしろ受傷 2 週間後の死亡率を上昇させると報告されている[7] (IIb)．治療抵抗性の頭蓋内圧亢進に対して，強力な抗痙攣，頭蓋内圧低下，脳血流量減少，脳酸素消費量低下作用などがある高用量バルビツレート治療が勧められる．ただし，呼吸・循環動態の抑制もみられ脳灌流圧の維持が困難になることが危惧されるため，本治療の導入の際には，十分な循環動態の安定化を図っておく必要がある．頭蓋内圧亢進を予防すべくバルビツレートを投与して，脳波上，burst suppression を起こすことは勧められていない[4] (IIb)．

4. 解説

頭蓋内圧亢進に対する治療手順については，American college of surgeons TBI guideline からも提示されている(IV)[8]．これによると GCS 8 未満，ICP 22 mmHg 以上の頭蓋内圧亢進症の患者に対して，まず気道確保・適切な換気，鎮静・鎮痛，必要に応じて筋弛緩を施行して $PaCO_2$ を 35〜40 mmHg に維持す

る．間歇的・あるいは持続的髄液ドレナージを行い，22 mmHg 以下に管理できなければ短時間の過換気療法を行う．20％マンニトール®(0.25 mg/kg～1.0 g/kg 体重)，あるいは 3％高張食塩水(3～5 mL/kg 体重)の静脈内投与を行う．さらに減圧開頭術を施行後，さらに頭蓋内圧コントロールが不良であれば，バルビツレート療法・中等度低体温療法(33～34℃)を導入する．こうしたエビデンスに基づいた標準的治療プロトコールの導入は，頭蓋内圧亢進患者の転帰改善に関与するものと思われる[9, 10] (IIa)．

文献

1) 末廣栄一，他：頭部外傷集中治療の実態．脳外誌 25：214-219, 2016
2) Brain Trauma Foundation ; American Association of Neurological Surgeons ; Congress of Neurological Surgeons : Guidelines for the management of severe traumatic brain injury. J Neurotrauma 24 Suppl : S1-S106, 2007
3) Sorrentino E, et al : Critical thresholds for cerebrovascular reactivity after traumatic brain injury. Neurocrit Care 16 : 258-266, 2012
4) Carney N, et al : Guidelines for the management of severe traumatic brain injury, Fourth Edition. Neurosurgery 80 : 6-15, 2017
5) Kelly DF, et al : Propofol in the treatment of moderate and severe head injury : a randomized, prospective double-blinded pilot trial. J Neurosurg 90 : 1042-1052, 1999
6) Burry C, et al : Redefining hypotension in traumatic brain injury : Injury 43 : 1833-1837, 2012
7) Roberts I, et al : Effect of intravenous corticosteroids on death within 14 days in 10008 adults with clinically significant head injury (MRC CRASH trial) : randomized placebo-controlled trial. Lancet 364 : 1321-1828, 2004
8) Nathens AB, et al : The American college of surgeons trauma quality improvement program. Surg Clin North Am 92 : 441-454, 2012
9) Talving P, et al : Intracranial pressure monitoring in severe head injury : compliance with brain trauma foundation guidelines and effect on outcomes : a prospective study. J Neurosurg 119 : 1248-1254, 2013
10) Hesdorffer DC, et al : Marked improvement in adherence to traumatic brain injury guidelines in United States trauma centers. J Trauma 63 : 841-847, 2007

4-13 外傷性けいれん発作・てんかんとその管理

1. 推奨

(1) 早期発作(急性症候性発作)に対して，予防することが勧められる(グレードA)．

(2) 早期発作の予防薬として，フェニトイン(ホスフェニトイン)，レベチラセタムの経静脈投与が勧められる(グレードB)．

(3) 晩期てんかんの予防を目的とする抗てんかん薬の投与は勧められない(グレードC).

(4) 晩期てんかんに対して,通常のてんかん発作患者へ標準的な手順に従って,管理することが勧められる(グレードA).

(5) 急性頭部外傷のすべての患者と説明のつかない遷延性意識障害の患者,ICUに滞在している意識障害で,精神症状の悪化では説明のつかない初期急性脳神経症状の患者に脳波をモニターすることが勧められる(グレードB).

2. 参考

(1) 外傷性けいれん発作(posttraumatic seizures:PTS)は重症頭部外傷後に起こる急性症候性発作である7日以内の早期発作と,8日目以降の晩期発作に分類される[1]. 外傷性てんかん(posttraumatic epilepsy:PTE)は8日目以降に再発するけいれん発作とされる[1,2].

① 直後発作(immediate seizures):受傷後24時間以内の発生

② 早期発作(early seizures):受傷後7日以内の発生

③ 晩期発作(late seizures):受傷後8日以降発生で再発時→外傷性てんかん(真のてんかん)= posttraumatic epilepsy

(2) PTSの発生率とPTEを生じやすい因子[2-4](IIa)

重症頭部外傷の症候性発作は12%であるが,脳波計により非痙攣性発作は20〜25%に認められる[5,6](III).

① 重症頭部外傷と退院前の早期発作

② 急性脳内血腫また皮質脳挫傷

③ 24時間以上遷延する外傷性健忘

④ 65歳より高齢

⑤ 発症前のうつ病の既往

(3) 外傷性てんかんの発生しやすい時期

メタ解析の結果,PTEの発生する危険のピークは,頭蓋骨骨折や中等症・重症部外傷後1年以内であり,徐々に減少するが10年を越えて高い率で継続する[3,7](IIa).

3. 解説

外傷性てんかん(posttraumatic epilepsy)は, 頭部外傷が原因で外傷性脳損傷に起因するてんかんであり, 症候性局在関連てんかんに分類される. 基本的には部分てんかんである[8].

けいれんとは, 全身または一部の骨格筋が, 不随意な硬直性または間代性収縮を起こすことであり, 持続的あるいは断続的なぴくつきが出現し, 眼瞼けいれんなど, てんかんと無関係な病態でもけいれんを起こす[9].

てんかんとは, 大脳神経細胞群の突発的・同期性過剰放電に基づく現象を示し, けいれんを起こす場合も起こさない場合もある[9].

てんかん重積状態とは,「臨床的あるいは電気的てんかん活動が少なくとも5分以上続く場合, またはてんかん活動が回復なく反復し5分以上続く場合」と定義されている[10, 11].

てんかん重積状態は, 痙攣性てんかん重積状態(convulsive status epilepticus:CSE)と非痙攣性てんかん重積状態(nonconvulsive status epilepticus:NCSE)に分けられる. CSEには, 全身痙攣重積状態(generalized convulsive status epilepticus:GCSE)と部分痙攣重積状態(epilepsia partialis continua), 他があるが, 生命に危機が及び臨床的に重要なのはGCSEである[10, 11].

NCSEとは, 非痙攣性てんかん発作が持続あるいは反復する重篤な状態である. 主に複雑部分発作または単純部分発作が重積する状態で, 急性あるいは慢性に新たな表現型を呈するてんかんの一状態像である[10]. NCSEの診断には脳波測定が必須であり, 原因としての脳波異常であるかを鑑別し, 症状を説明できる脳波異常を認めた場合にはNCSEと診断される[11]. NCSEの症状は, 痙攣発作を呈することなく, 凝視, 反復性の瞬目・咀嚼・嚥下運動, 自動症を呈するほか, 昏睡状態, 過換気後遷延性無呼吸発作, 心静止, 呼吸停止による突然死, 認知症, さまざまな高次脳機能障害を呈する[10].

(1) 外傷後7日以内の直後または早期発作は, 急性症候性発作(acute symptomatic seizure)であり, 真のてんかん(posttraumatic epilepsy)とは区別する[1, 2] (IIb).

(2) フェニトインは早期発作の発病率を低下させることを示されている. しかしながら早期発作自体は転帰を悪化させることとは関連しない[12, 13] (IIb).

(3) フェニトインとバルプロ酸は晩期発作予防のための使用は推奨しない[14]

(III).

(4) 最近，外傷後早期発作の予防効果と毒性との関連で，フェニトインよりレベチラセタムが推奨されるが未だ十分な根拠はない[1, 2, 12, 14] (IIb).

(5) 晩期発作のリスクのある頭部外傷後の脳障害は，はじめにてんかん発作のない時期(潜伏期)があり，再発が始まるまでに数か月から数年の期間がある．脳障害後のてんかん再発までの潜伏期間に適切な治療を行えば晩期発作の予防または軽減可能と思われる[4, 7, 15-17] (III).

文献

1) Lara L, et al : Treatment options for posttraumatic epilepsy. Curr Opin Neurol 30 : 580-586, 2017
2) Brain Trauma Foundation : Guidelines for the management of severe traumatic brain injury, 4th Edition. 2016
3) Tao Xu, et al : Risk factor for posttraumatic epilepsy : A systematic review and meta-analysis. Epilepsy Behav 67 : 1-6, 2017
4) Zimmermann LL, et al : Seizures and role of anticonvulsants after traumatic brain injury. Neurosurg Clin N Am 4 : 499-508, 2016
5) Kubota Y, et al : Nonconvulsive status epilepticus in the neurosurgical setting. Neurol Med Chir 56 : 626-631, 2016
6) Classes J, et al : Electrophysiologic monitoring in acute brain injury. Neurocrit Care Suppl 2 : S129-S147, 2014
7) Rao VR, et al : Clinical approach to posttraumatic epilepsy. Semin Neurol 35 : 57-63, 2015
8) 一般社団法人日本てんかん学会：てんかん学用語辞典（改訂第2版）. 診断と治療社, 2017
9) 日本神経学会（監）:「てんかん診療ガイドライン」作成委員会（編）：てんかん診療ガイドライン 2018. 医学書院, 2018
10) 永山正雄：非痙攣性てんかん重積状態. 記憶に頼らない医療. 今日の臨床サポート [https://clinicalsup.jp/contentlist/104.html]（accessed 2018-10-18）
11) 貴島晴彦, 他：非痙攣性てんかん重積の治療. 脳外誌 25 : 229-235, 2016
12) Torbic H, et al : Use of antiepileptics for seizure prophylaxis after traumatic brain injury. Am J Health Syst Pharm 70 : 759-766, 2013
13) Inaba K, et al : A prospective multicenter comparison of levetiracetam versus phenytoin for early posttraumatic seizure prophylaxis. J Trauma Acute Care Surg 74 : 766-771, 2013
14) Thompson K, et al : Pharmacological treatments for preventing epilepsy following traumatic head injury. Cochrane Database Syst Rev 10
15) Brandon P, et al : Traumatic brain injury and epilepsy : Underlying mechanisms leading to seizure. Seizure 33 : 13-23, 2015
16) Christensen J : The epidemiology of posttraumatic epilepsy. Semin Neurol 35 : 218-222, 2015
17) 大石知也, 他：維持透析患者の外傷性頭蓋内出血では, 外傷性痙攣の頻度が増加する. Neurological Surgery 45 : 303-309, 2017

96   4. ICU 管理

4-14 栄養管理

1. 推奨

(1) 頭部外傷後の代謝亢進・異化亢進に対して，受傷後 7 日までに，必要なカロリーを経静脈栄養または経腸栄養にて投与することが転帰改善の点から勧められる[1-4]（グレード A）．

(2) 経腸栄養による目標カロリー到達が困難な場合は，完全静脈栄養の併用を考慮してもよい（グレード B）[2-4]．

(3) 血糖値は，100〜200 mg/dl にコントロールするよう勧められる[2,5]（グレード B）．

(4) 免疫強化経腸栄養剤の使用は，転帰を改善する可能性があるため考慮してもよい[6]（グレード B）．

2. 参考

(1) 頭部外傷後急性期の基礎エネルギー消費量は，通常の基礎エネルギー消費量の 130〜140％に上昇するが，鎮静薬や筋弛緩薬の併用でその上昇は抑制される[7]（IV）．

(2) 経腸栄養と経静脈栄養での投与経路の違いから，転帰に差はみられなかった[2,4]（III, IV）．

(3) 集中治療管理におけるエネルギー摂取量は，25 kcal/kg/日程度を到達目標とする[5,6,8]（IV）．脳低温療法施行時は，32℃ では 15〜18 kcal/kg/日，34〜35℃ では 18〜22 kcal/kg/日程度のカロリーを糖質主体で行う[9]（IV）．

(4) 頭部外傷急性期の胃腸機能低下による胃内容残渣の問題から経鼻胃管による経腸栄養が困難な場合は，誤嚥性肺炎併発を防ぐために，空腸まで挿入された管からの早期経腸栄養と経静脈栄養の併用または完全静脈栄養を検討する[3,4]（Ia, III）．

(5) 高血糖は，糖利用の減少より，肝での糖産生の亢進によって出現する[10]（III）．

(6) 免疫強化経腸栄養剤には，グルタミン，アルギニン，分岐鎖アミノ酸（バリン，ロイシン，イソロイシン）に微量元素やビタミンなどが含まれている．

3. 付記：欧米文献の検証

(1) 受傷後 7〜10 日間は，窒素バランスが陰性となるので，十分なカロリー（25 kcal/kg/日を目標）の投与が望ましい[2]（IV）．

(2) 経腸栄養は，腸管粘膜の萎縮や腸内細菌交代現象を防ぐことから，より早いタイミングでの投与開始が望ましい[2, 3, 6, 11]（Ia-IV）．

(3) 胃内残渣量が多い場合は，経腸栄養の開始が困難であることが少なくない．この場合，幽門を越えての投与方法である空腸へのチューブ留置が，肺炎の合併を減らし栄養状態の改善に関連する[2, 11]．

(4) 高血糖症は，乳酸蓄積による脳組織のアシドーシスと転帰不良に関連する[12]（IV）．

(5) 血糖値を 80〜110 mg/dl にコントロールする強化インスリン療法での転帰改善は認められない[2]（IV）．また重篤な低血糖（40 mg/dl 未満）のエピソードは，転帰不良因子である[10]（III）．

(6) 免疫強化経腸栄養剤投与による死亡率低下までの臨床的効果は確認されていないが，免疫機能改善による感染制御と良好な転帰をもたらす可能性がある[6]（IV）．

文献

1) Carney N, et al : Guidelines for the management of severe traumatic brain injury, 4th Edition. Neurosurgery 80 : 6-15, 2017
2) Brain Trauma Foundation : Guidelines for the Management of Severe Traumatic Brain Injury, Fourth Edition〔https://braintrauma.org/uploads/03/12/Guidelines_for_Management_of_Severe_TBI_4th_Edition.pdf〕(accessed 2018-07-31)
3) Wang X, et al : Nutritional support for patients sustaining traumatic brain injury : a systematic review and meta-analysis of prospective studies. PLoS One 8（3）: e58838, 2013
4) Perel P, et al : Nutritional support for head-injured patients. Cochrane Database Syst Rev 3 : CD001530, 2006
5) 日本集中治療医学会重症患者の栄養管理ガイドライン作成委員会：日本版重症患者の栄養療法ガイドライン．日集中医誌 23 : 185-281, 2016
6) Taylor BE, et al : Guidelines for the provision and assessment of nutrition support therapy in the adult critically ill patient : Society of Critical Care Medicine（SCCM）and American Society for Parenteral and Enteral Nutrition（A.S.P.E.N）. JPEN J Parenter Enteral Nutr 40 : 159-211, 2016
7) Clifton GL, et al : The metabolic response to severe head injury. J Neurosurg 60 : 687-696, 1984
8) 山口順子，他：重症病態に対する栄養管理の実際③中枢神経障害（頭部外傷による低体温も含む）．栄養−評価と治療 29 : 329-331, 2012
9) 丹正勝久，他：重症頭部外傷に対する脳低温療法中の輸液と栄養管理．栄養−評価と治療 21 :

139-145, 2004

10) Fahy BG, et al : Glucose control in the intensive care unit. Crit Care Med 37 : 1769-1776, 2009
11) Acosta-Escribano J, et al : Gastric versus transpyloric feeding in severe traumatic brain injury : a prospective randomized trial. Intensive Care Med 36 : 1532-1539, 2010
12) Yanagawa T, et al : 18 Nutrition. In : Jallo J, et al ed : Neurotrauma and critical of the brain. Thieme Medical Publishers, Inc, New York, pp339-354, 2009

4-15 抗菌薬

1. 推奨

(1) 重症頭部外傷例では生体防御能が著しく低下し易感染状態となっており，初期治療から計画的な抗菌薬投与を行うことが望ましい（グレードA）．

(2) 人工呼吸器関連肺炎（ventilator-associated pneumonia ; VAP）やカテーテル由来の敗血症の危険性が高いので，定期的に培養検査を行うことが望ましい（グレードA）．可能な限り早期に病巣，原因菌，薬物感受性を確定し，specific therapy へ移行させる努力が必要である．抗菌薬の使用を開始したら，3日前後でその治療判定を行うことが望ましい（グレードA）．細菌培養結果や発熱，CRP，WBC，赤沈の改善，胸腹部画像検査所見の推移などを用いて総合的に判定する．

(3) 緊急手術に対する予防的な抗菌薬の投与は，第一もしくは第二世代のセフェム系の抗菌薬を一回のみ麻酔導入時に投与する（グレードA）．手術時間が長時間になれば術中3時間ごとに同量を追加投与することが望ましい（グレードB）．

(4) 副鼻腔や乳突洞が開放された場合は準清潔手術とされ，第一もしくは第二世代のセフェム系や広域ペニシリン系薬を用いる．汚染が激しい場合は，髄液への移行を考慮して第三世代セフェム系やカルバペネム系の使用を考慮する（グレードB）．

2. 解説

(1) 中等症から重症の頭部外傷では60％程度で発熱などが生じるとされ[1]（IIa），特に重症頭部外傷例では40～45％の頻度で，人工呼吸器関連肺炎（ventilator-associated pneumonia ; VAP）が出現する[2]（IIa）．

(2) 一般には，人工呼吸器装着患者に対する予防的抗菌薬の投与は，効果が確

定されてなく，耐性菌の出現を惹起する可能性があり勧められていない[3]（Ia）．一方では，重症頭部外傷例に対しての挿管6時間以内でのcefuroxime（1.5 g）2倍量が肺炎予防に効果があるとの報告もある．ただし，それにより入院期間や死亡率を低下させることはない[4]（IV）．

(3) 早期の気管切開術により，人工呼吸器の使用期間を減少させるが，肺炎の発生率の低下や転帰には影響しない[5]（IIa）．

(4) 脳室カテーテルのルーチンによる入れ替えや予防的な抗菌薬の投与で，感染の危険性が軽減するというエビデンスはない[6]（IV）．ただし米国の最新のガイドラインでは，脳室ドレナージの際にはカテーテル関連感染症の予防のために抗菌薬浸潤カテーテルの使用を考慮してよいとされた[6]（IV）．

(5) 抗菌薬の投与方法は，empiric（経験的）therapy，specific（特異的）therapy，prophylaxis（予防的）に分類される．CDC guideline（Centers for Disease Control and Prevention）では，empiric therapy としては第一もしくは第二世代セフェムの使用が推奨されている[7]（IV）．

(6) 髄液漏に対する抗菌薬の予防的投与は一定の見解が得られていない．従来より，髄液移行性のよい第三世代ないし第四世代のセフェム系抗菌薬が予防的に投与されがちであったが，予防的投与が有用であるというエビデンスは乏しい[8]（IV）．漫然な使用は耐性菌の出現を惹起する可能性があり，感染兆候が出現したら直ちに抗菌薬を使用することも考慮される[9]（IIb）．

文献

1) Susanne M, et al : Frequency and Impact of Intensive Care Unit Complications on Moderate-Severe Traumatic Brain Injury : Early Results of the Outcome Prognostication in Traumatic Brain Injury（OPTIMISM）Study. Neurocrit Care 18 : 318-331, 2013
2) David AZ, et al : Ventilator-Associated Pneumonia in Severe Traumatic Brain Injury. Neurocrit Care 5 : 108-114, 2006
3) Acquarolo A, et al : Antibiotic prophylaxis of early onset pneumonia in critically comatose patients. A randomized study. Intensive Care Med31 : 510-516, 2005
4) Tang M, et al : Severe traumatic brain injury : maximizing outcome. Mount Sinal J medicine 76 : 119-128, 2009
5) Bouderka MA, et al : Early tracheostomy versus prolonged endotracheal intubation in severe head injury. J Trauma 57 : 251-254, 2004
6) Guidelines for the Management of Severe Traumatic Brain Injury. Neurosurgery 80 : 6-15, 2017
7) Guideline for the prevention of surgical site infection, 1999 : Department of Health and Human Services Centers for Disease Control and Prevention.
8) Bayston R, et al : Use of antibiotics in penetrating craniocerebral injuries. Lancet 355 : 1813-1817, 2000

9）石坂俊輔，他：脳神経外科緊急手術における予防的抗菌薬投与期間の検討．Neurosurg Emerg 13：195-198, 2008

5 手術適応と手術方法

5-1 閉鎖性頭蓋骨陥没骨折

1. 推奨

(1) 手術適応(グレードB)

① 1 cm以上の陥没や高度の脳挫滅が存在した場合

② 審美的に容認しがたい頭蓋骨変形がある場合

③ 静脈洞を圧迫する場合など

(2) 手術方法

陥没骨片挙上術あるいは開頭整復術を考慮してもよい(グレードB).

2. 解説

(1) 陥没骨折の整復が神経症状や外傷性てんかん(晩期てんかん)の頻度を改善するかどうかは証明されていない[1].

(2) 小児例では自然矯正例もあり,手術適応に問題がある[2].

文献

1) 高里良男:開放性頭蓋骨陥没骨折の治療. 救急医学 25:1615-1618, 2001
2) 松前光紀:頭蓋骨骨折. 脳神経外科学大系 12. 中山書店, pp199-204, 2005

5-2 開放性頭蓋骨陥没骨折

1. 推奨

(1) 手術適応（グレードB）

① 高度の汚染創が存在する場合

② 高度の挫滅創，粉砕骨折が存在する場合

③ 脳脱，脳脊髄液漏出など硬膜が損傷し硬膜内外の交通が疑われる場合

④ 骨片が脳内に存在する場合

⑤ 骨片に関連した出血が止まらない場合（静脈洞の損傷など）

⑥ 陥没骨片による静脈洞圧迫に起因する静脈還流障害が存在する場合

⑦ 1cm以上の陥没や高度の脳挫滅の存在する場合

⑧ 審美的に容認しがたい頭蓋骨変形がある場合

⑨ 副鼻腔を含む損傷を認めた場合など

(2) 手術時期

　受傷後24時間以内に手術を行うことが望ましい（グレードA）．手術の時期が受傷後48時間を超えると感染の頻度は明らかに増加するといわれているが72時間との報告もある．

(3) 手術方法

① デブリドマン

　汚染創の場合は培養検査を行い，異物除去や十分な洗浄，デブリドマンを行うことが望ましい（グレードA）．

② 硬膜閉鎖

　(a) 頭皮のみを縫合閉鎖するのではなく，硬膜閉鎖を確実に行うことが望ましい（グレードA）．

　(b) 硬膜の欠損が大きく縫合閉鎖が困難な場合は骨膜，筋膜あるいは腱膜など自家組織のpatchで硬膜形成を行うことが望ましい（グレードA）．

(4) 頭蓋形成の時期

① 高度の汚染創の存在や高度の挫滅創，粉砕骨片の存在，48〜72時間以降の手術，骨片が脳内に存在する場合，脳脱を認めた場合，副鼻腔を含む損傷を認めた場合などでは2段階手術，つまり汚染骨をいったん除去し，後日頭蓋形成を行うことを考慮してもよい（グレードB）．

② 頭蓋形成の時期は汚染状況や術後の経過により判断し，感染が十分に治まったことを確認してから行うことが望ましい（グレード A）.

2. 解説

(1) 硬膜損傷がある場合（穿通性頭部外傷）には，硬膜閉鎖を速やかに行うことが重要である.

(2) 硬膜損傷がない場合（非穿通性頭部外傷）には保存的加療も可能であるが，頭皮は十分な洗浄とデブリドマンを行い閉鎖する必要がある[1].

(3) 硬膜静脈洞近くの骨折に際しては静脈還流障害の恐れもあり，血管撮影等で血行動態の評価をし，十分量の輸血の準備と止血材料の準備をし，手術加療を行う必要がある[2-4].

文献

1 ）Bullock RM, et al：Surgical management of depressed cranial fractures. Neurosurgery 58：52-57, 2006
2 ）内田一好，他：上矢状洞圧迫を伴った開放性頭蓋骨陥没骨折の一例. 日本救急医学会雑誌 12：745-748, 2001
3 ）田中秀一，他：緊急手術を施行した上矢状静脈洞閉塞を伴う開放性頭蓋骨骨折の 1 例. No Shinkei Geka 32：753-758, 2004
4 ）LeFeuvre D, et al：Compound depressed skull fractures involving a venous sinus. Surg Neurol 62：121-126, 2004

5-3 穿通外傷

　穿通外傷は，銃弾，刃物，ガラス片，ネイルガンなどの鋭利なもののほかに，傘，針，箸などの身近な日常生活用品によっても生じる. 刺入経路は経頭蓋的，経眼窩的，経鼻的，経頭蓋底的などがあげられる.

1. 推奨

(1) 初期対応

① バイタルの安定化，つまり primary survey が重要である[1] （IV）（グレード A）.

② 外表観察として，穿通創の入口部と出口部の観察を行う. 髄液漏や脳実質の脱失，組織の欠損状況を確認する[2] （グレード A）.

③ 頭部 CT は脳実質の損傷や血腫，穿通創の方向，頭蓋内への迷入組織など多くの情報が得られ，第一選択として勧められる[3,4]（IV）（グレード A）.

④ 金属片が迷入している場合，MRI 撮像により異物が移動する可能性があり勧められない[3,5]（IV）（グレード C）.

⑤ 動脈もしくは静脈洞などの血管損傷が強く疑われる場合には，血管撮影や CTA を術前に行うよう勧められる[3-5]（グレード A）.

(2) 手術適応

① 受傷 12 時間以内に可及的速やかに手術を行うことが勧められる[3,6]（III，IV）（グレード A）.

② 全例が対象となるが，銃創のように脳損傷が広範囲に及ぶ例は適応とならないことが多い.

(3) 手術方法

① 突き刺さった異物は，手術室に入室するまで除去することは勧められない[7,8]（IV）（グレード C）.

② 開頭は突き刺さった異物周囲まで行い，刺入部はリウエル骨甜子やドリルで慎重に取り除くことが勧められる（グレード A）.

③ 硬膜切開は異物刺入部を中心に放射状に行うことが多い.

④ 硬膜下，脳実質内の血腫を除去し，異物周囲の挫滅脳組織や出血を除去することが勧められる（グレード A）.

⑤ 異物除去に際して，血管損傷の危険性に十分に注意を払う必要がある（グレード A）.

⑥ 頭蓋内に迷入した骨片は，安全に到達できる部位であれば摘出する[9]（IV）（グレード A）.

⑦ 頭蓋内に迷入した骨片が eloquent area に存在する場合，摘出は推奨されない[6]（III）（グレード C）.

⑧ 硬膜の閉鎖は骨膜・筋膜・硬膜などの自家組織を用いて密に行うことが勧められる（グレード B）.

⑨ 広域抗菌薬の投与が推奨される[3,7]（IV）（グレード A）.

⑩ 汚染状況や脳損傷の程度により判断し頭蓋形成は感染が十分に治まったことを確認してから行う二段階手術を考慮してもよい（グレード B）.

(4) 合併症

血管損傷，髄膜炎，脳膿瘍，髄液漏，外傷性てんかんなどがある.

2. 参考

(1) 欧米文献は military literature と civilian literature に大別され，gunshot injury が大多数を占めている．

(2) 穿通性脳損傷の5〜40％に血管損傷を認める[8]（IV）．

(3) 髄液漏の出現が28％に見られ，感染のリスクを増加する[8,10]（III, IV）．

(4) 投与期間については諸説あるが7〜14日以上が推奨される[2]（IIb）．

(5) 穿通性脳損傷のけいれん発生率は約30〜50％と高率と報告される[11]．

文献

1）Blissitt PA : Care of the critically ill patient with penetrating head injury. Crit Care Nurs Clin North Am 18 : 321-332, 2006

2）Esposito DP, et al. : Contemporary management of penetrating brain injury. Neurosurg Q 19 : 249-254, 2009

3）Management and Prognosis of Penetrating Brain Injury ; PART 1 : Guidelines for management of penetrating brain injury. J Trauma 51 : S7-43, 2001

4）Offiah C, et al : Imaging assessment of penetrating craniocerebral and spinal trauma. Clin Radiol 64 : 1146-1157, 2009

5）下田健太郎，他：【Seamless な頭部外傷診療を目指して】特殊な病態・特殊な患者への対応　穿通性頭部外傷　銃創，穿通創への対処．救急医学 38 : 845-848, 2014

6）Hubschmann O, et al : Craniocerebral gunshot injuries in civilian practice : Prognostic criteria and surgical management experience with 82 cases. J Trauma 19 : 6-12, 1979

7）森俊樹，他：はさみによる穿通性頭部外傷の1例．脳外誌 3 : 165-168, 1994

8）中山義也，他：雑草による穿通性脳損傷の1例．脳神経 47 : 1192-1194, 1995

9）作田義雄，他：自動釘打ち機による穿通性脳損傷─外傷性脳動脈瘤合併症例─. No Shinkei Geka 25 : 357-362, 1997

10）Arendall RE, et al : Air sinus wounds : An analysis of 163 consecutive cases incurred in the Korean war 1950-1952. Neurosurgery 13 : 377-380, 1983

11）Salazar AM, et al : Epilepsy after penetrating head injury, I.Clinical correlates : A report of the Vietnam head injury study. Neurology 35 : 1406-1414, 1985

5-4 急性硬膜外血腫

1. 推奨

(1) 手術適応

① 厚さ1〜2cm以上の血腫，または20〜30ml以上の血腫(後頭蓋窩は15〜20ml以上)や合併血腫の存在時には原則として行うことが勧められる(グレードA)．

② 切迫ヘルニアの所見がある場合，神経症状が進行性に悪化する場合は緊急手術を行うことが勧められる(グレードA)．

③ 神経症状がない場合は厳密な監視下に保存的治療を行うことを考慮してもよい(グレードB)．

(2) 手術時期

可及的速やかに行うことが勧められる．(グレードA)

(3) 手術方法

開頭血腫除去術が勧められる(グレードA)．やむを得ず，緊急で穿頭術を施行する際も，引き続き開頭血腫除去術を行うことを考慮する(グレードB)．

2. 付記・解説

(1) 頭蓋内合併損傷がなければ急性硬膜外血腫は治療にて比較的良好な転帰となる可能性が高く，迅速で的確な判断が求められる(IV)．

(2) 急性硬膜外血腫の死亡率は手術例で約5～10%とされていたが，最近ではより低い報告もある[1-3]．予後決定因子には，①年齢，②来院時あるいは手術直前の意識レベル，③瞳孔異常所見，④神経学的症状の増悪から手術までの時間，⑤術後脳圧亢進などが挙げられている[4-7]．CT所見と予後との関連として①血腫量，②正中偏位の大きさ，③高吸収域と低吸収域が混在したheterogeneousな(mixed density blood clot)血腫，④合併脳損傷の有無があげられている[4,7,8](IIb)．

(3) 緊急手術の適応は，瞳孔不同や異常屈曲・伸展肢位などの切迫脳ヘルニアの所見がある場合である．経過中，両側瞳孔散大例，無呼吸を呈したものでも絶対予後不良徴候でないとされている[9]．小児例においても瞳孔異常の所見があっても予後は必ずしも不良ではないとの報告がある[10,11]．やむ得ない場合は，迅速な頭蓋内圧の減圧を期待し穿頭術も考慮される．しかし，血腫が部分摘出にとどまる可能性が高く出血点での止血が困難であるため，引き続き開頭術を行うことが望ましい[12,13](III)．

(4) 意識障害を認めるものは手術適応と思われる．とくに意識清明期が短時間で，症状が急激に進行するものは緊急で開頭血腫除去を行わないと予後が悪い[14](IIb)．

(5) 開頭血腫除去術が原則であるが，合併損傷がある場合，術前に脳ヘルニア所見がある場合には，外減圧を追加することもある[15]．横静脈洞を横切り

テント上下にまたがる血腫の場合，静脈洞上の骨を橋状に残し，上下別々に開頭する[4, 16]．出血源である中硬膜動脈の塞栓術が行われる場合もある[17]．凝固線溶系の破たんや全身状態などの理由で，穿頭術に drain 留置を追加する報告や内視鏡での血腫除去を行う報告もある[18, 19]（III）．

(6) 急性硬膜外血腫は意識清明期が特徴とされているが，これを示す患者は，全患者の47%との review もあり，診断に際して注意が必要である．また，急性硬膜下血腫や脳挫傷の合併の有無も意識清明期の有無に大きく関与する．

(7) 当初，保存的治療を行われた160例のうち37例で血腫の増大があり，平均して最初の CT から5時間で確認されたとの報告がある[20]．24例の血腫の増大をみた報告でも5時間以内であった．神経症状の推移に応じて CT 検査が行われるが，初回 CT と受傷後おおよそ6時間の CT 検査は血腫量の変化の全体像をみるうえで重要である[21]（IIb）．

(8) CT 上の血腫の Hounsfield Unit 値はヘマトクリット値の関係から，流動性のある新鮮血は28，凝血塊は30〜40，血清成分は12程度とされている[22]．したがって早期 CT で血腫が低吸収域として描出される場合には出血が継続していると考え手術を前提に対応する．また高吸収域と低吸収域が混在した heterogeneous な血腫（mixed density blood clot）は活動性出血を示しており注意を要する[23, 24]（III）．

(9) 後頭蓋窩は，容積が小さくかつ脳幹部を含むという解剖学的特徴から，少量の出血でも二次的に脳幹が圧迫されやすい[4]．手術適応の判断にあたっては血腫の厚さはもとより頭蓋内圧亢進症状，脳幹症状の出現も重要である．症状の進行は早く，テント上血腫の場合よりも迅速な対応が必要である[25]．後頭蓋窩硬膜外血腫の CT 所見から手術適応を，①血腫の厚さが15 mm 以上，②後頭蓋窩の脳槽（四丘体槽，迂回槽）の描出が不良，③第四脳室の変形・圧排が著しい，④血腫がテント上に広がったり，脳への圧迫が強かったりする場合，をあげている報告がある．いずれにしてもテント上血腫よりも厳重な対応が望まれる[26]（IIb）．

(10) 急性硬膜外血腫で予後良好例（Glasgow Outcome Scale で good recovery, moderate disability）の60例を見た報告では，22例（36.3%）は保存的加療が行われている．保存的加療が可能だったのは，厳重なる監視下に，①意識レベル：GCS スコア14以上，②CT 上血腫量が20 ml 以下，③CT

上正中偏位，脳槽の変形を認めないもの，④局所神経症状を認めないもの，あるいは一過性のもの，⑤上記の条件が，受傷後6時間以内において増悪傾向のないこと，などである．付帯条件として，①小児例においては意識レベルを含めた神経症状の変化が成人例に比し大きく，より慎重な観察が必要である，②骨折の有無，血腫の部位からみた発生機転や病態の把握も考慮する[27]（IIb）．

文献

1）Bricolo AP, et al : Extradural hematoma : toward zero mortality. A prospective study. Neurosurgery 14 : 8-12, 1984

2）Heinzelmann M, et al : Outcome after acute extradural haematoma, influence of additional injuries and neurological complications in the ICU. Injury 27 : 345-349, 1996

3）Ruff LM, et al : Improving mortality after extradural haematoma in England and Wales. Br J Neurosurg 27 : 19-23, 2013

4）小松洋治，他：硬膜外血腫の手術．神経外傷 32 : 68-74, 2009

5）Cohen JE, et al : Prognosis and clinical relevance of ansocoria-craniotomy latency for epidural hematoma in comatose patients. J trauma 41 : 120-122, 1996

6）Lee EJ, et al : Factors influencing the functional outcome of patients with acute epidural hematomas : analysis of 200 patients undergoing surgery. J Trauma 45 : 946-952, 1998

7）van den Brink WA, et al : The prognostic importance of the volume of traumatic epidural and subdural haematomas revisited. Acta Neurochir（Wien）141 : 509-514, 1999

8）Rivas JJ, et al : Extradural hematoma : analysis of factors influencing the courses of 161 patients. Neurosurgery 23 : 44-51, 1988

9）杉浦誠，他：硬膜外血腫の 120 例の臨床的検討．No Shinkei Geka 16 : 259-265, 1988

10）Gerlach R, et al : Traumatic epidural hematomas in children and adolescents : outcome analysis in 39 consecutive unselected cases. Pediatr Emerg Care 25 : 164-169, 2009

11）Jung SW, et al : Our experience with surgically treated epidural hematomas in children. J Korean Neurosurg Soc 51 : 215-218, 2012

12）刈部博，他：急性硬膜外血腫に対する緊急穿頭術．日神救急会誌 20 : 69-72, 2007

13）Nelson JA : Local skull trephination before transfer is associated with favorable outcomes in cerebral herniation from epidural hematoma. Acad Emerg Med 18 : 78-85, 2011

14）Haselsberger K, et al : Prognosis after acute subdural or epidural haemorrhage. Acta Neurochir（Wien）90 : 111-116, 1988

15）Otani N, et al : Surgical outcome following a decompressive craniectomy for acute epidural hematoma patients presenting with associated massive brain swelling. Acta Neurochir Suppl 106 : 261-264, 2010

16）榊原毅彦，他：基本をマスター 脳神経外科手術のスタンダード テント上下に及ぶ外傷性急性硬膜外血腫の手術．脳外速報 19 : 622-627, 2009

17）Suzuki S, et al : Efficacy of endovascular surgery for the treatment of acute epidural hematomas. AJNR Am J Neuroradiol 25 : 1177-1180, 2004

18）Habibi Z, et al : Burr-hole drainage for the treatment of acute epidural hematoma in coagulopathic patients : a report of eight cases. J Neurotrauma 29 : 2103-2107, 2012

19）Ohshima T, et al : Combined endovascular and endoscopic surgery for acute epidural hematoma in a patient with poor health. Neurol Med Chir（Tokyo）52 : 829-831, 2012

20）Sullivan TP, et al : Follow-up of conservatively managed epidural hematomas : implications for

timing of repeat CT. AJNR Am J Neuroradiol 20 : 107-113, 1999
21) Sakai H, et al : Serial changes in acute extradural hematoma size and associated changes in level of consciousness and intracranial pressure. J Neurosurg 8 : 566-570, 1988
22) New PF, et al : Attenuation measurements of whole blood and blood fractions in computed tomography. Radiology 121 : 635-640, 1976
23) Zimmerman RA, et al : Computed tomographic staging of traumatic epidural bleeding. Radiology 144 : 809-812, 1982
24) Besenski N : Traumatic injuries : imaging of head injuries. Eur Radiol 12 : 1237-1252, 2002
25) Hayashi T, et al : Acute epidural hematoma of the posterior fossa--cases of acute clinical deterioration. Am J Emerg Med 25 : 989-995, 2007
26) Otsuka S, et al : Study on cases with posterior fossa epidural hematoma--clinical features and indications for operation. Neurol Med Chir（Tokyo）30 : 24-28, 1990
27) 三木保, 他：CT scan と意識レベルからみた急性硬膜外血腫の保存的治療の可能性. CT 研究 5 : 543-552, 1985

5-5 急性硬膜下血腫

1. 推奨

(1) 手術適応

① 血腫の厚さが 1 cm 以上の場合, 意識障害を呈し正中偏位が 5 mm 以上ある場合（グレード A）

② 明らかな mass effect があるもの, 血腫による神経症状を呈する場合（グレード A）

③ 当初意識レベルが良くても神経症状が急速に進行する場合（グレード A）

④ 脳幹機能が完全に停止し長時間経過したものは, 通常行うことは勧められない（グレード C）.

(2) 手術時期

可及的速やかに行うことが勧められる（グレード A）.

(3) 手術方法

① 大開頭による血腫除去術が勧められる（グレード A）.

② 局所麻酔下に穿頭・小開頭を考慮してもよい（グレード B）.

③ 切迫している場合は先に緊急穿頭術を考慮してもよい（グレード B）.

④ 頭蓋内圧亢進が予想されるときに外減圧術を考慮してもよい（グレード B）.

2. 付記，解説

(1) 急性硬膜下血腫は，他の頭蓋内血腫などを合併し，さらに二次的な脳浮腫，脳腫脹，出血などが頭蓋内圧亢進，脳循環・代謝の障害をきたし悪循環を形成するため，治療が非常に困難である．そのため，予後の改善には，手術のみならず，病院前救護から術後の全身管理まですべてが重要となる[1,2]（IV）．

(2) 急性硬膜下血腫の死亡は，手術例では約 40〜60％といわれている[3-5]．予後に関係する因子として，年齢や意識レベル，CT 所見から血腫の厚さ，量，正中偏位の強さ，脳底槽の描出などが挙げられているが[3-5]，否定的な意見もある[6]．333 例の急性硬膜下血腫を対象とした報告では，転帰不良因子として，①最初の CT での正中偏位 20 mm 以上，②最初の CT での脳底部くも膜下腔の消失，③最初の CT での左側頭部病変，④瞳孔異常があげられている[7]（IIb）．

(3) 急性硬膜下血腫の病態は複雑で手術適応の判断は難しい．併存する脳実質損傷の有無によって simple hematoma type と complicated hematoma type に分けられることが多いが，受傷機転を含めた重症度や緊急度が異なり，病態も一次性と二次性のどちらの脳損傷がより寄与するか異なるためである[8]（IIb）．

(4) さらには，臨床症状が急激に変化を示す場合が少なくないことがあげられる．急性硬膜下血腫の症例では受傷直後から意識障害を呈する重症例も多いが，talk and deteriorate の症例のうち，12％が初診時に JCS 1 桁の意識障害から 3 桁の意識障害に 3 時間以内で悪化し，死亡率も 61％と高率であったとの報告がある[9]．また，talk and deteriorate の症例は，高齢者で急性硬膜下血腫の患者で起こしやすいとの報告もある[10]（IIb）．

(5) 脳幹機能が完全に停止し長時間経過したものは通常手術適応にならない．急性硬膜下血腫症例で，両側瞳孔反応が消失してから 3 時間以上経過した手術症例の死亡率は，88％であった[11]．しかし，severe brain dysfunction（両側頭位眼球反射消失，両側瞳孔反射消失，両側除脳硬直）でも，simple hematoma type で高齢者でなく，意識障害から 2 時間以内に手術が施行されたときに予後良好例も報告されている[12]（III）．

(6) 意識障害を呈し，5 mm 以上の正中偏位をみる場合は，緊急手術の適応で

ある．高齢者などで GCS スコア 9 以上であっても急速な意識状態の悪化を見た場合(talk and deteriorate)は，迅速な減圧が必要である[9, 13]．開頭に先立ちベッドサイドあるいは外来での穿頭術も考慮される．緊急的穿頭血腫除去術の適応基準は，①GCS スコアが 4 以上，②急速な意識増悪例，③昏睡に陥ってから短時間の症例，④広範な脳挫傷や脳内出血を伴わない症例，⑤瞳孔異常例などである[14-17]．また，高齢者や重篤例，開頭困難例などに穿頭術が行われる場合もある[18-20]．しかし，この緊急穿頭術を初期治療に位置付ける試みは続けられているが，有効性を示すに至っていない[21, 22](IIb)．

(7) 手術法には①開頭による血腫除去術，②減圧開頭術(外減圧術)，③極小開頭・血腫洗浄術(hematoma irrigation with trephination therapy：HITT)，④合併脳実質損傷に対する内減圧術などがあり，その優劣や選択基準については結論が出ていない．

(8) 外減圧の目的は頭蓋内圧亢進に続発するテント切痕ヘルニアを解除，緩解し，二次的脳損傷を防止することにある．術後に脳腫脹が予想される場合に行われるが，適応に明確な基準はない[23, 24]．しかしながら，最近否定的な報告も行われている[25](IIb)．

(9) 急性硬膜下血腫に対しての外減圧術の問題点として，骨縁での静脈還流障害による脳浮腫の悪化や遅発性出血や対側血腫の発生などがある．HITT は，これらの問題点に対処するために，血腫は可及的に除去しかつ脳実質損傷は生理的頭蓋内環境下で保存的に加療することを目的とした治療であるが，有効性については一定の見解をみていない[26](IIb)．

(10) まれながら血腫が自然に消失あるいは減少することがあり，保存的加療が可能であることもある．抗血小板薬の内服や血腫と骨の間に CT で低吸収域がある場合などを予測因子とする報告がある．ただ，このような経過を予測することは困難であり，外科的治療を行える体制を整えたうえでの厳重な観察が必要である[27](IIb)．

文献

1）八ツ繁寛，他：急性硬膜下血腫の手術．脳神経外科速報 19；744-749, 2009

2）Karibe H, et al：Surgical management of traumatic acute subdural hematoma in adults：a review. Neurol Med Chir（Tokyo）54：887-894, 2014

3）Hatashita S, et al：Acute subdural hematoma：severity of injury, surgical intervention, and mortality. Neurol Med Chir（Tokyo）33 : 13-18, 1993

4） Koç RK, et al : Acute subdural hematoma : outcome and outcome prediction. Neurosurg Rev 20 : 239-244, 1997

5） Servadei F, et al : CT prognostic factors in acute subdural haematomas : the value of the 'worst' CT scan. Br J Neurosurg 14 : 110-116, 2000

6） van den Brink WA, et al : The prognostic importance of the volume of traumatic epidural and subdural haematomas revisited. Acta Neurochir（Wien）141 : 509-514, 1999

7） 石坂秀夫，他：急性硬膜下血腫の転帰不良因子の検討および転帰予測．神経外傷 29 : 33-37, 2006

8） 河北賢哉，他：Acute subdural hematoma における complicated hematoma type と simple hematoma type の臨床的検討．神経外傷 38 : 33-37, 2015

9） 梅澤邦彦，他：急性硬膜下血腫 469 例の検討：Talk & deteriorate を呈する群の特徴．神経外傷 34 : 132-138, 2011

10） 榊原陽太郎，他：Talk & deteriorate 症例の検討：自験例の報告と文献的考察．神経外傷 39 : 27-31, 2016

11） Sakas DE, et al : One-year outcome following craniotomy for traumatic hematoma in patients with fixed dilated pupils. J Neurosurg 82 : 961-965, 1995

12） 小沼武英，他：急性硬膜下血腫手術例― GCS 8 以下の重症例の検討．神経外傷 15 : 157-161, 1992

13） Haselsberger K, et al : Prognosis after acute subdural or epidural haemorrhage. Acta Neurochir（Wien）90 : 111-116, 1988

14） 小沼武英，他：外傷性急性頭蓋内血腫に対する外来での緊急的穿頭術の意義．神経外傷 16 : 161-166, 1993

15） 亀山元信，他：重症頭部外傷に対するわれわれの治療戦略―外来穿頭術からの展開―．神経外傷 22 : 22-27, 1999

16） 末廣栄一，他：急性硬膜下血腫に対する穿頭術の減圧効果．Neurosurg Emerg 14 : 177-182, 2009

17） 朴永鉄，他：最重症急性硬膜下血腫に対する救急外来緊急穿頭術の治療成績．神経外傷 33 : 60-68, 2010

18） 塩見直人，他：緊急穿頭術を施行した急性硬膜下血腫重症例の治療成績．神経外傷 28 : 33-39, 2005

19） 三宅康史，他：重症急性硬膜下血腫症例に対する緊急穿頭血腫洗浄術の実際．日本神経救急会誌 17 : 27-32, 2004

20） 宮田昭宏，他：JNTDB における急性硬膜下血腫の臨床的特徴と治療・転帰：プロジェクト 1998 とプロジェクト 2004 の比較から．神経外傷 31 : 181-192, 2008

21） 中村弘，他：成人急性硬膜下血腫に対する穿頭血腫除去手術の適応と転帰：頭部外傷データバンクプロジェクト 1998，2004 登録データによる分析．神経外傷 32 : 75-81, 2009

22） 刈部博，他：重症頭部外傷に対する治療戦略としての穿頭術の現状―特に急性硬膜下血腫症例における有用性と限界について―．日本頭部外傷データバンクプロジェクト 2009 の分析．神経外傷 36 : 30-36, 2013

23） 刈部博，他：頭部外傷手術の基本とピットフォール．脳外誌 22 : 822-830, 2013

24） Li LM, et al : Outcome following evacuation of acute subdural haematomas : a comparison of craniotomy with decompressive craniectomy. Acta Neurochir（Wien）154 : 1555-1561, 2012

25） Rush B, et al : Craniotomy Versus Craniectomy for Acute Traumatic Subdural Hematoma in the United States : A National Retrospective Cohort Analysis. World Neurosurg 88 : 25-31, 2016

26） 有賀徹，他：急性硬膜下血腫に対する極小開頭 血腫除去療法（Hematoma irrigation with trephination therapy, HITT）の意義．脳神経 36 : 709-716, 1984

27） Fujimoto K, et al : Predictors of rapid spontaneous resolution of acute subdural hematoma. Clin Neurol Neurosurg 118 : 94-97, 2014

5-6 | 脳内血腫，脳挫傷

1. 推奨

(1) 以下の症例は外科治療を行うことを考慮してもよい(グレードB).

① CTで血腫や挫傷性浮腫によりmass effectを呈する症例のうち，神経症状が進行性に悪化する症例，保存的治療では頭蓋内圧(intracranial pressure：ICP)亢進がコントロール不良の症例

② 後頭蓋窩病変では頭部CT上，第四脳室の変形・偏位・閉塞を認める症例，脳底槽の圧排・消失を認める症例，閉塞性水頭症を認める症例で神経症状が認められる症例

(2) 外科的治療は可及的速やかに行うよう勧められる(グレードA).

(3) 手術方法

① 開頭血腫除去術を行うよう勧められる(グレードA).

② 著しい挫傷性浮腫に対しては，挫傷脳の切除(内減圧術)を行うことを考慮してもよい(グレードB)

2. 参考

　進行性の意識障害とともに脳内血腫や挫傷性浮腫などの増悪が確認された場合は，早めに外科的治療をすべきであるとの意見が多い.昏睡状態にまで悪化した症例は，手術をしたとしても予後不良であることが明らかになっている.外科治療の具体的な適応基準として下記が報告されている[1].

(1) 神経症状が進行的に悪化する症例

(2) ICPが30 mmHg以上になる症例

(3) CTで血腫や挫傷性浮腫によりmass effectを呈する症例

(4) 保存的治療ではコントロール困難なICP亢進をきたす症例

(5) GCS 6〜8で脳実質損傷の容積が50 cm³以上の症例，前頭葉や側頭葉の病変の場合は20 cm³以上かつ5 mm以上の正中偏位がある場合，もしくはCTで脳槽の圧排所見がある症例

3. 付記

(1) Bullockらは外傷性脳内血腫85例を対象に，CTおよびICPから手術適応

について検討した. 65%は ICP 亢進のため手術を行い, 35%は ICP がコントロールされていたため保存的に治療を行った. しかし, このうちの17%は受傷後6〜11日の間に ICP 亢進をきたし死亡した. ICP の初期値からその後の推移を予測することはできず, CT および臨床症状を加えて検討した結果, 脳底部髄液槽の状態, 意識レベル, 血腫周辺の浮腫が手術決定上重要であったと述べている. その基準として, ①CT で脳底部髄液槽が消失しているときは, 意識レベルに関係なく手術する. ②血腫周辺の浮腫が広汎な場合には手術を考慮する. ICP 測定および適時の CT を行い注意深く経過観察する. ③昏睡患者では手術の有無にかかわらず ICP 測定を行うべきであると述べている[2](III).

(2) 頭部外傷データバンクからの報告では, 脳挫傷に対する挫傷脳摘出術群の転帰は, 保存的治療群に比べて有意に死亡率を減少させた[3](III).

(3) Alahamadi らは脳挫傷の増大を継時的な CT と臨床所見から検討を行った. 入院時に保存的治療を選択された脳挫傷のうち, 経過中に脳挫傷が CT 上で30%以上の増大を45%に認めた. そして全体の19%に外科的治療が行われた. 脳挫傷が増大する因子は, 脳挫傷の大きさと急性硬膜下血腫の存在であった[4](III).

4. 解説

開頭血腫除去術や挫傷脳摘出術は脳内血腫や挫傷性浮腫の増大において, 唯一の ICP コントロール法であるが, 死亡率を減らすものの転帰良好群の増加には至らない[5]. 手術のタイミングが治療効果の改善を妨げる要因になっている可能性がある. 脳内血腫や脳挫傷に対して外減圧術を考慮してもよいが, その有効性については未だ証明されていない.

文献

1) Bullock MR, et al : Surgical management of traumatic parenchymal lesions. Neurosurgery 58 (Suppl) : S25-46, 2006

2) Bullock R, et al : Traumatic intracerebral hematoma--which patients should undergo surgical evacuation? CT scan features and ICP monitoring as a basis for decision making. Surg Neurol : 181-187, 1989

3) 川又達朗, 他：脳挫傷に対する減圧手術の効果 頭部外傷データバンク登録182症例の検討. 神経外傷 27 : 165-169, 2004

4) Alahamadi H, et al : The natural history of brain contusion : an analysis of radiological and clin-

ical progression. J Neurosurg 112 : 1139-1145, 2010
5) Maeda T, et al : Surgical management of traumatic brain edema. In : Lo EH, et al（eds）: Vascular Mechanisms in CNS Trauma. Springer New York Heidelberg Dordrecht London, 2014, pp379-389

5-7 びまん性脳損傷

局所性脳損傷に対して，回転加速度による剪断力損傷により脳の広い範囲に損傷が及んだ場合をびまん性脳損傷という．主な病態は，脳振盪，びまん性軸索損傷，びまん性脳腫脹からなる．脳損傷の程度は，軽症の脳振盪から，遷延性の意識障害や脳幹症状を伴う重症まで様々である．

1. 推奨

(1) びまん性軸索損傷は，受傷直後より意識障害が続き，CT ではそれを説明するような頭蓋内病変が認められない頭部外傷である．Gennarelli らは，意識消失（昏睡）の持続時間から，びまん性脳損傷の重症度を分類している（表1）[1]．保存的治療が原則であり外科的治療を行うことは勧められない（グレードC）．

(2) びまん性脳腫脹は，びまん性脳損傷の一型と考えられており，小児に多く成人には少ない．保存的治療中や mass lesion の除去後に著しい脳腫脹をきたすことがあり，広範囲の減圧開頭術（待機的広範囲減圧開頭術）を行

表1 びまん性脳損傷の分類

	軽症脳振盪	脳振盪	びまん性軸索損傷		
			軽症	中等症	重症
意識消失	（－）	直後より	直後より	直後より	直後より
意識消失時間	（－）	6 時間以内	6～24 時間	24 時間以上	24 時間以上
除脳硬直	（－）	（－）	稀に（＋）	時に（＋）	（＋）
自律神経障害（高血圧・発汗過多・過高血圧）	（－）	（－）	（－）	（－）	（＋）
覚醒後における					
外傷後健忘	分単位	分～時間単位	時間単位	日単位	週単位
記憶障害	（－）	最小	軽度～中等度	軽度～中等度	重度
運動障害	（－）	（－）	（－）	軽度	重度

〔Gennarelli TA : Cerebral concussion and diffuse brain injuries. In : Cooper PR（ed）: Head Injury, Third Edition. Williams & Wilkins, Baltimore, 1993, pp137-158 より一部改変〕

うことを考慮してもよい(グレード B).

2. 参考

著しい脳腫脹に対する減圧開頭術の適応
(1) 保存的治療で頭蓋内圧(ICP : intracranial pressure)が制御不能(>30〜35 mmHg),または脳ヘルニアの進行がある症例
(2) 小児および若年者の症例
※重篤な一次性脳幹損傷がある症例,GCS 3 で両側瞳孔散大固定症例は適応外
※外科治療は,適応を十分考慮した後,可及的速やかに行う.ICP が持続的に 40 mmHg 以上になる前に施行する.

3. 付記

(1) 宮田らは,びまん性脳損傷における ICP と生命曲線について 17 症例を対象に検討した.12 症例が生存し ICP の平均は initial 14.1 mmHg,peak 26.8 mmHg,死亡群では initial 57.6 mmHg,peak 91.0 mmHg であった.統計学的検討から ICP の救命閾値は initial 27 mmHg,peak 46 mmHg であるとされた.以上の結果から,initial ICP が 25 mmHg 前後で内科的治療や髄液ドレナージを行っても,peak ICP が 40〜45 mmHg を超える症例は,早期の外減圧術を検討するべきである[2] (III).

(2) Polin らは,TCDB における重症な脳浮腫に対して行われた両側前頭開頭術と内科的治療の観察研究を行った.GR/MD は開頭群で 37%,内科的治療群で 16%,18 歳未満では GR/MD の割合が開頭群で 44%であり,より効果的であった[3] (III).

(3) Josan らは,小児の ICP が制御不能な症例に対して,不可逆的脳虚血変化が起こる前に外減圧術を施行すれば良好な結果が得られる可能性を示した(外減圧群の転帰は全例良好であり,非外減圧群では半数が良好で 33%が死亡であった)[4] (III).

(4) Olivecrona らは,保存的療法により ICP が制御不能な症例 93 例(平均年齢 37.6 歳)に対して外減圧術の効果について検討した.21 例に手術が行われたが,転帰良好な傾向は認められたものの有意差は認められなかった[5] (III).

(5) Cooper らによる DECRA Trail は，びまん性脳損傷に伴う制御困難な ICP 亢進（1 時間あたり 15 分以上の ICP>20 mmHg）を呈した 15〜59 歳の 157 症例に対して外減圧術の効果について検討した．無作為抽出された 73 例に対して広範囲の両側前頭側頭頭頂開頭術を施行，非手術群と比較したところ外減圧群は，明らかに ICP を低下させるが（14.4 vs. 19.1 mmHg，P<0.001），術後 6 か月の生存率は改善を認めず，予後は非手術群に比べて悪化した[6]（Ia）．

(6) Hutchinson らは，頭部外傷による ICP 亢進に対する減圧開頭術の有用性を評価するための RCT，RESCUE-trial を行った．対象は受傷後の CT で脳に異常を認めた 408 症例（10〜65 歳）であり，内科的治療を行っても ICP が 25 mmHg 以上，1〜12 時間持続する症例を ICP 亢進として，減圧開頭群とバルビツレート療法群の 2 群に分けた．血腫除去は減圧開頭に含まず，減圧開頭の片側か両側かは脳浮腫の範囲により選択された．減圧開頭術群では，内科的治療群と比較して死亡率は低いが（26.9% vs. 48.9%；6 か月時，30.4% vs. 52.0%；12 か月時），重度の神経学的後遺症を有する率が高かった（45.8% vs. 24.5%；6 か月時，30.4% vs. 19.6%；12 か月時）．減圧開頭術群では ICP 低下（<25 mmHg）までの時間は早かったが（5 時間 vs. 17 時間），有害事象の出現は高頻度であった（16.3% vs. 9.2%）．生存者における ICU 在室日数は，減圧開頭術群で短縮を認めた（15.0 日 vs. 20.8 日）[7]（I）．

4. 解説

　後ろ向き研究においては，減圧開頭術によって，生存率，神経学的予後の改善が認められた．しかし，RCT において広範囲減圧開頭術の効果は認められない．びまん性脳腫脹を認める重篤な脳損傷は，一次性脳損傷が重症であることや合併症を含めた手術侵襲の大きさが治療効果の改善を妨げる要因になっているものと考えられる．

文献

1) Gennarelli TA : Cerebral concussion and diffuse brain injuries. In Cooper PR (ed) : Head Injury Third Edition. Baltimore, Williams & Wilkins, pp137-158, 1993
2) 宮田圭，他：びまん性脳損傷における頭蓋内圧と生命転帰について．No Shinkei Geka 39 : 657-662, 2011

3 ）Polin RS, et al : Decompressive bifrontal craniectomy in the treatment of severe refractory posttraumatic cerebral edema. Neurosurgery 41 : 84-94, 1997

4 ）Josan VA, et al : Early decompressive craniectomy may be effective in the treatment of refractory intracranial hypertension after traumatic brain injury. Childs Nerv Syst 22 : 1268-1274, 2006

5 ）Olivecrona M, et al : Effective ICP reduction by decompressive craniectomy in patients with severe traumatic brain injury treated by an ICP-targeted therapy. J Neurotrauma 24 : 927-935, 2007

6 ）Cooper JD, et al : Decompressive craniectomy in diffuse traumatic brain injury. N Eng J Med 364 : 1493-1502, 2011

7 ）Hutchinson PJ, et al : Trial of decompressive craniectomy for traumatic intracranial hypertension. N Eng J Med 375 : 1119-1130, 2016

5-8 | 外傷性頭頚部血管損傷

　CT の普及により頭部外傷の初期診療において脳血管撮影を施行することが稀となり，外傷に続発する頭頚部血管損傷が見逃されている可能性は否定できない．しかし一方では 3D-CTA，MRA の普及によりある程度のスクリーニングが可能になってきているのが現状と思われる．

5-8-1　診断のための検査

1．推奨

（1）適応基準

　表 2 に示すような受傷機転，症状・症候・画像所見を認めた場合，外傷性頭頚部血管損傷合併の可能性が高く，血管系のスクリーニングが推奨される（グレード A）．

（2）時期

　できる限り早期に診断のための頭頚部血管の検査を施行する．外傷性くも膜下出血の場合で脳血管攣縮の診断を行うためには発症から 4〜7 日前後に検査を施行することが望ましい（グレード A）．

（3）方法

　脳血管造影，MRA，3D-CTA を施行する（グレード A）．脳血管造影は頚部から頭蓋内外の血管の評価が可能で，しかも必要に応じて血管内治療にも移行できるので gold standard といえる．

5-8 外傷性頭頸部血管損傷　　119

表2　鈍的頭部外傷症例における外傷性頭頸部血管損傷のスクリーニング推奨基準

1. 過度の頸部過伸展，屈曲，回旋（特にびまん性軸索損傷を伴う場合）
2. CT・MRI などの画像所見で説明できない神経症状（一過性脳虚血発作，一過性黒内障，Horner 症候群などを含む）
3. CT・MRI 上の脳梗塞
4. 頸部軟部組織損傷（例：シートベルト損傷，絞首）で，明らかな頸部腫脹，頸部腫脹の増大，精神症状を認める場合
5. 50 歳未満の症例の頸部雑音
6. 頸動脈管や破裂孔を含む頭蓋底骨折
7. 顔面正中の骨折，特に Le Fort II, III 型の顔面骨折，複雑下顎骨折
8. 頸椎骨折

（Biffl WL, et al：Blunt cerebrovascular injuries. Curr Probl Surg 36：505-599, 1999；Miller PR, et al：Prospective screening for blunt cerebrovascular injuries：Analysis of diagnostic modalities and outcomes. Ann Surg 236：386-395, 2002 より改変）

2. 参考・付記

　鈍的頭頸部外傷症例における頭頸部血管損傷のスクリーニング基準としては Biffl らの報告[1]と Miller らの報告[2]が有用である．

　外傷性脳血管攣縮以外は，動脈内膜損傷から始まり，壁の解離，さらには血管壁の破綻に至る一連の病態の一断面であると理解することができる Biffl ら[1]の提唱する grading scale は簡便で使用しやすい．

Grade I（Luminal irregularity or dissection without luminal narrowing）：狭窄を伴わない壁の不整または解離

Grade II（Dissection or intramural hematoma with luminal narrowing or intimal flap）：狭窄や内膜 flap を伴う解離や壁内血栓

Grade III（Pseudoaneurysm）：仮性動脈瘤

Grade IV（Occlusion）：血管の閉塞

Grade V（Transection with free extravasation）：血管断裂

5-8-2　治療

1. 推奨

（1）適応基準

　検査により出血性（血管断裂，脳動脈瘤，動静脈瘻など），あるいは非出血性

（血管壁の不整，狭窄，閉塞など）の頭頸部血管病変を認めた場合（グレードA）．

(2) 時期

できるだけ早期に治療を開始することが望ましい（グレードA）．

(3) 方法

病態により治療法が異なる．

2. 参考・付記

Biffl ら[1]の提唱する grading scale において Grade I，Ⅱ の損傷ではアスピリンまたはヘパリンによる抗血栓療法と画像のフォローが推奨されている[1,2]．

3. 解説

病態としては，血管断裂，血管閉塞，動脈瘤，動静脈瘻，脳血管攣縮などがあげられる．それぞれの受傷機転，病態，症状，治療につき以下に解説を加える．

(1) 外傷性血管断裂

① 受傷機転・病態：戦争や凶悪犯罪によるものが多く，穿通性頸動脈損傷が多い．頸部開放性損傷全体の約6%に認められ，受傷機転としては戦傷，ナイフなどの凶器による外傷が大部分を占め，青年層の男性に多発する傾向がある[3-5]．中大脳動脈や椎骨動脈の断裂の報告もある．

② 症状：意識障害，大量出血，ショック，呼吸困難もしくは DOA（death on arrival）に陥っていることもまれではない．

③ 治療：脳血管撮影を施行する余裕がなく，肉眼的所見のみで損傷部位の修復や縫合を要する症例が少なくない．症状が軽くショック状態まで至っていない症例では緊急の適切な損傷部位の修復により良好な成績も報告されている[3,6]．

(2) 外傷性動脈閉塞

外傷性動脈閉塞は，内頸動脈，特に頸部内頸動脈に多く，この他には，椎骨動脈，中大脳動脈などに発生しやすい．

(2)-1. 頸部内頸動脈閉塞症

① 受傷機転：非開放性損傷によるものが多いが，開放性のこともある．10〜30歳代の男性に圧倒的に多い．原因としては交通事故が最も多いが，

フットボールなどのスポーツ外傷，喧嘩なども多い[7]．Yamada らの 52 例の review[8]では頚部の直接損傷を示唆する所見は比較的少なく（17%），頚部に所見のないものが多い（75%）．

② 病態：損傷の機序としては以下の 5 つが報告されている[7,8]．①頚部への直接外力による損傷，②間接的な頚部の過伸展や過度の回転時の第 1・2 頚椎による損傷，③急速な頚部屈曲による下顎と上部頚椎間での圧迫，④口腔内，特に扁桃周囲の鈍的外傷による圧迫，⑤強い頚部回転時の茎状突起による閉塞．これらによって，内頚動脈の内膜損傷が起こり血栓形成が発生する場合と，内膜と中膜に断裂をきたし解離を生じて血管壁内に血液が流入し血管内腔を閉塞する場合がある．閉塞部位は内頚動脈分岐部より 1〜3 cm 上方が最多[7]で，次いで 6〜7 cm 上方で頚動脈管に入った部位が多い[9]．

③ 症状：意識障害や片麻痺が受傷 12〜48 時間後に出現することが多く，遅いものでは数日後と，遅発性に出現する点が重要である[7]（IV）．

④ 治療：早期の血栓除去，血管内治療を含めた血行再建術などが試みられ，その有効性も報告されているが[7,9]，急激な血流再開による脳浮腫や出血性梗塞の問題がある．保存的療法のほうがよいとする報告もあり[7]，確定的な治療法はない．予後は，死亡率 30〜40%，重篤な神経脱落症状の残存が 40〜50%とされ，一般に不良である[8]（IV）．

(2)-2. 椎骨動脈閉塞症

① 受傷機転・病態：頚部の過伸展や強い回転により椎骨動脈が伸展し，内膜や中膜が損傷される．カイロプラクティックによるものも多い．また，斜台や頚椎の骨折，atlanto-axial dislocation などが直接椎骨動脈や脳底動脈を圧迫，損傷して閉塞を起こす場合がある[10]．閉塞部位は第 1 頚椎部が最も多い．急性期の頚椎脱臼骨折整復により閉塞椎骨動脈の再開通による塞栓症で脳幹・小脳梗塞をきたすリスクがある[11]（IV）．

② 症状：症状の発現は対側の椎骨動脈の発達程度による．小脳症状や Wallenberg 症候群を呈する．解離の場合には患側の後頚部痛が高頻度に認められる[12]（IV）．

③ 治療：保存的治療が主体である．脱臼骨折整復後の再開通リスクに対して，損傷椎骨動脈をコイルで塞栓する方法や抗凝固療法などが報告されている[11]（IV）．

(2)-3. 頭蓋内動脈閉塞症

頭蓋内内頚動脈の閉塞もまれに生じる．内頚動脈海綿静脈洞部は硬膜で固定されているが，その末梢部には可動性がある．頭部打撲に伴う急激な脳のずれによって剪断外力が作用し，内膜断裂が生じるためとされる．内頚動脈で形成された血栓が遊離し，前大脳動脈，中大脳動脈が閉塞する場合もある．

(3) 外傷性静脈洞閉塞（血栓症）

外傷性静脈洞血栓症は静脈洞血栓症の約4%とまれである．上矢状静脈洞，ついで横静脈洞の頻度が高い．

① 受傷機転・病態：発生機序としては，①骨折線が直接静脈洞を横切り，内膜損傷による血栓形成，②骨折片，異物や血腫により静脈洞が圧迫され血流の停滞が生じるもの，③血小板や赤血球の破壊による凝固系の異常な亢進などがあげられる[13, 14]．

② 症状：一般に急激に発症するが，特有な症状はなく，頭蓋内圧亢進による頭痛，うっ血乳頭，意識障害などで始まる．脳内血腫を合併しやすく，それによる巣症状としての片麻痺やけいれんを呈することが多い．

③ 治療：血栓化の抑制，頭蓋内圧のコントロールと閉塞静脈洞の再開通への対処が中心となる．

(4) 外傷性脳動脈瘤

全脳動脈瘤の0.5%以下の発生とされ，比較的まれな疾患である．若年男性に多い．

① 受傷機転：穿通性頭部外傷でも発生するが，平時での多くは閉鎖性頭部外傷による．

② 病態：穿通性頭部外傷では，銃弾，骨片，その他の異物などによる動脈壁の直接損傷により生じる[15]．閉鎖性頭部外傷では受傷時の脳の移動によって動脈が大脳鎌，テント縁，蝶形骨縁などで直接損傷される場合と，脳の変形を原因とする剪断損傷によって動脈壁の過伸展やねじれなどで裂け目を生じる間接損傷によって生じる[16]．発生部位は大部分テント上で，なかでも中大脳動脈，前大脳動脈に多い[17]．中大脳動脈瘤は閉鎖性外傷で急性硬膜下血腫を伴う場合に多く，中大脳動脈が蝶形骨縁にあたって生じるとされている．前大脳動脈瘤は傍脳梁動脈などが大脳鎌にあたって生じる．また，頭蓋底骨折や経眼窩的穿通外傷による内頚動脈瘤も錐体部や海綿静脈洞部にみられる[15]．一方，術中の脳血管の損傷による医原性のものは，

トルコ鞍近傍腫瘍術後の内頚動脈に発生することが多い．なかでも経蝶形骨洞法による下垂体腺腫や動脈が腫瘍に巻き込まれている髄膜腫の術後に多い[18, 19]．組織学的には仮性動脈瘤が多い．これは外傷時に血管壁の全層に損傷がおよび，血腫の融解とともに血管外血腫が器質化され，同時に血流がその血腫腔内に出入りするためである．血管壁の不完全損傷の際には真性動脈瘤や解離性動脈瘤になることもある．一般に受傷後1～2週間で形成される．

③ 症状：外傷から一定期間後に生じる急激な神経脱落症状や遅発性のくも膜下出血などがみられるが，特徴的なものはない[16, 18, 19]．外傷性脳動脈瘤は急速に増大したり，動脈瘤壁が線維性結合組織であることが多いため，破裂をきたしやすい．破裂時期は外傷後2週間前後が最も多く[17, 18]，3週間以内に破裂するものが約80％とされる．内頚動脈瘤，特に海綿静脈洞部動脈瘤では受傷後数日ないし数週に反復性の動脈性鼻出血で発症するのが特徴的である[20]．

④ 診断：非外傷性脳動脈瘤との鑑別点[17]は，①脳動脈分岐部以外で，しかも末梢にみられる，②動脈瘤の造影および消失が遅れる，③動脈瘤頚部がない，④動脈瘤の形が不整である，⑤骨折線や穿通創の近くにある，などである．

⑤ 治療：破裂例の死亡率が50％以上と高いので直達手術が原則である．頻度は低いが自然治癒例の報告もある．術中の問題としては，まず動脈瘤壁が脆く premature rupture の危険性が高いことがあげられ，親動脈の確保とその一時血流遮断を行うことが重要である[18]．頚部も断裂しやすく，clippingが困難な場合も多く，trapping される症例も多い[19, 21]．術前から trapping も考慮し，バイパス手術の準備をしておく必要がある．手術成績は比較的良好で，術後の死亡率は8～15％と報告されている[21]．未破裂で発見し，積極的に治療すべき疾患と考えられる．

(5) 外傷性動静脈瘻

　頭蓋骨骨折により並走する動脈が損傷されて生じる．臨床的にとくに重要なのが頚動脈海綿静脈洞瘻で，その他に中硬膜動静脈瘻，浅側頭動静脈瘻などがある．

(5)-1. 頚動脈海綿動静脈瘻

① 受傷機転・病態：前頭部を打撲し，蝶形骨におよぶ頭蓋底骨折によって海

綿静脈洞内での内頚動脈壁が直接損傷されたり，この部から分岐する硬膜下垂体動脈幹などが断裂して生じる[22]．まれに経眼窩的穿通性外傷の際にも生じる[15]．重症外傷例ほど発生頻度は高い．男性，特に若年者に圧倒的に多い．

② 症状：外傷性頚動脈海綿動静脈瘻は high flow のことが多く，海綿静脈洞内の圧が高くなり，周囲の静脈系のうっ血をきたし，特有の症状を呈する．①心拍に一致する眼窩部雑音(bruit)，②眼球突出(pulsating exophthalmos が多い)，③眼球結膜の充血浮腫(chemosis)が3主徴で，その他に外眼筋麻痺，視力障害，眼窩部痛，頭痛などがみられる．80%が一側性で20%は両側性である．

③ 治療：外傷性頚動脈海綿動静脈瘻は自然治癒することは少なく[23]，大多数は治療を要し，血管内手術による塞栓術が第一選択である．未治療で放置した場合，脳内出血，くも膜下出血，鼻出血，耳出血などの出血例が3〜10%にみられる[24, 25]．特に副鼻腔内出血により3%が死亡する．また，緑内障や視神経萎縮により30%が失明する．

(5)-2. 中硬膜動静脈瘻

中硬膜動脈および並走している中硬膜静脈がそれらを横切る骨折により損傷され生じる．男性に多い．硬膜外血腫を合併していることが多く，その症状が前景にでる．外頚動脈撮影により中硬膜動脈と拡張した中硬膜静脈が同時に造影される rail road track appearance を認める．血管内手術による塞栓術が第一選択である[26, 27]．

(5)-3. 浅側頭動静脈瘻

極めてまれである[28]．

(6) 外傷性くも膜下出血と脳血管攣縮

① 病態：重症頭部外傷患者に多く，CT上のくも膜下出血が多い症例で生じやすい[28]．しかし，くも膜下出血を認めなかった症例，髄液が血性でなかった症例でも生じることも報告されており[29]，血管の直接損傷や脳挫傷との関連を指摘する報告もある[30, 31]．

② 症状：破裂脳動脈瘤によるくも膜下出血よりも症状は軽いことが多い．厚いくも膜下出血を認める症例では発症時期は4〜14日で破裂脳動脈瘤と同様であるが，くも膜下出血を認めない症例では受傷後3日以内に生じることが多く，症状も軽い傾向にある[29]．

③ 治療：破裂脳動脈瘤によるくも膜下出血後の脳血管攣縮の治療に準ずるが，非常に多岐にわたり確立された方法はない．

文献

1 ）Biffl WL, et al : Blunt cerebrovascular injuries. Curr Probl Surg 36 : 505-599, 1999
2 ）Miller PR, et al : Prospective screening for blunt cerebrovascular injuries : Analysis of diagnostic modalities and outcomes. Ann Surg 236 : 386-395, 2002
3 ）Perry MO, et al : Basic considerations in the diagnosis and management of carotid artery injuries. J Vasc Surg 8 : 193-194, 1988
4 ）Meyer JP, et al : Analysis of 18 recent cases of penetrating injuries to the common and internal carotid arteries. Am J Surg 156 : 96-99, 1988
5 ）荒井啓晶，他：開放性総頸動脈損傷の1例．No Shinkei Geka 20 : 991-995, 1992
6 ）Rubio P, et al : Acute carotid artery injury ; 25 years' experience. J Trauma 14 : 967-973, 1974
7 ）Watridge CB, et al : Traumatic carotid artery dissection : diagnosis and treatment. J Neurosurg 71 : 854-857, 1989
8 ）Yamada S, et al : Carotid artery occlusion due to nonpenetrating injury. J Trauma 7 : 333-342, 1967
9 ）Krajewski LP, et al : Blunt carotid artery trauma. Report of two cases and review of the literature. Ann Surg 191 : 341-346, 1980
10）飯田秀夫，他：鈍的外傷による椎骨動脈損傷の経験．No Shinkei Geka 17 : 1051-1056, 1989
11）森田友安，他：頸椎脱臼骨折に合併した椎骨動脈損傷（VAI）—VAIは整復前に治療されるべきか．整形外科 69 : 357-362, 2018
12）Josien E : Extracranial vertebral artery dissection : nine cases. J Neurol 239 : 327-330, 1992
13）Taha JM, et al : Sigmoid sinus thrombosis after closed head injury in children. Neurosurgery 32 : 541-546, 1993
14）Hesselbrock R, et al : Superior sagittal sinus thrombosis after closed head injury. Neurosurgery 16 : 825-828, 1985
15）Kieck CF, et al : Vascular lesions due to transcranial stab wounds. J Neurosurg 60 : 42-46, 1984
16）Salcman M, et al : Giant posttraumatic aneurysm of the internal carotid artery : Evolution and regression documented by computed tomography. Neurosurgery 16 : 218-221, 1985
17）浅利正二，他：末梢性外傷性脳動脈瘤．脳と神経 28 : 793-805, 1976
18）Parkinson D, et al : Traumatic intracranial aneurysms. J Neurosurg 53 : 11-20, 1980
19）斉藤良一，他：鞍結節部髄膜腫術後に生じた外傷性脳動脈瘤の2例．No Shinkei Geka 20 : 973-977, 1992
20）Cabezudo JM, et al : Intracavernous aneurysm of the carotid artery following transsphenoid surgery. J Neurosurg 54 : 118-121, 1981
21）天笠雅春，他：外傷性脳動脈瘤の手術．脳卒中の外科 15 : 205-208, 1987
22）Parkinson D : Carotid cavernous fistula : direct repair with preservation of the carotid artery. J Neurosurg 38 : 99-106, 1973
23）Nishijima M, et al : Spontaneous occlusion of traumatic carotid cavernous fistula after orbital venography. Surg Neurol 23 : 489-492, 1985
24）Halbach VV, et al : Carotid cavernous fistula ; Indication for urgent treatment. AJNR 8 : 627-633, 1987
25）Wilson CB, et al : Traumatic carotid cavernous fistula with fetal epistaxis. J Neurosurg 24 : 111-113, 1966
26）Komiyama M, et al : Chronic subdural hematoma associated with middle meningeal arteriovenous fistula treated by a combination of embolization and burr hole drainage. Surg Neurol 42 :

126   5. 手術適応と手術方法

316-319, 1994
27) Touho H, et al : Traumatic arteriovenous fistula treated by superselective embolization with microcoils. Neuroradiology 37 : 65-67, 1995
28) 木村道生，他：10年を経過した外傷性浅側頭動静脈瘻の1治験例．脳外2：249-252, 1974
29) Zubkov AY, et al : Risk factors for the development of post-traumatic cerebral vasospasm. Surg Neurol 53 : 126-130, 2000
30) 高橋功，他：外傷性遅発性脳血管攣縮の1例―症例報告と発生機序に関する考察―．No Shinkei Geka 20 : 161-164, 1992.
31) 小沼武英，他：外傷性脳血管攣縮の6例；クモ膜下出血及び脳挫傷との関連．No Shinkei Geka 19 : 435-442, 1991

5-9 外傷性髄液漏

　通常は受傷後48時間以内に，95％は3か月以内に発症する．外傷性髄液鼻漏の50〜80％は1〜3週間以内に，外傷性髄液耳漏の80〜85％は5〜10日以内に自然停止する[1-3] (III, IV)．再発性，遅発性の症例では自然治癒は少なく，自然停止しても，将来的に潜在性髄液漏に移行し髄膜炎を併発する可能性がある．

1. 推奨

(1) 保存的治療[4] (III)

① 保存的治療には15〜30度程度の頭部挙上，咳や怒責，鼻かみを避けることが勧められる（グレードA）．

② 髄液漏が続く場合には，腰椎穿刺や，持続的腰椎ドレナージを行うことを考慮してもよい（グレードB）．

(2) 外科的治療の適応

　以下の症例については外科的治療を行うことが勧められる[5] (グレードA) (IV)．

① 1〜3週間の保存的治療を行っても停止しない遷延性髄液漏の症例

② 間欠性，再発性，遅発性の症例

③ 画像上頭蓋底の変形が著しい症例

④ 骨弁，異物が脳内に鼠入した症例

⑤ 大量の髄液漏がみられる症例

⑥ 頭蓋底の穿通性外傷

⑦ 気脳症が進行性に増悪する症例

(3) 外科的治療法[6] (Ⅲ)

① 開頭のうえ，硬膜形成術（断裂硬膜の縫合閉鎖，筋膜や骨膜，脂肪などによる断裂硬膜の修復など）を行うことが勧められる．多層で覆う多重閉鎖術（multi layer sealing）が勧められる（グレードA）．

② 内視鏡を用いた経鼻的修復術を考慮してもよい（グレードB）．

③ 術後の腰椎ドレナージの是非，抗菌薬の予防的使用についてはまだ議論が多い．

2. 参考

(1) 外傷性髄液漏は頭蓋底骨折の12〜30%を占める前頭蓋底骨折（篩骨洞，前頭洞を含む骨折）に合併する場合が多い[4] (Ⅲ)．

(2) 鼻漏中のβ-2トランスフェリン（β-2 transferrin）は特異度が高く髄液と診断できる[6] (Ⅲ)．

(3) 外傷性髄液漏は自然停止する可能性が高く，自然停止率は80〜95%と言われる．24〜48時間で再発性，遅発性以外の場合はほとんどの症例が自然停止するとの報告もある．

(4) 保存的治療には，髄液産生を減少させるためアセタゾラミドの投与や，軽度の水分制限等を行う場合もある．

(5) 保存的に経過観察にて自然閉鎖した頭部外傷性鼻性髄液漏の長期経過観察では30〜40%に遅発性髄膜炎の発症があるとの報告もあり，患者やその家族に十分に説明し理解を得る必要がある[4] (Ⅲ)．

(6) 外傷性髄液漏の7〜30%に髄膜炎を併発するが，抗菌薬の予防投与の是非については一定の結論が得られていない．髄膜炎の発生率は髄液漏の罹病期間に比例すると言われる．抗菌薬の出現後髄膜炎の頻度は明らかに減少したとする報告がある一方で，投与による髄膜炎の発生率の減少はないとする報告もある．頭蓋内感染予防のため，髄液移行性のよい広域スペクトラム抗菌薬（第3世代セフェム）を用いるとする報告もあるが，耐性菌の原因となり慎重に行う必要がある[7,8] (Ⅲ)．

(7) 手術方法についてはいまだ開頭術が主流と考えられるが，内視鏡下鼻内整復術（endoscopic endonasal repair：EER）の報告もある．内視鏡手術に習熟している施設では症例に応じて選択することが望ましい．早期の内視鏡下鼻内整復術が長期経過観察中の髄膜炎のリスク軽減につながるとの報告

がある[9](IV).

(8) 髄液循環障害を伴う場合にはシャント手術が有効である場合もあるが，基本的には頭蓋底の修復が優先されるべきと考えられる.

文献

1) Friedman JA, et al : Post-traumatic cerebrospinal fluid leakage. World J Surg 25 : 1062-1066, 2001
2) Mendizabal GR, et al : Cerebrospinal fluid fistula : frequency in head injuries. Rev Laryngol Otol Rhinol 113 : 423-425, 1992
3) 松脇由典，他：鼻性髄液漏の診断と治療．耳鼻咽喉科展望 53 : 300-310, 2010
4) Scholsem M, et al : Surgical management of anterior cranial base fractures with cerebrospinal fluid fistulae : a single- institution experience. Neurosurgery 62 : 463-469, 2008
5) Anand VK, et al : Surgical decisions in the management of cerebrospinal fluid rhinorrhea. Rhinology 33 : 212-218, 1995
6) McGuirt WF Jr, et al : Cerebrospinal fluid fistula : the identification and management in pediatric temporal bone fractures. Laryngoscope 105 : 359-364, 1995
7) Brodie HA : Prophylactic antibiotics for posttraumatic cerebrospinal fluid fistulae. A meta-analysis. Arch Otolaryngol Head Neck Surg 123 : 749-752, 1997
8) Villalobos T, et al : Antibiotic prophylaxis after basilar skull fractures : a meta-analysis. Clin Infect Dis 27 : 364-369, 1998
9) Sethi DS, et al : Endoscopic management of cerebrospinal fluid fistulae and traumatic cephalocoele. Ann Acad Med Singapore 25 : 724-727, 1996

5-10 視神経管骨折，視神経損傷

　外傷性視神経症(traumatic optic neuropathy)は，広義には開放性損傷による直達性外傷性視神経症，眼球や眼窩の鈍的外傷による介達性外傷性視神経症，頭蓋底骨折やくも膜下出血などによる続発性外傷性視神経症に分類される．介達性外傷性視神経症はさらに眼球直後に生じる視神経乳頭離断と眼窩後方の視神経管近傍に生じる狭義の外傷性視神経症に分けられる[1]．本章で扱う視神経管骨折・視神経損傷は，この狭義の外傷性視神経症に含まれ，一側の眉毛外側部に加わった衝撃が視神経管部に介達性に波及し同側の視機能が急激に障害される疾患である.

5-10-1 発生機序

　眼窩外上縁の眉毛外側部打撲による介達外力は効率よく同側の視神経管に伝わり，視神経管の管壁に骨折または歪みを生じさせる(視神経管骨折)．これによりその内部を走行する視神経線維の断裂(一次的障害)や微小循環障害，出

血,浮腫が生じ,可動性に乏しい制限された空間である視神経管内の視神経が圧迫絞扼され損傷される(二次的障害)[2].

5-10-2 診断

1. 推奨

眉毛外側部を受傷した直後から同側眼の急激な視力低下をきたす場合は外傷性視神経症を疑い,相対的瞳孔求心路障害(relative afferent pupillary defect : RAPD)の有無を確認することが勧められる(グレード A).

2. 参考

打撲側の急激な視力低下,対光反射での相対的瞳孔求心路障害(RAPD)陽性の検出,眉毛外側部の打撲痕があれば,確定診断となる[3] (Ⅳ).

(1) 視力低下:受傷直後からの急激な同側眼の視力低下が存在するにもかかわらず,眼球自体に症状に見合う障害がない場合に外傷性視神経症を疑う.障害の程度は軽度の視力低下から光覚なしまでさまざまであるが,通常はその後進行しない.受傷から数日経過してからの視力低下は別の病態と考え,視力低下を生じる他の外傷性疾患との鑑別を要する.また両側性は頭蓋底骨折や頭蓋内病変による続発性障害が疑われる[1,3] (Ⅳ).

(2) 対光反射:相対的瞳孔求心路障害(RAPD)が陽性となる.障害が高度であれば直接反応の減弱・消失を呈する.特に RAPD の検出は,言葉での意思伝達が未熟な小児や意識レベルが低下している外傷患者の診断に非常に有用である.

(3) 眉毛外側部の外傷痕:眉毛外側部の裂傷や打撲が認められることが多く,この確認が重要である.

(4) 視野障害:視野障害は必ず認めるがその型は多様であり,疾患特異的な視野障害パターンはない[4].受傷からしばらく経過してからの視野異常の発症・進行は他の疾患を疑う.

(5) 眼底検査:瞳孔反応を確認したうえで散瞳し,黄斑部網膜に異常がないことを確認する.視神経乳頭の色調は初期には正常であり,受傷後約7〜10日目頃より徐々に蒼白化がみられるため,視神経乳頭を撮影することで色調の定点変化をみることができる.

130   5. 手術適応と手術方法

(6) 眼窩 CT 検査：骨条件画像から視神経管壁のアラインメントを診る．画像によっては骨折がはっきりしないことがある．視神経管骨折の合併は少なく 20～30％程度である[1]．骨折による蝶形骨洞，後篩骨洞の血腫を認めることがある．手術に際して篩骨洞と蝶形骨洞の形状を把握するため，眼窩水平断および冠状断画像が必須である．

5-10-3　治療

1. 推奨

(1) 明らかな視神経管骨折が証明されれば早期の視神経管開放術を行うことを考慮してもよい（グレード B）．

(2) 明らかな視神経管骨折が証明されなくても何らかの二次的障害により視力・視野障害を示す場合，薬物療法もしくは視神経管開放術，あるいはその併用療法を行うことを考慮してもよい（グレード B）．

(3) ステロイド療法は，メチルプレドニゾロン 250 mg を 24～48 時間の間 6 時間毎に投与することを考慮してもよい（グレード B）．

(4) 比較的高い割合で自然回復するため，十分な informed consent のもとに，無治療による経過観察を行うことを考慮してもよい（グレード B）．

2. 参考

　外傷性視神経症に対する治療は，視神経の減圧を目的とする薬物療法と観血的視神経減圧術が主体となる．治療は可能な限り早期に開始するのが良い．さらに，受傷早期に手術を行った場合に視力改善する傾向にあり，手術のタイミングは受傷後早期が推奨されている[5]（IV）．しかし，その治療方法の選択について標準的指針は未だに確立していない．一般的に外傷性視神経症に対する治療方法は，以下に大別される．大多数の外傷性視神経損傷の原因において，視神経管骨折による直接の視神経障害よりもこれに引き続く視神経管内での視神経実質の二次的障害が主体であるとの認識から，まずステロイドや脳圧降下剤を投与し，視機能の改善（効果判定基準は付記を参照）があればそのまま保存的に経過観察，視機能の改善がなければ視神経管開放術が考慮されているのが一般的である．

(1) 経過観察

(2) ステロイド剤投与を主とする薬物療法

(3) 視神経管開放術を主とする外科的治療

(4) (2) + (3)

　Cook ら[6]によるメタ解析では，治療群の視力回復は無治療群より有意に良好であったが，ステロイド療法単独群，外科的減圧単独群，両者併用群で改善に有意差は認められなかった．

　1999 年に報告された the International Optic Nerve Trauma Study では，計 133 名の患者が無治療群，ステロイド療法群，視神経管開放術群に振り分けられ，それぞれ 57%，52%，32% で視機能が回復したがいずれの群間でも有意差がなく，個々の患者で治療の可否を決定することが臨床的に合理的であると結論された[7] (IIa)．

　唯一の RCT である Entezari らの報告では，視力改善はステロイド投与群で 68.8%，プラセボ群で 53.3% であったが，その差は統計的に有意ではなかった[8] (Ib)．英国での 2004 年から 2006 年の統計的報告では，外傷性視神経症の急性期で 65% が無治療での経過観察となっていた[9] (III)．

　約 20～60% と比較的高い割合で自然回復するため[6-9] (Ia-IV)，ステロイド療法または外科的減圧術が経過観察よりも利点をもたらすという説得力のあるデータはない[10, 11] (IV)．しかし，実臨床で倫理上無治療の選択は本邦ではなじみにくい．現時点では，標準的な治療方針は明示できないが，眼科医，耳鼻咽喉科医，脳神経外科医などで慎重な相談のうえ，本人，家族へ informed consent を行い，無治療による経過観察，薬物療法，外科的治療，薬物療法と外科的治療の併用のいずれかを選択することが実状と考える[12] (IV)．

3. 付記

(1) ステロイド投与量について

　ステロイドパルス療法(メチルプレドニゾロン 1,000 mg/日を 1 クール 3 日間投与)のみで改善を認めた報告[13, 14] (IIa, IIb)もある一方，ステロイドパルス療法の有害性を示す報告もある[12, 15] (IIb, IV)．このステロイドパルス療法の有害性から，低量～中等量(60～100 mg)のプレドニン内服やメチルプレドニゾロン 250 mg を 6 時間毎に 1 日 4 回分割投与を 1～2 日間のみは使用してもよいとする報告もある[1, 12, 16]．

表3　効果判定基準

治療前視力		治療後視力
光覚なし，光覚弁	→	手動弁以上
手動弁	→	指数弁以上
指数弁	→	0.01 以上
0.01〜0.09	→	0.02 以上の向上
0.1 以上	→	0.2 以上の向上

（深道義尚，他：視神経管骨折の病因と治療．日眼会誌 71：1909-1938, 1967 より）

(2) 治療前から光覚弁のない症例

治療前から光覚弁のない症例では改善の可能性は低く，通常これまで外科的治療は勧められなかった．山田らは，治療前から光覚弁のない3症例中，薬物療法により2例で視力が改善したことを報告している[13]．また木崎らは，治療前視力が光覚弁のない5症例中，薬物療法と手術の併用により2例で視力改善がみられたと報告しており，治療前から光覚弁のない症例で薬物療法に反応しない場合でも，手術の適応について考慮されるべきだと述べている[14]．

(3) 効果判定基準[17]（表3）

木崎らは，この判定基準の問題点として，①少数視力を段階的に評価し，受傷時視力が良好な症例と不良な症例の改善効果を等差として扱っていること，② 0.01 未満の症例の視力変化を定量化できないこと，の2点を指摘している．彼らによれば，治療前視力と治療後最高視力を logMAR 視力に換算して治療効果を定量化し，治療前の平均 logMAR 視力は，手術併用群で有意に不良であり，薬物療法群・手術併用群ともに有意に治療効果が認められたという．また，手術の効果を検討するため，手術併用群における術直前視力と治療後最高視力を比較し有意な治療効果が認められたことも報告している[14]．

(4) 電気刺激療法

森本は経角膜電気刺激(transcorneal electrical stimulation：TES)治療法について報告している．外傷性視神経症と診断された48例48眼(発症から3週間から3年経過した慢性期の患者)に対して TES 治療を1〜2か月毎に1回の頻度で計3回施行し，治療前と比較して治療開始1，3，6か月後に視力は有意に上昇していたと述べている〔1か月後 20.8%(10/48)，3か月後 31.3%(15/48)，6か月後 33.3%(16/48)[18]（IV）〕．

文献

1 ）敷島敬悟：【視神経症のよりよい診療】外傷性視神経症. MB OCULI 13 : 51-56, 2014
2 ）Duke-Elder S : Neuro-ophthalmology（System of ophthalmology ; 12）. Henry Kimpton, London, 1971
3 ）恩田秀寿：【眼科医のための救急マニュアル】眼窩疾患の救急. MB OCULI 44 : 44-49, 2016
4 ）奥沢正紀，他：外傷性視神経症の視野. 臨眼 49 : 729-731, 1995
5 ）稲富誠：外傷性視神経症. 柏井　聡編. 臨床神経眼科学. 東京：金原出版，pp275-279, 2008
6 ）Cook MW, et al : Traumatic optic neuropathy. A meta-analysis. Arch Otolaryngol Head Neck Surg 122 : 389-392, 1996
7 ）Levin LA, et al : The treatment of traumatic optic neuropathy : the International Optic Nerve Trauma Study. Ophthalmology 106 : 1268-1277, 1999
8 ）Entezari M, et al : High-dose intravenous methylprednisolone in recent traumatic optic neuropathy ; a randomized double-masked placebo-controlled clinical trial. Graefes Arch Clin Exp Ophthalmol 245 : 1267-1271, 2007
9 ）Lee V, et al : Surveillance of traumatic optic neuropathy in the UK. Eye（Lond）24 : 240-250, 2010
10）Yu-Wai-Man P, et al : Surgery for traumatic optic neuropathy. Cochrane Database Syst Rev : CD005024, 2013
11）Yu-Wai-Man P, et al : Steroids for traumatic optic neuropathy. Cochrane Database Syst Rev : CD006032, 2013
12）Steinsapir KD, et al : Traumatic optic neuropathy : an evolving understanding. Am J Ophthalmol 151 : 928-933, 2011
13）山田哲久，他：外傷性視神経症の検討. 日本外傷学会雑誌 26 : 47-54, 2012
14）木崎順一郎，他：外傷性視神経症に対する治療成績. 眼科 58 : 787-792, 2016
15）Ropposch T, et al. : The effect of steroids in combination with optic nerve decompression surgery in traumatic optic neuropathy. Laryngoscope 123 : 1082-1086, 2013
16）Volpe NJ, et al : How should patients with indirect traumatic optic neuropathy be treated? J Neuroophthalmol 31 : 169-174, 2011
17）深道義尚，他：視神経管骨折の病因と治療. 日眼会誌 71 : 1909-1938, 1967
18）森本壮：【神経眼科―診断から治療へ―】視神経疾患に対する電気刺激法. 神経眼科 29 : 276-285, 2012

5-11 ｜ 頭部外傷急性期の麻酔

1. 推奨

(1) 麻酔導入時の挿管は，フルストマックとみなして輪状軟骨圧迫下に行うよう勧められる[1,2]（グレードＡ）.

(2) 麻酔維持は頭蓋内圧を上昇させる可能性のある吸入麻酔薬の使用を避け，プロポフォールなど静脈麻酔剤の使用が勧められる[3]（グレードＡ）.

(3) 脳循環の自己調節能が破綻し，脳血流量は血圧依存性となる場合も多いので，麻酔中の高血圧[4]や低血圧[5]に対する迅速な対処が勧められる（グレー

ドA）．

(4) カテコラミンの過剰分泌による，心血管系の反応である心拍数増加や血圧上昇に対し，β 遮断薬であるランジオロールやエスモロールの投与を考慮してもよく（グレードB），脳の血管拡張を生じるヒドララジンやニトロプルシドの投与は勧められない[1]（グレードC）．

(5) 脳灌流圧を 60 mmHg 以上，頭蓋内圧を 20 mmHg 以下に術中管理することが勧められる[6]（グレードA）．

(6) 脳保護を目的として，バルビツレートの持続投与[7]や平温〜軽度低体温管理[8]を手術中から開始することを考慮してもよい（グレードB）．

(7) 頚静脈酸素飽和度（SjO_2）[9]，BIS（bispectral index）[10]や動脈圧連続心拍出モニター[4]などが麻酔中のモニタリングとして勧められる（グレードA）．

(8) 術中は原則としてブドウ糖を含まない輸液を行い，必要ならばインスリンを静注しつつ，麻酔中の高血糖を避けることが勧められ，血糖値を 200 mg/dl 以下に調節する[1,2]（グレードA）．

文献

1）坂部武史（編）：脳保護・脳蘇生．克誠堂出版，pp234-244, 2008
2）高崎真弓，他（編）：麻酔科診療プラクティクス3 緊急手術の麻酔．文光堂，pp38-43, 2001
3）坂部武史（編著）：脳神経外科手術と麻酔．基礎と臨床，真興交易，pp349-356, 2002
4）Pasternak JJ, et al：Neuroanesthesiology update. J Neurosurg Anesthesiol 30：106-145, 2018
5）Berry C, et al：Redefining hypotension in traumatic brain injury. Injury 43：1833-1837, 2012
6）Carney N, et al：Guidelines for the management of severe traumatic brain injury, Fourth Edition. Neurosurgery 80：6-15, 2017
7）Majdan M, et al：Barbiturates use and its effects in patients with severe traumatic brain injury in five European countries. J Neurotrauma 30：23-29, 2013
8）Jiang JY, et al：Effect of long-term mild hypothermia or short-term mild hypothermia on outcome of patients with severe traumatic brain injury. J Cereb Blood Flow Metab 26：771-776, 2006
9）坂部武史（編著）：脳神経外科手術と麻酔．基礎と臨床，真興交易，pp111-118, 2002
10）Pasternak JJ, et al：Neuroanesthesiology update. J Neurosurg Anesthesiol 29：97-131, 2017

6-1 眼窩底破裂(吹き抜け)骨折(blow-out fracture) 135

6 頭蓋顔面損傷への対処

6-1 眼窩底破裂(吹き抜け)骨折(blow-out fracture)

分類と病態

骨折の形状により開放型と閉鎖型に分類される.

- 開放型(打ち抜き骨折):骨折した眼窩壁が副鼻腔へ向かって偏位し,眼窩内組織が大きく脱出するタイプの骨折.眼窩内組織が脱出することによる眼球運動障害が出現する.
- 閉鎖型(線状骨折):いったん骨折した眼窩壁が自身の弾力によってもとの位置に戻るタイプの骨折.骨の弾力性に富む小児に起こりやすい.副鼻腔に脱出した眼窩内組織が骨折部に嵌頓,絞扼されることが多く,外眼筋自体の絞扼を伴う場合は受傷直後から高度な眼球運動障害,眼球運動時痛をきたすとともに,嘔気,嘔吐,頭痛などの迷走神経反射による全身症状が出現する.

臨床症状

- 眼窩底骨折の症状:複視,眼球運動制限,眼球陥凹,圧痛を伴う腫脹,皮下出血,半側鼻出血,皮下気腫,眼窩下神経知覚異常,眼球下方転位,歪んだ像,羞明,視野暗転,視力障害
- 下直筋絞扼の症状時の特徴的な症状:眼心臓反射(迷走神経反射)による一過性失神,低血圧,悪心,嘔吐,徐脈

1. 推奨

(1) 画像検査

① 骨折の診断には,2次元 CT 検査による軸位断・冠状断・矢状断の3方向

thin slice 撮影，またはマルチスライス CT（多検出器列 CT）再構成画像による骨折部位・程度の詳細ならびに全体像の把握が勧められる（グレードA）.

② 軟部組織の脱出の程度や内容の描出は MRI 検査が優れている（グレードB）.

③ 超音波検査は頚椎損傷や，非協力的で検査のための姿勢保持が困難な場合，有用である（グレード B）.

(2) 手術適応・時期

① 臨床症状からの適応

（a）緊急手術（グレード A）

- 眼心臓反射（迷走神経反射）が改善されない場合
- white-eyed blow out fracture〔解説(3)を参照→次頁〕
- 重度の眼球陥凹が受傷早期からみられる場合

（b）2 週間以内の早期手術（グレード B）

- 複視が改善せず，外眼筋の強制牽引試験陽性の場合
- 骨折が大きく，将来的に眼球陥凹が生じる恐れがある場合

（c）経過観察（グレード B）

- 眼球運動が良好で，複視が軽度な場合
- 眼球陥凹なし

② 骨折型からの適応

（a）下直筋絞扼（嵌頓）を伴う線状型骨折（trap door 型）：出来る限り早期に手術を考慮すべきである（グレード A）.

（b）下直筋嵌頓を伴わない線状骨折：経過観察し，改善が乏しい場合に 2 週間以内に手術を考慮する（グレード B）.

（c）打ち抜き型骨折で眼球陥凹がある場合もしくは後に眼球陥凹になることが予想される場合：2 週間以内に手術を考慮する（グレード B）.

(3) 手術方法

手術の目的は眼球・眼窩部の整容的な要素と眼球機能的改善である.

① 骨折部へのアプローチには経皮アプローチ（眼縁切開，下眼瞼切開），経結膜アプローチ，経上顎洞アプローチがある．本邦は経皮アプローチが多いが欧米では最も合併症が少ない経結膜アプローチが推奨される（グレードB）.

② 眼窩底の再建材料は，骨折片，人工骨，その他骨移植，チタンプレート，吸収性メッシュプレートが適切と考えられる(グレードB).

2. 解説

(1) 本骨折に対する治療の標準化にはいまだ至っていない．欧米では手術アプローチのメタ解析の結果，最も合併症の発生率の少ない経結膜アプローチを勧めている[1-4] (IIa, III).

(2) 手術時期に関しては緊急手術を除いた場合，眼球運動改善の観点から2週間以内の手術が推奨される[1-3, 5-7] (III, IV).

(3) white-eyed blow out fracture とは，18歳以下の症例で軽微な眼窩周囲の外傷歴があり，画像診断上眼窩底骨折の所見に乏しいが，眼球運動障害が高度であり，受傷後数日以内の手術が望まれるものである[2, 3, 5].

(4) 牽引テスト(forced traction test)は画像検査の進歩に伴い，検査することによる下直筋損傷のリスクがあり，定量的な評価ではないことから，術前検査としての意義は少ないとされる．しかし，整復術後に全身麻酔下で外眼筋の運動制限を評価する意義はある[3].

文献

1) 大島希実子：Blowout 骨折：骨折後端を確実にみるための内視鏡併用手術．創傷 9：1-7, 2018
2) 加瀬康弘：その他の疾患に対する鼻科手術眼窩壁骨折．JOHNS 33：885-889, 2017
3) 日本形成外科学会・日本創傷外科学会・日本頭蓋顎顔面外科学会（編）：形成外科診療ガイドライン5頭蓋顎顔面疾患（主に後天性）．金原出版，pp82-99, 2015
4) Ridgway EB, et al : The incident of lower eyelid malposition after facial fracture repair : a retrospective study and meta-analysis comparing subtarsal, subciliary, and transconjunctival incisions. Plast Reconstr Surg 124 : 1578-1586, 2009
5) 宮脇剛司：眼窩骨折の治療．耳展 54：35-43, 2011
6) 上田幸典：眼外傷．耳喉頭頸 90：152-157, 2018
7) 恩田秀寿：眼窩吹き抜け骨折の治療．昭和学士会誌 76：442-446, 2016

6-2 顎顔面外傷

　頭部外傷ではしばしば顔面外傷を合併しており，外傷に占める顔面外傷の頻度は約13％とされる[1]．多くは致命的外傷とはならないが，気道緊急や大量出血による出血性ショックとなる場合がある[1, 2]．いずれの部位の顎顔面外傷においても，初期対応による気道閉塞および出血に対する処置を優先し，意識状

態や頭蓋内損傷の程度に合わせて，形成外科・歯科口腔外科などの関連科と連携しての治療を行う．

　また，急性期の加療を必要とするものは少ないが，中長期的には視機能や顎機能などの機能障害および軟部組織損傷や筋損傷による表情の変化など整容面にも関わってくるため，形成外科，耳鼻科，口腔外科など関連する科との連携が必要であり，適切な時期に専門家に相談する必要がある．

6-2-1　初期対応[3)]

1.　推奨

(1) 気道・呼吸の異常に対する対応

　口腔咽頭部における軟部組織の浮腫や下顎多発骨折では気道閉塞をきたしうる．また，大量出血でも同様に窒息となりうるため，気管挿管を念頭に置くとともに，これらの場合には difficult air way としての対応（輪状甲状間膜穿刺および切開）を整える必要がある（グレード A）．

(2) 出血に対する対応

　顔面外傷では鼻出血が多いが，特に鼻中隔から翼口蓋窩に至る骨折では下行口蓋動脈や蝶口蓋動脈などの顎動脈領域の動脈損傷により高度出血をきたす．また，頭蓋底骨折に伴い内頚動脈や海綿静脈洞から出血した場合，しばしば出血制御困難となり致死的となりうる．鼻出血の場合，確実な気道確保および循環血液量減少に対して輸液・輸血を行うとともに，圧迫止血やタンポナーデ効果による止血を試みる．すなわち，鼻腔内へのガーゼ挿入による圧迫を行う．それでも止血困難な場合には，ベロックタンポンやバルーンカテーテルにより鼻腔内を圧迫し止血を試みる．これらでも止血困難な場合には，IVR による止血が考慮される[4)]（III）（グレード A）．

6-2-2　診断

1.　推奨

　顔面骨骨折の診断と治療方針の決定に画像診断は有用である．特にマルチスライス CT 撮影がスタンダードであり，再構成画像が治療方針の決定や最終診断に推奨される[5, 6)]（IIa, IIb）（グレード A）．

6-2 顎顔面外傷　139

6-2-3　治療

1. 推奨

(1) 軟部組織損傷

　顔面の創部は整容や機能の面から初期の適切な診断と治療を要し，適宜形成外科等に相談することが勧められる（グレードA）．

　開放創では整容に重点を置き，異物の除去や洗浄を丁寧に行い，組織温存を優先してデブリドマンは最小限に留める．擦過傷や挫傷に対しては創傷被覆材を用いた wound bed preparation を意識したドレッシングを行う[7]（IV）．広範囲挫滅創や組織欠損がある場合には，止血と洗浄を行ったのち，生食ガーゼなどを当てて湿潤を保った状態で適切な科にコンサルトする．24時間以内のコンサルトが勧められる．

(2) 鼻骨骨折

　鼻部の疼痛と腫脹，鼻出血，変形，触診上の動揺性といった所見がみられる．鼻骨撮影やCTにより診断する．手術適応は骨片の変位や整容上の問題，鼻閉などが生じた場合に考慮する．腫脹が消退する受傷後7〜14日程度に行うことが勧められる（グレードA）．

　整復は鼻骨整復鉗子を用いた非観血的整復が勧められる．麻酔は通常局所麻酔で行われるが，全身麻酔のほうがその後の形成手術の回数を減少させ，患者の満足度が高かった[8]（IV）．整復位は視診，触診で確認するが，超音波検査が有用だとの報告もある[9]（IIa）．整復後は鼻腔内ガーゼパッキングと鼻背副子固定を併用した外固定を行う．陳旧化した場合には，観血的治療により鼻閉改善と形態復元を行う．

(3) 頬骨骨折

　頬部の陥没変形や感覚異常（眼窩神経損傷の可能性），開口障害から本骨折が疑われる場合，CT撮影を行うことが勧められる（グレードA）．

　骨折は頬骨弓部骨折，頬骨体部骨折に分類される．頬骨弓部骨折では，従来から Gillies 法やフック牽引法，口腔内アプローチなどの非観血的整復法が用いられてきたが，観血的整復内固定法と比較した報告では，統計学的有意差で観血的整復内固定法のほうが左右対称な顔貌が得られた[10]（IIa）．ただし，頬骨弓単独骨折などの場合には従来の非観血的整復法でも良好な結果が報告され

ている．頬骨体部は，周囲の前頭骨，側頭骨，上顎骨の3点で結合しており，外力によりこの3点が骨折するものを tripod 骨折という．頬骨 tripod 骨折では，3点固定（頬骨前頭縫合・眼窩下縁・頬骨体部）が推奨される[10, 11)]（IIa-III）（グレードB）．ただし，遊離骨片を認めない骨折に対しては，1点・2点固定でも有効であるとの報告もある[12-15)]（IIa-IV）．アプローチ法としては冠状切開が一般的であるが，tripod 骨折に対しては眼窩上神経や顔面神経の温存の観点から勧められない[16)]（III）．眉毛外側切開，口腔前庭切開，下眼瞼切開等により骨折線を露出し，チタンまたは吸収性のミニプレート等を使用して rigid fixation することが多い．眼窩底に大きな骨欠損が生じている場合には骨移植を考慮する．手術時期に関しては，早期と慢性期での手術合併症に差はないとの報告が多いが，2週間を超えると癒着等の影響で治療結果の悪化に繋がるとの報告もある[17)]（IV）．

（4）下顎骨骨折

治療の目的は咬合の温存と顎運動の確保である．**顎関節突起骨折に関しては，保存的治療よりも外科的治療が勧められる[18)]（グレードA）（III）**．

手術方法は，骨折片を整復してミニプレート等で固定し，上下顎間のアラインメントを確認しながら顎間固定を行うが，ミニプレートを複数使用するほうが術後合併症が少なく，また，従来のミニプレートよりも3次元プレートを使用したほうが術後合併症が少なかった[19, 20)]（Ib, IV）．

（5）上顎骨骨折

高エネルギー外傷で発生することの多い骨折である．両側の上顎骨体部にまたがる横断型骨折は Le Fort 型骨折と呼ばれ，I〜III 型に分類される．そのほか，硬口蓋部の矢状骨折もある．顔面の腫脹とともに，鼻腔・口腔内への出血が多量なことが多く，気道閉塞および出血性ショックに注意が必要である．Le Fort II・III 型骨折では頭蓋底骨折を合併し，髄液漏をきたすことがある．重症脳損傷例などの例外を除き全例手術適応とされ，可能な限り受傷後早期に手術を行う．手術方法は，関節の可動化と整復を行った後に，顎間固定により咬合状態の再建を行い，次いで骨片間をミニプレート，マイクロプレート，吸収性プレート等で固定する[21)]（IV）．

文献

1）日本外傷学会：Japan Trauma Data Bank Report 2017.〔https://www.jtcr-jatec.org/traumabank/

dataroom/data/JTDB2017.pdf〕(accessed 2018-10-07)

2) Bynoe RP, et al : Maxillofacial injuries and life-threatening hemorrhage : treatment with transcatheter arterial embolization. J Trauma 55 : 74-79, 2003

3) 日本外傷学会(監):外傷専門診療ガイドライン JETEC. へるす出版,p43, 2014

4) Liao CC, et al : Transarterial embolization for intractable oronasal hemorrhage associated with craniofacial trauma : evaluation of prognostic factors. J Trauma 63 : 827-830, 2007

5) Reuben AD, et al : A comparative study of evaluation of radiographs, CT and 3D reformatted CT in facial trauma : what is the role of 3D? Br J Radiol 78 : 198-201, 2005

6) Kaur J, et al : Three Dimensional CT reconstruction for the evaluation and surgical planning of mid face fractures : A 100 Case Study. J Maxillofac Oral Surg 9 : 323-328, 2010

7) Schultz GS, et al : Wound bed preparation : a systematic approach to wound management. Wound Repair Regen 11(Suppl 1): S1-28, 2003

8) Al-Moraissi EA, et al : Local versus general anesthesia for the management of nasal bone fractures : a systematic review and meta-analysis. J Oral Maxillofac Surg 73 : 606-615, 2015

9) Caglar B, et al : The accuracy of bedside USG in the diagnosis of nasal fractures. Am J Emerg Med 35 : 1653-1656, 2017

10) Czerwinski M, et al : Quantitative comparison of open reduction and internal fixation versus the Gillies method in the treatment of orbitozygomatic complex fractures. Plastic and reconstructive surgery 115 : 1848-1854, 2005

11) Holmes KD, et al : Three-point alignment of zygoma fractures with miniplate fixation. Arch Otolaryngol Head Neck Surg 115 : 961-963, 1989

12) Nagasao T, et al : Effectiveness of additional transmalar Kirschner wire fixation for a zygoma fracture. Plastic and reconstructive surgery 119 : 1010-1019, 2007

13) Kovacs AF, et al : Minimization of zygomatic complex fracture treatment. Int J Oral Maxillofac Surg 30 : 380-383, 2001

14) Lee PK, et al : Single transconjunctival incision and two-point fixation for the treatment of non-comminuted zygomatic complex fracture. J Korean Med Sci 21 : 1080-1085, 2006

15) Yonehara Y, et al : Treatment of zygomatic fractures without inferior orbital rim fixation. J Craniofac Surg 16 : 481-485, 2005

16) Zhang QB, et al : Coronal incision for treating zygomatic complex fractures. J Craniomaxillofac Surg 34 : 182-185, 2006

17) Hurrell MJ, et al : The effect of treatment timing on the management of facial fractures : a systematic review. Int J Oral Maxillofac Surg 43 : 944-950, 2014

18) Yao S, et al : Contrast analysis of open reduction and internal fixation and non-surgical treatment of condylar fracture : a meta-analysis. J Craniofac Surg 25 : 2077-2080, 2014

19) Al-Moraissi EA, et al : What method for management of unilateral mandibular angle fractures has the lowest rate of postoperative complications? A systematic review and meta-analysis. J Oral Maxillofac Surg 72 : 2197-2211, 2014

20) Sehgal S, et al : Three-dimensional v/s standard titanium miniplate fixation in the management of mandibular fractures--a randomized clinical study. J Craniomaxillofac Surg 42 : 1292-1299, 2014

21) 日本形成外科学会・日本創傷外科学会・日本頭蓋顎顔面外科学会(編):形成外科診療ガイドライン 5 頭蓋顎顔面疾患(主に後天性). 金原出版, 2015

7　小児頭部外傷

小児重症頭部外傷患者の定義：GCS スコア 3〜8 で 16 歳未満とする.

7-1 病院前救護

1. 推奨

(1) 成人と同様で二次的脳損傷を可能な限り防ぐことが目的である. 以下の処置をすることが勧められる(グレード A).

① 気道確保, 酸素投与, 呼吸の維持

② 同時に頚椎保護

③ 必要ならば止血, 合併損傷への応急処置

(2) 低血圧, 低酸素症を確認した場合, 直ちに是正することが勧められる(グレード A).

2. 参考

(1) 本邦における病院前救護は, もっぱら地方自治体に所属する救急隊員により行われる. 近年ドクターカー, ドクターヘリの普及により医師が現場において処置が行える体制を準備した施設も増加している[1] (IV).

(2) 気管挿管は現行では挿管認定救急救命士による心肺停止状態患者のみに認可されており, さらに年齢制限により小児の挿管は許可されていない. 救急救命士による静脈路確保も心肺停止患者に対してのみ許可されている[1].

(3) 救急救命士には, 頚椎保護, 合併損傷の応急処置の他に, 酸素飽和度のチェック, 酸素投与, バッグバルブマスク法などによる呼吸補助, 管理が

認められている[1-4].

3. 付記

(1) プレホスピタルでの低酸素症は高頻度で認められる.

(2) プレホスピタルでの気管挿管がバッグバルブマスク法に優る根拠はない.

(3) 右主気管支挿管,食道挿管の合併が多くみられる.

4. 解説

　病院前救護段階での小児の気管挿管は容易ではない.用手的換気を行う際には小児の顔面に適したサイズのマスクを使用するなど,年齢に応じた物品の選択が重要である[5,6] (III, IV).病院前救護の気管挿管は従来考えられていたより安全に搬送可能とした報告もあるが,小児の気道管理に熟練した医師の添乗が必須である[7] (III).

文献

1）荒木尚：小児頭部外傷の Emergency,小児の脳神経 34：436-443, 2009

2）高橋義男：小児頭部外傷のプライマリケア.重森稔,他（編）：小児頭部外傷.医学書院,pp33-44, 1996

3）伊達裕昭,他：児童虐待による頭部外傷.小児病院での実態と対策.小児の脳神経 27：444-448, 2002

4）三木保：脳神経外科からみた本邦の child abuse.神経外傷 25：71-77, 2002

5）日本外傷学会・日本救急医学会（監）.日本外傷学会外傷研修コース開発委員会（編）：小児外傷.外傷診療ガイドライン第4版.へるす出版,2018

6）Adelson D, et al：Guidelines for the acute medical treatment of severe traumatic brain injury in infants, children, and adolescents. Pediatr Crit Care Med 4（Suppl）：S1, 2012

7）Martinon C, et al：Emergency tracheal intubation of severely head-injured children：Changing daily practice after implementation of national guidelines. Pediatr Crit Care Med 12：65-70, 2011

7-2 専門施設への搬送基準

1. 推奨

(1) 原則として CT を備えた救急病院で脳神経外科医,できれば小児科医のいる施設に直接搬送することが勧められる(グレード A).

(2) GCS スコア 3～8 の重症例では,脳神経外科医と小児科医のいる専門施

設，または救命救急センターに直接搬送することが勧められる（グレード
A）．

(3) 意識障害のない軽症例でも，受傷機転などにより，CT を備えた救急病院
で脳神経外科医，できれば小児科医もいる施設へ搬送されることが勧めら
れる（グレードA）．

2. 参考

　小児，特に乳幼児は意識レベルの評価が困難であり，かつ頭部外傷の重症度
判定も容易でない．また虐待が関与していることもあり，受傷機転や外傷エネ
ルギーについて両親や救急隊などから詳細に病歴聴取を行う．地域の小児救急
搬送体制により外傷患者の取り扱いが異なるが，小児の多発外傷では頭部外傷
が主たる割合を占めるため病態の増悪を未然に察知するオーバートリアージ的
対応となる[1]．

3. 付記

　Pediatric Trauma Center または小児も扱う Adult Trauma Center（ATC）
で治療するほうが level 1，level 2 の ATC での治療よりも生存率が高いとされ
る[2]（III）．

4. 解説

　本邦では小児頭部外傷の初期診療を担当する科は施設により異なる．軽症例
であれば小児科医が診察する機会も多く，意識障害を伴うか頭蓋内病変を伴う
場合は脳神経外科医や救急医が診察する機会が多い．気道確保や静脈路の確
保，または薬物投与量の確認など小児特有の対応については小児科医と協働し
た診療であることが望ましい．来院時の診察上の注意点として以下が挙げられ
る．

(1) 無呼吸，低換気，気道閉塞により容易に低酸素症，低血圧をきたしやす
い．

(2) 皮膚蒼白，不活発，頻脈を認めた場合にはショックと見なし対処すべきで
ある．

(3) 低血圧はショック症状後に出現することもあり，注意が必要である．

(4) 頭蓋内損傷があっても局所所見が捉えづらいことがある．

(5) 乳児では，痙攣，嘔吐，顔面蒼白，不機嫌，食欲不振，大泉門の膨隆，頭囲拡大，四肢運動の左右差などをチェックする．

(6) 病歴では受傷機転，意識消失の有無，痙攣の有無，顔面蒼白など低酸素の合併を示唆する症状の有無を聴取する．子どもの年齢と受傷機転に整合性があるかどうか注意する．

(7) 全身を観察し，多発する陳旧性の外傷痕や四肢の腫脹，火傷などの皮膚所見に注意する．身なりや衣服の汚れ，成長や発達の遅延がないか児童虐待の可能性を念頭に置く．

(8) 児童虐待が疑われた場合には，診察した医師が単独で結論を出さず，入院させた後，小児科，眼科，整形外科などの診察を交え，院内虐待対応委員会などにより総合的に検討を加え結論を出すことが望ましい．そのうえで児童相談所や警察への連絡を行う．

文献

1) 荒木尚, 他：救急医と脳神経外科医の連携―小児神経外傷における PALS と Trauma Team Leadership. Neurosurg Emerg 14 : 18-25, 2009

2) Potoka DA, et al : Impact of pediatric trauma centers on mortality in a statewide system. J Trauma 49 : 237-245, 2000

7-3 来院後の初期治療

1. 推奨

(1) 全身状態を，外観，呼吸状態，循環状態の３点ですばやく把握し，意識レベル低下，陥没呼吸，気道狭窄，チアノーゼ，徐脈などに対しては迅速な治療介入が勧められる（グレードA）．

(2) 遅滞ない気道確保，酸素投与，呼吸支援，静脈路確保などにより，直ちに低酸素症，低血圧を是正することが勧められる（グレードA）．

(3) 年齢に応じた収縮期血圧下限を超えた低血圧を示した場合には，生理食塩水などの輸液製剤 20 ml/kg を急速に静脈内投与することが勧められる（グレードA）．

(4) GCS スコア 8 以下の場合，気管挿管による 100％酸素投与と適切な酸素化・換気を行うことが勧められる（グレードA）．

(5) 上記の初期治療を行う際には，損傷が否定されるまで頸椎保護を継続することが勧められる（グレードA）.

2. 参考

(1) 米国重症頭部外傷ガイドラインには，診察時に注意すべき身体所見に関する規定は存在しない.

(2) 低酸素症の定義は，無呼吸，チアノーゼ，$PaO_2 < 60\ mmHg$，または酸素飽和度 $< 90\%$ などである．無呼吸，チアノーゼのみで診断してもよい[1,2]（III）.

(3) 低換気の定義は，年齢相応の呼吸数より少ない，浅くまたは不規則な呼吸，頻回の無呼吸発作，高炭酸ガス血症を認めた場合などである.

(4) 気道確保は下顎挙上が第一選択であるが，頭部後屈は頸椎保護のために行わない．呼吸障害が明らかな場合には躊躇せず気管挿管を行う.

(5) 低血圧が遷延する場合，潜在的な出血部位など全身の出血部位検索が必要である.

(6) 末梢静脈路確保が困難な場合，脛骨前面を骨髄穿刺針で穿刺し，輸液路として確保する.

(7) ショックの診断後は速やかに生理食塩水 $20\ ml/kg$ の急速投与を行う.

3. 付記

(1) プレホスピタル時の低酸素症のみでは死亡率は有意に変化しない.

(2) 低血圧と低酸素症は罹患率，死亡率を上昇させる[2,3]（III）.

文献

1) Ong L, et al : The prognostic value of the Glasgow Coma Scale. Hypoxia and computerized tomography in outcome prediction of pediatric head injury. Pediatr Neurosurg 24 : 285-291, 1996

2) Pigula FA, et al : The effect of hypotension and hypoxia on children with severe head injuries. J Pediatr Surg 28 : 310-314, 1993

3) Zebrack M, et al : Early resuscitation of children with moderate-to-severe traumatic brain injury. Pediatrics 124 : 56-64, 2009

7-4 ICU での管理

7-4-1 頭蓋内圧(ICP)の測定の適応と方法

1. 推奨

(1) GCS スコア 8 以下の重症例では ICP 測定を行うことが勧められる(グレード A).

(2) 脳室カテーテルや脳実質内の catheter tip transducer による測定法を考慮してもよい(グレード B).

(3) 軽症・中等症では必ずしも ICP 測定の適応はないが,占拠性病変を有するものや鎮静,筋弛緩剤,麻酔下で神経学的変化を観察できないものに対して ICP の測定を考慮してもよい(グレード B).

(4) 難治性の ICP 亢進に対してバルビツレート療法や低体温療法を行う場合には持続的に ICP を測定することが勧められる(グレード A).

2. 参考

(1) ICP 測定は ICP 亢進の早期発見と治療効果の判定に役立つ.

(2) 脳室カテーテルは髄液排出が可能で治療的にも有用である.

(3) 脳実質カテーテルは脳室穿刺より手技が簡単で閉塞による測定不能も少ないが,挿入後の再補正ができない.

(4) 小児例で脳実質センサーと脳室カテーテルとの比較において,お互いによい相関を認めたとの報告がある.

(5) ICP 測定の合併症として感染の頻度は少ないとされる.

(6) 乳児の大泉門の触診では ICP 亢進の診断において確証はない.

3. 付記

(1) ICP 亢進と転帰不良との間には強い相関がある.

(2) ICP モニタリングと積極的な ICP-directed therapy による調節は転帰良好と相関がある.

(3) ICP モニタリングは成人重症頭部外傷管理において,神経所見と CT による経過観察と比較し転帰への影響に差がないとする見解もある.

148　　7. 小児頭部外傷

4. 解説

　ICP モニタリングの有効性を示す研究報告は多い．小児重症頭部外傷におい
てモニタリング自体が長期予後を改善したという報告は存在しないが，予後を
悪くしたという事実もない．モニタリングを行うことにより効率的に ICP 亢
進の治療が可能となったこと，ICP 亢進が二次的脳損傷に関与するとした研究
は多いため，モニタリングがもたらす利益は大きい．1 歳以下の乳児頭部外傷
では，ICP モニタリングや治療法に大きなばらつきがあるため，標準的指標の
確立が望まれる．

7-4-2　頭蓋内圧(ICP)の治療閾値

1. 推奨

(1) 小児の ICP 亢進に対して治療を要する閾値は，15〜20 mmHg 程度とする
ことが勧められる(グレード A)．

(2) ICP 亢進の治療は，ICP 測定の他に CPP，SjO$_2$，画像診断などを参考に
しながら行うことが勧められる(グレード A)．

2. 参考

(1) 小児の正常 ICP 値は年齢により異なり，若年ほど低い[1] (IV)．

(2) 小児の重症頭部外傷に対する治療開始の ICP 閾値は確立されていない．

(3) 治療開始の ICP 値を 15 mmHg に設定する，年齢により変化させる施設も
ある．

(4) ICP 亢進の基準：1〜4 歳で 6 mmHg，5〜6 歳で 7 mmHg，7〜8 歳で
8 mmHg，9 歳以降 15 歳までは年齢と同じとの報告もある[2] (IIa)．

3. 付記

(1) ICP 20 mmHg 以上を，病的な ICP 上昇とする．

(2) ICP 20 mmHg を超えた場合に ICP を下げる治療を開始する．

(3) 閾値をもっと下げるべきとする意見もある．

7-4 ICUでの管理 149

4. 解説

　小児のICP正常値については諸家の報告があり一定の見解は存在しない．乳幼児は成人と比して年齢により血圧(平均動脈圧)が変化する一方，維持されるべき脳灌流圧(CPP)の下限は成人と同じと考えられているため，正常ICP値は年齢に応じ設定するほうが合理的とする意見もある[3,4] (III)．また，ICP 20 mmHg以上かつCPP 45 mmHg以下が持続した時間により転帰不良が区分され，1時間増えることにオッズ比4.6%増加するとの報告もある[5] (IIa)．

文献

1) 横田裕行：ICU管理．重森稔 他 (編)：小児頭部外傷．医学書院，pp176-192, 1996
2) Chambers IR, et al : Critical thresholds of intracranial pressure and cerebral perfusion pressure related to age in paediatric head injury. J Neurol Neurosurg Psychiatry 77 : 234-240, 2006
3) Dean NP, et al : Physician agreement with evidence-based recommendations for the treatment of severe traumatic brain injury in children. J Neurosurg 107 (suppl Pediatrics) : 387-391, 2007
4) Keenan HT, et al : Frequency of intracranial pressure monitoring in infants and young toddlers with traumatic brain injury. Pediatr Crit Care Med 6 : 537-541, 2005
5) Ferguson NM, et al : Intracranial hypertension and cerebral hypoperfusion in children with severe traumatic brain injury : Thresholds and burden in accidental and abusive insults. Pediatr Crit Care Med 17 : 444-450, 2016

7-4-3　脳灌流圧(CPP)の治療閾値

1. 推奨

(1) 少なくともCPPを40 mmHg以上に維持することが勧められる(グレードA)．

(2) 年齢を考慮し，CPPを40〜65 mmHg以上に維持することを考慮してもよい(グレードB)．

2. 参考

(1) 年齢に応じた閾値設定をしている施設もあるが，多くは経験則による考え方である(例：乳幼児は40〜45 mmHg，それ以上の小児は50〜55 mmHgに維持するなど)[1]．

(2) Taylorらは以下を目安としている[2] (Ib)．
　1歳未満ではCPP≧40 mmHg

7

小児頭部外傷

1~4歳では　CPP≧50 mmHg

5~8歳では　CPP≧60 mmHg

9歳以上ではCPP≧70 mmHg

(3) 重症例に対して2歳以上ではCPPを70 mmHg以上，2歳未満では60 mmHg以上に維持し，CPPを指標とした治療(CPP targeted therapy)とICPを指標とした治療(ICP targeted therapy)を比較した結果，CPPを指標とした治療が安全で優っているとの報告がある[3]（IIb）.

3. 付記

(1) CPP<40 mmHgは年齢と関係なく死亡率上昇と相関する.

(2) 年齢や個々の病態に応じたCPP適正値に維持することが今後の課題である[4]（IIb）.

(3) CPP 40 mmHgが最低の閾値か，または適正なCPP値はもっと高い(50~65 mmHg)かは不明である[5]（III）.

4. 解説

　CPPは脳への血流の供給を推測する指標として用いられてきた[6]（III）. 局所性脳損傷の場合，損傷周囲に生じる二次性損傷の進展をその程度反映し得るかという課題については，画像診断やその他のモニタリング法を追加して複合的な判断が必要となる[1]（IIb）. CPP低値が予後を絶対的に不良にすることは明らかであり，十分な注意を要する.

文献

1 ）Chambers LR, et al : What is the optimal cerebral perfusion pressure in children suffering from traumatic coma? Neurosurg Focus 15 : 1-8, 2003

2 ）Taylor A, et al : A randomized trial of very early decompressive craniectomy in children with traumatic brain injury and sustained intracranial hypertension. Childs Nerv Syst 17 : 154-162, 2001

3 ）Prabhakaran P, et al : A pilot trial comparing cerebral perfusion pressure : targeted therapy to intracranial pressure-targeted therapy in children with severe traumatic brain injury. J Neurosurg 100（Suppl Pediatrics 5）: 454-459, 2004

4 ）Figaji A, et al : Acute clinical grading in pediatric severe traumatic brain injury and its association with subsequent intracranial pressure, cerebral perfusion pressure, and brain oxygenation. Neurosurg Focus 24 : 1-7, 2008

5 ）Allen BB, et al : Age-specific cerebral perfusion pressure thresholds and survival in children and adolescents with severe traumatic brain injury. Pediatr Crit Care Med 15 : 62-70, 2014

6) Downward C, et al : Relationship of cerebral perfusion pressure and survival in pediatric brain-injured patients. J Trauma 49 : 654-659, 2000

7-4-4 鎮静剤，鎮痛剤，筋弛緩剤の治療的使用に関して

1. 推奨

　鎮静剤，鎮痛剤，筋弛緩剤などは気道確保，ICP コントロール，人工呼吸器使用，画像診断時など診療目的で使用することを考慮してもよい(グレードB)．しかし，血圧低下などの副作用に注意する必要がある．

2. 参考

(1) 成人例では持続的な抗てんかん薬投与により，脳波モニタリング上，異常波の出現を低下させ，二次性損傷の予防が可能である．

(2) 疼痛，ストレス要因は脳代謝要求を上昇させ，脳血流量，ICP を上昇させる．

(3) ケタミンは頭蓋内圧亢進をきたした小児において，処置などの治療介入に対して鎮静薬として使用することにより頭蓋内圧を有効に下げる[1,2] (III)．

(4) プロポフォールの持続的投与は死亡率の増加をもたらした．致死的な代謝性アシドーシスが起こる可能性があり，小児では原則禁忌である[3] (III)．

(5) 筋弛緩剤は ICP を下げ，酸素消費量，エネルギー消費を抑えるとの報告があるが，呼吸器関連肺炎(VAP)の発生頻度を高めるとされており，使用適応を熟慮する[4] (III)．

3. 付記

(1) 鎮静剤，鎮痛剤，筋弛緩剤の使用は転帰との関連がないので，その使用は治療する医師の判断に委ねられている．

(2) 小児患者に対するプロポフォールの持続的投与は極めて重大な副作用の報告があり禁忌である．

4. 解説

　鎮静剤，鎮痛剤，筋弛緩剤は PICU など気道の管理が十分に行える環境において使用されることが好ましい．特に重症例の場合は鎮静薬の使用による頭蓋

内圧降下が明らかなため，重症頭部外傷に対する神経集中治療の実施が困難な場合には早期に高次施設への転送を考慮すべきである．

文献

1) Bar-Joseph G, et al : Effectiveness of ketamine in decreasing intracranial pressure in children with intracranial hypertension. J Neurosurg Pediatr 4 : 40-46, 2009
2) Albanese J, et al : Ketamine decreases intracranial pressure and electroencephalographic activity in traumatic brain injury patients during propofol sedation. Anesthesiology 87 : 1328-1334, 1997
3) Fudickar A, et al : Propofol infusion syndrome : update of clinical manifestation and pathophysiology. Minerva Anestesiol 75 : 339-344, 2009
4) Vernon DD, et al : Effect of neuromuscular blockade on oxygen consumption and energy expenditure in sedated, mechanically ventilated children. Crit Care Med 28 : 1569-1571, 2000

7-4-5 脳室ドレナージによる頭蓋内圧(ICP)管理

1. 推奨

重症例に対し，ICP 管理上脳室ドレナージを行うことを考慮してもよい(グレード B)．

2. 参考

米国では重症頭部外傷に対して，脳室ドレナージが行われることが多い．ドレナージの意義は脳室内圧即ち ICP を直接測定でき，同時に頭蓋内液体容積の減少による ICP 降下にある．また安価であることや最も早く治療効果が得られることも利点である．一方，脳室の狭い小児例に対する手技的困難さ，管理の煩雑さ，穿刺に伴う合併症などが欠点と考えられる[1] (III)．

3. 付記

(1) Baldwin, Levy らは腰椎ドレナージを脳室ドレナージに追加して行う方法が有用と報告した．ただし脳室ドレナージが効いていても ICP 亢進が持続し，しかも脳底槽が開いており占拠性病変が画像上ないもののみに適応があるとされた[2,3] (III)．

(2) Shapiro らは，治療抵抗性 ICP 亢進症例に対し，脳室ドレナージを用いた脊髄液排出を行い，pressure-volume index および ICP の低下を報告した[4] (III)．

7-4 ICUでの管理　153

4．解説

　本邦では，重症頭部外傷による頭蓋内圧亢進の治療として脳室ドレナージが選択されない傾向にあることは特徴的である．脳室ドレナージによる合併症を危惧する意見も多く，挿入時，抜去時の出血の危険性が一定の頻度で確認されている．ただし致命的な出血であることは少ない[5,6]（III）．

文献

1 ）Anderson RCE, et al : Complications of intracranial pressure monitoring in children with head trauma. J Neurosurg 101（Suppl 1）: 53-58, 2004
2 ）Baldwin HZ, et al : Preliminary experience with controlled external lumber drainage in diffuse pediatric head injury. Pediatr Neurosurg 17 : 115-120, 1991
3 ）Levy DI, et al : Controlled lumbar drainage in pediatric head injury. J Neurosurg 83 : 453-460, 1995
4 ）Shapiro K, et al : Clinical applications of pressure-volume index in treatment of pediatric head injuries. J Neurosurg 56 : 819-825, 1982
5 ）Woernle CM, et al : Do iatrogenic factors bias the placement of external ventricular catheters? Neurol Med Chir（Tokyo）51 : 180-186, 2011
6 ）Miller C, et al : Risk factors for hemorrhage associated with external ventricular drain placement and removal. J Neurosurg 126 : 289-297, 2017

7-4-6　高張剤による治療

1．推奨

(1) 重症頭部外傷後のICP亢進のコントロールにマンニトール，グリセロール，高張食塩水などの使用が勧められる（グレードA）．

(2) マンニトール投与では，血漿浸透圧は310 mOsm/L以下に維持することが勧められる（グレードA）．

(3) 正常循環血液量を維持することが勧められる（グレードA）．

2．参考

　本邦ではマンニトール，グリセロールが主に使用されている[1]（IV）．欧米では，重症例に対して高張3％食塩水の有効性も報告されている．マンニトールは反復投与で0.25～1.0 g/kgで使用されることが多い．マンニトール投与前の血漿浸透圧が320 mOsm/L以上では腎不全をきたすことがある一方，高張性食塩水は360 mOsm/Lの高浸透圧にも耐えられるとの報告がある[2]（IV）．

3. 付記

(1) Khannaらは前向き調査により3%食塩水の投与はICP降下，CPP維持に有効であると報告した．このなかで，高ナトリウム血症と高浸透圧状態に対する小児の耐性が確認されている[3]（III）.

(2) Millerらはマンニトールの有効性について鎮静薬と比較検討を行った．マンニトールは局所性脳損傷の症例に有効であり，予後について言及はない[4]（IV）.

(3) Petersonらは後方視的に3%食塩水を持続投与した小児頭部外傷68例を調査し，死亡率の低下，合併症の発生率が低いことを報告した[5]（IIb）.

(4) 概してマンニトールと3%食塩水の投与が最も使用される傾向にある[6]（III）. Sheinらは，多施設共同研究により，高浸透圧利尿剤は頭蓋内圧亢進の治療において第一選択として考慮すべきであり，脳血流安定化や即効性について有用であると結論した[7]（IIa）.

4. 解説

　マンニトールは臨床研究が少ないながらも経験則として使用されてきた一方, 3%食塩水を用いた研究は多いが本邦では使用実数が少ない．現時点では担当医の選択に委ねられており，両方を推奨する形となっている．

文献

1) 高橋義男：新生児の脳圧下降剤と使用適応. 小児の脳神経 14 : 1113-1122, 1989

2) James HE, et al : Methodology for the control of intracranial pressure with hypertonic manni-tol. Acta Neurochir（Wien）51 : 161-172, 1980

3) Khanna S, et al : Use of hypertonic saline in the treatment of severe refractory posttraumatic intracranial hypertension in pediatric traumatic brain injury. Crit Care Med 28 : 1144-1151, 2000

4) Miller JD, et al : Management of intracranial hypertension in head injury : matching treatment with cause. Acta Neurochir Suppl 57 : 152-159, 1993

5) Peterson B, et al : Prolonged hypernatremia controls elevated intracranial pressure in head-in-jured pediatric patients. Crit Care med 28 : 1136-1143, 2000

6) Roumeliotis N, et al : Hyperosmolar therapy in pediatric traumatic brain injury : a retrospec-tive study. Childs Nerv Syst 32 : 2363-2368, 2016

7) Shein SL, et al : Effectiveness of pharmacological therapies for intracranial hypertension in chil-dren with severe traumatic brain injury--Results from an automated data collection system time-synched to drug administration. Pediatr Crit Care Med 17 : 236-245, 2016

7-4-7 過換気療法

1. 推奨

(1) 盲目的な過換気療法を行うことは勧められない（グレード C）.

(2) 過換気療法（$PaCO_2$ 30〜35 mmHg）は脳ヘルニア徴候を呈した危急事態に短時間行う場合や，長期 ICP 亢進で鎮静剤，鎮痛剤，筋弛緩剤，脳室ドレナージ，高張剤投与に抵抗する場合に考慮してもよい（グレード B）.

(3) この際，動脈血ガス分析または呼気終末期炭酸ガスの測定は必須で，ICP と SjO_2 をモニターし，脳虚血状態を観察しながら行うことが勧められる（グレード A）.

2. 参考

　過換気により血中二酸化炭素分圧が低下し，髄液 pH が上昇する. この結果，脳血管平滑筋が収縮し，脳血流量は低下，ICP 低下が起きる. 自動調節能が破壊された脳組織では脳虚血が助長される可能性もある. また $PaCO_2$ に対する CBF 反応性は予測不可能であるため，過換気を行う際にはモニタリングを行い，虚血状態を観察する必要がある.

3. 付記

(1) Figaji らは，従来のパラメータは二次性脳損傷の範囲と進展を反映しないことに着目し，$PbtCO_2$ を加えた新しい損傷度評価の指標を考察した[1]（IIa）.

(2) Skippen らは，小児重症頭部外傷後の脳血流・脳代謝について前向きに測定し，脳血流や脳酸素消費の低下を指摘した. 脳充血の発生は多くはないものの，脳代謝需要以上の脳血流増加は明らかであった. Hypocarbia と脳虚血の相関は明らかなため，過換気療法は慎重に行うべきとした[2]（III）.

(3) Warner らは成人外傷例を調査し，重症度が高い患者は $PaCO_2$ が高く，低血圧，低酸素，アシドーシスを合併しやすいと報告した. その結果，現場での気管挿管により $PaCO_2$ 30〜35 mmHg の換気を治療目標とすべきであると述べている[3]（III）.

156   7. 小児頭部外傷

4. 解説

　小児頭部外傷によるびまん性脳腫脹の本体は脳充血によると考えられていたが，最近の報告では急性期の充血現象は30%程度と言われる[4]（IV）．盲目的な過換気を避け，モニタリング下に適正なPaCO$_2$値を維持することが重要である．

文献

1 ）Figaji AA, et al : Acute clinical grading in pediatric traumatic brain injury and its association with subsequent intracranial pressure, cerebral perfusion pressure, and brain oxygenation. Neurosurg Focus 25 : 1-7, 2008
2 ）Skippen P, et al : Effect of hyperventilation on regional cerebral blood flow in head-injured children. Crit Care Med 25 : 1402-1409, 1997
3 ）Warner KJ, et al : The impact of prehospital ventilation on outcome after severe traumatic brain injury. J Trauma 62 : 1330-1338, 2007
4 ）Zwienewberg M : Severe pediatric head injury : the role of hyperemia revisited. J Neurotrauma 16 : 937-943, 1999

7-4-8　バルビツレート療法

1. 推奨

(1) バルビツレート療法は他の内科的・外科的治療法でICPのコントロールが不可能で，循環動態が安定している場合に考慮されることもある（グレードB）．
(2) 適正なCPPを維持するためICPなどのモニタリングと循環動態を維持できる場所で実施することが勧められる（グレードA）．

2. 参考

　バルビツレートは脳保護とICP下降の目的などで使用されることがある．高濃度ではICPを下げるが，低血圧などの副作用が問題となる．バルビツレート投与の効果判定には脳波上のburst suppressionが目安となる．

3. 付記

(1) Kasoffらはバルビツレートを使用した群において心拍出量の低下と血管抵抗の上昇を報告し，低血圧の合併に注意すべきと報告した．適切な補液と

昇圧薬の併用が大切である[1] (III).

(2) Marshall らは成人重症頭部外傷 58 例におけるペントバルビタールの有効性について検討，3 例が減圧開頭術を受け，残り 55 例中 22 例（40%）が生存，1 年以上生存の 19 例の 68% が GOS4（MD）あるいは 5（GR）と良好であったと報告した[2] (III).

(3) Pittman らは治療困難な頭蓋内圧亢進を有する小児重症頭部外傷例にバルビツレートを使用し，その 52% で ICP 降下を認めた[3] (III).

(4) Mellion らは，治療不応性の頭蓋内圧亢進に対して高濃度バルビツレートを追加した小児例では約 30% に効果を認め，効果を認めた群に於いては比較的良好な予後が得られたと報告した[4] (IIa).

4. 解説

　小児頭部外傷に対するバルビツレートの有効性についての臨床研究は少ない．ICP 降下作用について言及したものが多いが，同時に CPP も低下させうるため，神経予後に関する検討は今後の課題でもある．心筋抑制は低血圧の危険性があり，特に小児例に対する使用には慎重さが必要である．このため各種モニタリングの可能な環境で，バルビツレートの使用に慣れた医師により行われることが望ましい．

文献

1 ）Kasoff SS, et al : Aggressive physiologic monitoring of pediatric trauma patients with elevated intracranial pressure. Pediatr Neurosci 14 : 241-249, 1988

2 ）Marshall GT, et al : Pentobarbital coma for refractory intra-cranial hypertension after severe traumatic brain injury : mortality predictions and one-year outcomes in 55 patients. J Trauma 69 : 275-283, 2010

3 ）Pittman T, et al : Efficacy of barbiturates in the treatment of resistant intracranial hypertension in severely head injured children. Pediatr Neurosci 15 : 13-17, 1988

4 ）Mellion SA, et al : High-dose barbiturates for refractory intracranial hypertension in children with severe traumatic brain injury. Pediatr Crit Care Med 14 : 239-247, 2013

7-4-9　体温管理療法

1. 推奨

(1) 少なくとも高体温は避けることが勧められる（グレード A）．

(2) 他の治療で脳圧コントロールが困難な場合に低体温療法を考慮してもよい

158　　7. 小児頭部外傷

（グレードB）.

(3) ICP，SjO$_2$などのモニタリングの他に循環動態のモニタリングが勧められる（グレードA）.

2. 参考

　北米の小児重症頭部外傷に対する低体温療法は，期間が短く急速に復温を行うプロトコールであったため，negativeな研究結果に対する批判もある．特に復温時の再灌流障害が懸念された．本邦の施設では低体温によるICP降下を治療効果として捉え，比較的長く行われる場合が多い．肺合併症などの欠点があり，小児では有効性が証明されていない.

3. 付記

(1) Hutchisonらは1〜17歳の重症頭部外傷3,225例に対し，受傷後8時間以内に32℃・24時間の低体温治療を行い，6か月後の予後について平温群と比較している．その結果，低体温群の予後は悪化し，死亡率が増加した．特に復温時に低血圧と昇圧薬使用量の増加が指摘された．一方，強いICP降下作用が認められた[1]（Ib）.

(2) Adelsonらは低体温治療の効果として，脳代謝率の低下，炎症・脂質リン酸化の抑制，軸索損傷や興奮毒性，神経細胞死，痙攣原性の抑制などを挙げたが，その後のPhase3 trialでは，受傷から48時間の低体温治療と緩徐な復温では，死亡率や広範な脳機能を改善しなかった[2]（Ib）.

(3) Becaらは，小児重症頭部外傷に対する早期の低体温治療は予後を改善せず，臨床実地では実施されるべきではないと結論し，従来のRCTは小児重症頭部外傷の臨床研究では実行困難であり，大規模な国際研究が望まれるとした[3]（Ib）.

(4) 本来，重症頭部外傷とは臨床的に多様であり，付随する神経学的異常や来院時の損傷形態も広範に至る．Rosarioらは前方視的研究により得られた臨床データの解析により転帰に関与する特性の抽出に努めたが，明確な結論に到達するには更なるデータ集積が必要と述べている[4]（Ib）.

4. 解説

　比較的大規模な前方視的研究により32〜33℃を72時間継続する低体温治療

と，36～37℃を厳密に管理する平温治療の比較により，目覚ましい転帰改善には至らなかった以上，低体温に管理する利点は積極的に肯定されないところであろう．ただし，急性硬膜下血腫除去後の低体温管理が予後改善し得るという仮説もあり，小児患者における結論は未だ存在しない．現時点では，高体温を回避するということのみが明確に提示可能な指針である．

文献

1) Hutchison JS, et al : Hypothermia therapy after traumatic brain injury in children. N Engl J Med 358 : 2447-2456, 2008
2) Adelson PD, et al : Comparison of hypothermia and normothermia after severe traumatic brain injury in children (Cool Kids) : a phase 3, randomised controlled trial. Lancet Neurol 12 : 546-553, 2013
3) Beca J, et al : Hypothermia for traumatic brain injury in children-A phase II randomized controlled trial. Crit Care Med 43 : 1458-1466, 2015
4) Rosario BL, et al : Presenting characteristics associated with outcome in children with severe traumatic brain injury : A secondary analysis from a randomized controlled trial of therapeutic hypothermia. Pediatr Crit Care Med 19 : 957-964, 2018

7-4-10　減圧開頭法

1. 推奨

頭蓋内血腫除去後，または脳腫脹などに対して減圧開頭術を考慮してもよい（グレードB）．

2. 参考

(1) Cooperらは，びまん性重症頭部外傷の成人例で内科的治療が奏効しない不応性頭蓋内圧亢進をきたし減圧開頭術を受けた155例を対象として検討した結果，減圧開頭術はICPを下げるが，転帰は改善しないことを報告した[1]（Ib）．対象となった症例の割合が全重症頭部外傷総数のうち極めて小さいため，本結果を一般的解釈として利用できるかといった批判がある．Hutchinsonらは，減圧開頭術により治療抵抗性の頭蓋内圧亢進を有する頭部外傷患者の術後6か月の死亡率を低下させた一方，遷延性意識障害の発生率が上昇したと報告した[2]（III）．

(2) 小児例においても，神経学的所見の増悪や治療抵抗性の頭蓋内圧亢進，または脳ヘルニア徴候の出現に対し，早期の減圧開頭術と硬膜形成が有効で

あると考えられる．一方手術合併症の予防や詳細な家族説明を行うなど，慎重に対応することが必要となる[3]（Ib）.

(3) 小児例では，減圧開頭法は有意に ICP を下げ，転帰を改善するとされており，成人例と比較しても予後が良好とされる[4]（III）．術式については，片側減圧術，両側前頭減圧術など，個々の減圧術の有効性を比較した研究はない.

3. 付記

(1) 減圧開頭術は小児重症頭部外傷，びまん性脳腫脹，虐待による頭部外傷，その他代謝性脳症や髄膜炎・脳炎などによる脳腫脹に対して有効であると考えられている[5]（III）.

(2) 手術法の特定はないが，びまん性脳腫脹の場合には両側前頭開頭および硬膜切開を行うことが多いようである．両側前頭開頭は一側開頭に比べ腫脹脳の突出が少ないと考えられている[6]（III）.

(3) Mhanna らは後方視的かつ小規模の case-control study により，重症頭部外傷の小児患者に対する早期減圧術により予後は改善と報告した[7]（III）.

(4) Taylor らは以下の適応を報告している[8]（Ib）.

① CT でのびまん性脳腫脹の所見
② 受傷 48 時間以内
③ 術前 ICP 40 mmHg 未満
④ GCS スコアが一度も 3 になっていないこと
⑤ 二次的な症状の増悪
⑥ 脳ヘルニア症状

4. 解説

減圧による脳内環境の変化をモニタリングにて評価する（ICP，CPP，CBF，$PbtO_2$ など）研究や，減圧開頭法特有の術後合併症（水頭症，一過性麻痺，感染症）についても検討されることが望まれる.

文献
1）Cooper JC, et al：Decompressive craniectomy in diffuse traumatic brain injury. N Engl J Med 364：1493-1502, 2011

2）Young AMH, et al：Decompressive craniectomy for traumatic intracranial hypertension：application in children. Childs Nerv Syst 33：1745-1750, 2017

3）Hutchinson PJ, et al：Trial of decompressive craniectomy for traumatic intracranial hypertension. N Engl J Med 375：1119-1130, 2016

4）Figaji AA, et al：Early decompressive craniectomy in children with severe traumatic brain injury. Childs Nerv Syst 19：666-673, 2003

5）Jagannathan J, et al：Outcome following decompressive craniectomy in children with severe traumatic brain injury：a 10-year single-center experience with long-term follow up. J Neurosurg 106（4 Suppl Pediatrics）：268-275, 2007

6）Polin RS, et al：Decompressive bifrontal craniectomy in the treatment of severe refractory posttraumatic cerebral edema. Neurosurgery 41：84-94, 1997

7）Mhanna MJ, et al：Outcome of children with severe traumatic brain injury who are treated with decompressive craniectomy. J Neurosurg Pediatr 31：1-7, 2015

8）Taylor A, et al：A randomized trial of very early decompressive craniectomy in children with traumatic brain injury and sustained intracranial hypertension. Childs Nerv Syst 17：154-162, 2001

7-4-11　ステロイドの使用について

1. 推奨

　ステロイドの使用は勧められない（グレードC）. 脳浮腫の抑制，予後改善効果ともに否定されており，原則禁忌である.

2. 参考

　ステロイド投与の合併症として，感染と上部消化管出血については適切に対処されなくてならない. 基礎研究レベルでは，ステロイド投与による脳浮腫の抑制やフリーラジカル産生の減少が認められたため，小児の脳腫瘍，感染，炎症などによる脳浮腫に対する治療薬として期待され有用と考えられている. 一方重症頭部外傷による脳浮腫に対しては有効ではないとされる. 内因性コルチゾールの分泌低下や肺炎・細菌感染症の発生リスクの増大などの合併症などが明らかである.

3. 付記

(1) Kloti らはステロイド使用群と非使用群を比較した結果，神経学的予後に有意差を認めなかった一方，使用群にはほぼ完全な内因性コルチゾールの分泌抑制を認めた[1]（IIa）.

(2) Fanconi らは，小児25例を対象としてデキサメタゾン投与3日間の効果

を前向きに判定し，受傷後 6 か月の GOS およびコルチゾール値を比較した．その結果，コルチゾール値の軽度低下と感染率の上昇が認められた．GOS は有意差がなかった[2] (IIa)．

文献

1) Kloti J, et al : Dexamethasone therapy and cortisol excretion in severe pediatric head injury. Childs Nerv Syst 3 : 103-105, 1987
2) Fanconi S, et al : Dexamethasone therapy and endogenous cortisol production in severe pediatric head injury. Intensive Care Med 14 : 163-166, 1988

7-4-12 栄養管理

1. 推奨

(1) 受傷 72 時間以内にエネルギー消費量に見合ったカロリー補給を補充することが勧められる（グレード A）．

(2) 基礎代謝量の 130〜160％の補充を行うことが勧められる（グレード A）．

2. 参考

　最近の研究では，外傷性脳損傷の受傷から 72 時間以内の栄養支援導入は，死亡率軽減と予後改善に相関した．ただし，重症度や投与カロリー，投与方法（経腸か経口か），その他の交絡因子に関する影響について今後明らかにされることにより，より確かなエビデンスとなり得ると考えられている[1] (IV)．一般的な小児急性重症疾患では，急性期は underfeeding であることが病態の改善に有効であり，ICU 患者（人工呼吸管理下）で最初の 4 日間は投与栄養量が目標より少ない（33〜66％）場合のほうが，多い（66％以上）場合より有用との報告もある．現在まで，経腸栄養の早期導入の評価は結論が出ていないが，総栄養投与量を制限したうえで，病態改善に有用であると考えてよい[2]．

　その際，必要カロリーは 20〜30 kcal/kg/day，必要蛋白質量は 0.6〜1.0 g/kg/day を基本とし，代謝亢進時はそのストレス度に応じて，1.0〜2.0 g/kg/day まで増量する．脂質必要量は投与エネルギーの 25〜30％で，炭水化物（糖質）は蛋白質・脂質を引いた残りの投与カロリーとし，通常 50〜60％である．早期の高カロリー投与には気をつける[3]．

3. 付記

(1) 侵襲時には，絶食による腸管粘膜の萎縮（物理的バリア低下）が起こり，免疫学的バリアの障害も起こす．実験的には腸管免疫は経腸栄養の投与割合に応じて改善し，全栄養量の 66～100％を経腸的に投与しないと正常レベルまで改善しないとされる[4]（III）．

(2) 重症病態の栄養において，抗酸化作用のあるビタミン E，ビタミン C，およびセレン，亜鉛，銅は，急性期重症病態，特に熱傷，外傷，人工呼吸器管理必要症例では病態改善の可能性が示唆されている．特に total parenteral nutrition（TPN）の長期例ではビタミン B_1 欠乏による重篤な代謝性アシドーシスに対し注意する[5]（III）．

4. 解説

　小児頭部外傷患者に対する必要栄養量の検討に関する臨床研究は非常に少ない．現時点ではガイドラインに資する明確な知見は存在していないが，小児でも必要に応じた十分な栄養補給を行うべきであることは間違いない．またアルゼンチンの ICU では重症頭部外傷の治療に施設間格差があり，二次性脳損傷の発生は非常に多く，また高浸透圧利尿薬はほとんど使用されないという．低炭酸ガス血症を回避し，適切な時期に栄養支援を行う指針に準拠すれば，極めて良い退院時転帰を得ることができる．小児頭部外傷の転帰改善は，治療指針をいかに履行するかにかかるであろう[6]．

文献

1）市川光太郎：経腸・経管栄養「救急現場での必要知識」．児玉浩子，他（編）：小児臨床栄養学．診断と治療社．pp380-381, 2011
2）小谷譲治，他：重症救急患者における早期経腸栄養法．臨外 64：1383-1395, 2009 IV
3）深柄和彦，他：経腸栄養．救急医学 33：1761-1765, 2009
4）Moore R, et al：Measured energy expenditure in severe head trauma. J Trauma 29：1633-1636, 1989
5）Phillips R, et al：Nutritional support and measured energy expenditure of the child and adolescent with head injury. J Neurosurg 67：846-851, 1987
6）Vavilala MS, et al：Intensive care treatments associated with favorable discharge outcomes in Argentine children with severe traumatic brain injury：For the South American Guideline Adherence Group. PLoS One 12（12）：e0189296, 2017

164   7. 小児頭部外傷

7-4-13 抗てんかん薬

1. 推奨

　小児，特に乳児では早期発作の危険性が高く，抗てんかん薬の予防的投与が勧められる（グレードA）．

2. 参考

(1) 受傷1週間以内に起こる早期発作とその後に発生する晩期発作とがある[1]（III）．

(2) 早期発作は，受傷24時間以内に発症することが多い．

(3) 急性期の痙攣重積は容易に脳虚血を引き起こし，転帰不良の原因となる．

(4) フェニトインは早期発作の発生を減少させるが，晩期発作に対する予防的投与は無効である．

(5) レベチラセタムとフェニトインでは早期発作の抑制効果に有意差はない．

3. 付記

(1) 米国重症頭部外傷ガイドラインにおいても，早期発作に対する抗てんかん薬の予防的投与は推奨されている[1]（III）．

(2) Liesemerらは0～15歳以下の中等症～重症頭部外傷の小児299例を対象に後方視的検討を加え，12％に早期発作を認めた．危険因子として病院搬送前の低酸素，若年であること，虐待による頭部外傷，重症頭部外傷，直達損傷，硬膜下血腫が単変量解析で選択され，多変量解析により2歳以下，GCS 8以下，虐待による頭部外傷が強い相関を示した．早期外傷後性発作のうち68％が受傷後12時間以内に認められたと報告した[2]（IIa）．

(3) 持続脳波測定により中等症～重症頭部外傷例，特に虐待による頭部外傷群に発作が認められやすく，転帰不良と相関を有した[2]．持続脳波測定をプロトコール化し，積極的かつ早期に発作を検知し治療することによりbest practiceが実践可能となる．将来的には発作の特徴により予後良好群が区分されるかもしれない[3]（III）．

(4) 小児頭部外傷治療における持続脳波測定の実施率や抗てんかん薬の選択，早期発作の治療については施設間の格差が大きく一定した見解はない．レ

ベチラセタムの選択が多い傾向にある[4] (III).

(5) 小児重症頭部外傷における早期発作の予防薬としてホスフェニトインが最も頻回に使用されていたが，投与時期と薬物の選択には施設間の格差が大きい．従前示されてきた発作抑制や転帰改善効果の否定には，治療内容の格差が影響しているかもしれない[5] (III).

(6) 小児中等症～重症頭部外傷例では，レベチラセタムによる発作予防にもかかわらず臨床的早期発作が頻回に生じる可能性はある．乳幼児，特に虐待による頭部外傷例では発作の危険性が高い[6] (IIa).

(7) 持続脳波測定により受傷急性期の潜在性発作が顕著に検出された．2歳以下の乳幼児や虐待による頭部外傷(AHT)の子どもは潜在性発作あるいは通常の発作を起こしやすい．持続脳波測定により外傷後性発作の正確な診断と時機に合った治療が可能となる[7] (III).

4. 解説

　小児頭部外傷後の早期発作の予防を目的とした，抗てんかん薬の投与(受傷後7日間)は，二次性脳損傷抑制の観点から重要な治療であり，エビデンス・レベルの高い指針である．抗てんかん薬の種類については，従来フェニトインが推奨されてきたが，近年レベチラセタムの使用例が増加している．漸減に関する具体的な指針はない．無症候であっても非症候性発作であることが多いため，持続脳波測定による評価を考慮する．解剖学的評価としては，CT上異常所見が否定されていてもSWIなどのMRI撮像法により微小な脳実質損傷が確認されることが通常あるため，注意する．退院後も定期的に脳波測定を行い，臨床症状と脳波異常の関係性を観察しながら，薬物投与量や投与期間について判断することが望ましい．

文献

1) Kochanek PM, et al : Guidelines for the acute medical management of severe traumatic brain injury in infants, children, and adolescents--second edition. Pediatr Crit Care Med 13 : Suppl 1 : S1-82, 2012

2) Liesemer K, et al : Early post-traumatic seizures in moderate to severe traumatic brain injury : rates, risk factors, and clinical features. J Neurotrauma 28 : 755-762, 2011

3) Vaewpanich J, et al : Continuous electroencephalography in pediatric traumatic brain injury : Seizure characteristics and outcomes. Epilepsy Behav 62 : 225-230, 2016

4) Kurz JE, et al : Variation in anticonvulsant selection and electroencephalographic monitoring

following severe traumatic brain injury in children-understanding resource availability in sites participating in a comparative effectiveness study. Pediatr Crit Care Med 17 : 649-657, 2016

5) Ostahowski PJ, et al : Variation in seizure prophylaxis in severe pediatric traumatic brain injury. J Neurosurg Pediatr 18 : 499-506, 2016

6) Chung MG, et al : Prevalence of early posttraumatic seizures in children with moderate to severe traumatic brain injury despite levetiracetam prophylaxis. Pediatr Crit Care Med 17 : 150-156, 2016

7) O'Neill BR, et al : Incidence of seizures on continuous EEG monitoring following traumatic brain injury in children. J Neurosurg Pediatr 16 : 167-176, 2015

7-4-14 頭位挙上

1. 推奨

頭蓋内圧コントロールの目的で 30 度の頭位挙上が勧められる（グレード A）.

2. 参考

(1) 小児は頭部が大きく，首は短いため，頭部が不安定となりやすい．前屈になり気道閉塞を起こしやすいので注意する.

(2) 頚部の屈曲による静脈還流障害をきたさないよう注意する.

(3) 30° を超える頭位挙上は，血圧低下をきたし脳灌流に影響を与える可能性があるため注意する.

3. 付記

モニタリング下にある場合は，頭位挙上による ICP や CPP の変動に注意しながら観察を行う.

7-5 虐待による頭部外傷（abusive head trauma : AHT）

虐待の疑いをもった場合には，当該施設および医療スタッフは児童相談所などの関係諸機関にその旨を通告する義務がある．小児の頭部外傷（特に 2 歳以下）において，虐待の関与が疑われた場合には病歴の聴取，全身の診察を入念に行い，全身骨スクリーニングおよび眼科による眼底の診察を依頼しなくてはならない．薄い急性硬膜下血腫と直下の脳実質に進展する広範な低吸収域病変の合併は AHT の画像所見としてよく知られている.

1. 推奨

　虐待の関与について判断を迷う場合には，担当医が単独で判断を行わず，院内虐待防止委員会などに報告し，施設として判断を行うことが勧められる（グレードA）．

2. 参考

　本邦では児童虐待が急増している．2歳以下の乳幼児の頭部外傷では，虐待が関与する確率が高く，安易に帰宅させないようにする．骨スクリーニングを行い陳旧性の骨折も含めてチェックすることは重要である．虐待ではなくとも，養育不安を抱えたり，育児指導を必要としたりする家族の割合が増えているため，養育相談のための観察入院や養育指導のための再診を勧めることも考慮する．

3. 付記

(1) 中村らは，家庭内の軽微な事故で発症する乳幼児急性硬膜下血腫を中村I型と分類した．畳の上などで後方に転倒し，急激な意識障害と顔面蒼白，四肢の痙性麻痺，網膜出血などを伴うものであり，転帰は比較的良好である[1]（III）．

(2) Duhaimeらは，虐待を受けた乳幼児の頭部外傷の多くで頭蓋骨骨折や帽状腱膜下血腫などが認められ，それまで揺さぶる動作によって架橋静脈の破綻が原因と考えられていたshaken baby syndrome（SBS）にはimpactの要素が必要であると報告した．また120 cm未満の高さ（ベッド，ソファ，椅子など）からの転落では硬膜内損傷は皆無で，120 cm以上では硬膜内損傷は起こるものの虐待以外では軽症であると報告している[2,3]（III，IV）．

(3) Geddesらは，虐待による頭部外傷により死亡した児童の病理学的所見をまとめ，2～3か月程度の乳児では頭蓋頚椎移行部の軸索損傷，無呼吸などの呼吸障害を合併する傾向にあり，1歳以上の場合は急性硬膜下血腫や白質の軸索損傷を認めたと報告した．また，無呼吸による二次的な脳腫脹，びまん性低酸素性脳症も特徴的であるとした[4,5]（IV）．

(4) Ichordらは，MRIのDWIにより被虐待児の脳損傷を検討し，広範囲の虚

血性損傷を認める傾向にあると報告した．呼吸不全，痙攣，頭蓋内占拠性病変などの多因子の関与が推定された[6]（IIa）.

(5) Adamo らは，虐待による頭部外傷の予後は一般外傷による頭部外傷に比べて不良であると報告した[7]（III）.

(6) Hsieh らは適切な撮像法の選択により頭蓋内外の損傷の背景にある受傷機転や，虐待により頭部外傷を受けた子どもの長期予後についても一定の見解を示すことができると述べている[8]（IV）.

(7) Choudhary らは，様々な虐待による機序により頭蓋内損傷や頸椎・頸髄損傷を受けた乳幼児を称する用語として，AHT は最も適切かつ包括的であると結論し，多学会の共同声明として発表している[9]（IV）.

---

4. 解説

本邦では乳幼児急性硬膜下血腫，いわゆる中村 I 型の存在が古くから指摘されているが，Aoki らが 26 例の infantile acute subdural hematoma を報告後，米国の脳神経外科医より「日本の乳幼児虐待診断の精度の低さ」が指摘され，「2 歳以下の乳幼児の硬膜下血腫は虐待によるものであり，家庭内の軽微な事故は硬膜下血腫の発生機序として不十分」と批判を受けた[1, 10]（III）. 一方，西本らや山崎らは，中村 I 型の臨床的特徴を詳細に検討し，歩行可能となる 10 か月以降の発症は少ないこと，血腫が比較的少量で予後がよいことなど，中村 I 型乳幼児急性硬膜下血腫の存在を裏付ける報告を行っている[11, 12]（III, IV）.

乳幼児の急性および慢性の硬膜下血腫の解剖学的成因については様々な説が存在するが，血液凝固障害，代謝異常，感染症など既往歴による画像所見の解釈や，病歴の整合性，眼科所見，過去の虐待の有無などを総合的に判断する必要があり，脳神経外科単科による判断は容易でなく，行うべきではない. 院内虐待防止委員会などシステムとして虐待の有無について判断を行うこと，学会が主催する研修会への参加を通して，虐待診断の精度を上げるための努力が望まれる[13, 14]（IV）.

文献

1) 中村紀夫, 他：小児頭部外傷の剖検所見と臨床. 脳と発達 2：23-30, 1970

2) Duhaime AC, et al：The shaken baby syndrome. J Neurosurg 66：409-415, 1987

3) Duhaime AC, et al：Nonaccidental head injury in infants-The "shaken baby syndrome". N Engl J Med 338：1822-1829, 1998

4) Geddes, et al : Neuropathology of inflicted head injury in children. I. Patterns of brain damage. Brain 124 : 1290-1298, 2001
5) Geddes, et al : Neuropathology of inflicted head injury in children. II. Microscope brain injury in infants. Brain 124 : 1299-1306, 2001
6) Ichord RN, et al : Hypoxic-ischemic brain injury complicates inflicted and accidental traumatic brain injury in young children : the role of diffusion-weighted imaging. J Neurotrauma 24 : 106-118, 2007
7) Adamo MA, et al : Comparison of accidental and nonaccidental traumatic brain injuries in infants and toddlers ; demographics, neurosurgical interventions and outcomes. J Neurosurg 4 (Pediatrics) : 414-419, 2009
8) Hsieh KL, et al : Revisiting neuroimaging of abusive head trauma in infants and young children. AJR Am J Roentgenol 204 : 944-952, 2015
9) Choudhary AK, et al : Consensus statement on abusive head trauma in infants and young children. Pediatr Radiol. 48 : 1048-1065, 2018
10) Aoki N, et al : Infantile acute subdural hematoma. J Neurosurg 61 : 273-280, 1984
11) 西本博, 他：児童虐待による頭部外傷の現状と問題点. 脳外誌 13 : 822-829, 2004
12) 山崎麻美, 他：脳神経外科医が見過ごしてはならない小児虐待による頭部外傷の特徴と治療. 脳神経外科ジャーナル 18 : 642-649, 2009
13) 荒木尚, 他：児童虐待における頭部外傷の脳神経外科的アプローチ. 脳と発達 41 : 175-180, 2009
14) 三木保, 他：本邦における小児虐待. 脳外誌 16 : 26-35, 2007

7

小児頭部外傷

Column 小児重症頭部外傷に対する神経集中治療──米国小児重症頭部外傷に対する神経集中治療のガイドライン（第3版）から

Guidelines for the management of pediatric severe traumatic brain injury, Third Edition[1, 2]

2019年4月米国 Brain Trauma Foundation を主体とした学術会議による『小児重症頭部外傷に対する神経集中治療のガイドライン（第3版）』が公表された. 今回は90を超える医学論文と既存の診療指針68個が集約のうえ改訂されたものである. 新たにアルゴリズムが設けられ視覚的に理解しやすい指針となった.

来院時 GCS 8 あるいはそれ以下の意識レベルである小児頭部外傷患者を重症と定義する. 外傷初期診療において頭部 CT を行い, 緊急開頭術の適応ではない場合, 神経集中治療の pathway に進む. ICU 管理は頭蓋内圧（intracranial pressure：ICP）値を基準に行われるため原則として ICP センサーを留置する（センサーを用いない観察法についても言及あり）.

＜herniation pathway＞

常に急激な増悪をきたす可能性があり, 緊急開頭を要する場合の指針として活用される.

脳ヘルニアによる臨床徴候として，瞳孔散大，高血圧/徐脈，除脳肢位を認識し，緊急過換気，$FiO_2＝1.0$，マンニトール・高張食塩水急速投与，脳脊髄液排出，緊急CT実施などを行う．

＜Baseline Care＞

今回改訂された主な点としてbaseline careが挙げられる．すべての小児重症頭部外傷患者に対し適用される9つの治療を指す．

①鎮静薬・鎮痛薬の適正量を維持する：ミダゾラム・フェンタニル併用を推奨

②調節呼吸：PaO_2 90～100 mmHg，$PaCO_2$ 35～40 mmHgの維持が推奨

③正常深部体温の維持と発熱予防および治療：38℃以下への調節が推奨

④適正な血管内容量の確保：CVP（中心静脈圧）や尿量，BUNなどを指標とする．Na 140 mEq/L以上の維持，乳幼児は5% dextroseを用い低血糖への配慮が必要．年長児には生理食塩水を推奨．栄養投与開始は受傷から72時間以内が望ましい．

⑤血液量（ヘモグロビン値）の維持：最低7 g/dLの維持を推奨

⑥凝固異常の治療：ICPセンサー・$PbtO_2$プローブの挿入前が理想的であるが，過剰な治療は凝固異常を増悪させ得るため，出血の状態を参考に検討する．

⑦頭位挙上した頭部正中固定：頭部は正中固定のうえ，30度の挙上が推奨

⑧抗痙攣薬の使用と持続脳波モニタリング：抗痙攣薬の種類や用量について具体的推奨はないが，レベチラセタムは他剤に比較して使用しやすい．筋弛緩薬を使用する際には持続モニタリングが有用である．

⑨栄養投与開始：低血糖に注意し可能な限り早期から開始する

＜First-tier therapy＞

First-tier therapyとして，① ICP亢進に対する治療，② CPP異常に対する治療，③ $PbtO_2$異常に対する治療，以上3種類のpathwayが存在する．

① ICP pathwayについて

全年齢においてICP 20 mmHg以上を治療閾値とし，20 mmHg以上が5分以上持続した場合には治療介入を行う．ICP値が20～25 mmHg程度であれば，段階的にfirst-tier治療を試みる．最初に脳室ドレナージによる脳脊髄液の排出を行い，無効またはドレナージがない場合，高張食塩水のbolus投与を行う．高張食塩水の代わりにマンニトールを使用しても良い．繰り返し投与可能だが，高張食塩水は360 mOsm/L，マンニトールは320 mOsm/Lを血液浸透圧の上限として投与量を調節する．さらに無効な場合，鎮静鎮痛薬の用量を追加し筋弛緩薬投与を考慮する．血液ガス，電解質，クレアチニン，ヘモグロビンを測定し，平均動脈圧，体温，呼気終末炭酸ガス濃度を経時的に記録する．First-tier治療が無効とされた場合，Second-tierに進む．

② CPP pathway について

ICP 値が上昇しても，CPP 値は正常に維持されていることが多い．CPP 値は最低 40 mmHg の維持が重要で，年齢により 40〜50 mmHg の治療幅に設定するとよい．脳低還流や虚血を予防する目的で，より高い値に維持することもある．CPP 値の維持には適正な血管内容量の補充が大切であり，CVP 4〜10 mmHg を適正とする．MAP 値は補液を十分に行い正常容量を保つ．ICP 値と CPP 値は連動するが，高張食塩水を使用すると，ICP 値降下と CPP 値正常化が得られる．一方，鎮静鎮痛薬を用いる場合，ICP 値が降下しても心抑制などにより CPP 値が正常化しないこともある．

③ $PbrO_2$ pathway について

$PbrO_2$ モニターの使用経験が集積され，新たな pathway として追加された．最低値を 10 mmHg と設定し，FiO_2 上昇や昇圧薬を用いた MAP 値の上昇，$PaCO_2$ 上昇による脳血流増加，輸血によるヘモグロビン値上昇等を通して最適化を図る．

<Second-tier therapy>

First-tier therapy が無効な ICP 亢進や，CPP 値・$PbrO_2$ 値の異常に対しさらなる治療介入が必要と考えられた場合，second-tier therapy を考慮する．まず手術的除去が可能な病変の有無を確認するため CT を行う．Second-tier therapy には，より侵襲性の高いモニタリングが必要である．外科的治療として減圧開頭術が最もよく行われるが，開頭部位や硬膜形成，血腫除去は状況に応じ選択される．内科的治療として，①バルビツレート療法，②中等度低体温療法，③治療的過換気，④高度の浸透圧療法の 4 種類が存在する．

①バルビツレート療法

ペントバルビタールが最も多く用いられる．他の治療が無効で ICP 25 mmHg 以下に維持できない場合適用される．治療効果が認められない場合，減圧開頭術やその他の second-tier therapy を追加する．ICP 20 mmHg 以下が 24 時間以上維持できた場合，次の 24〜96 時間かけて漸減する．適正な CPP 値を維持するため昇圧薬を用いることもある．

②中等度低体温療法

受傷早期の中等度低体温（32〜33℃あるいは 34〜35℃）療法の有効性は否定されたが，ICP 亢進に対する治療として，晩期中等度低体温療法を有効とする報告が多い．

③治療的過換気と浸透圧療法

$PaCO_2$ 値 15〜30 mmHg とする高度過換気は，晩期あるいは治療困難な ICP 亢進に対する治療とされてきた．低炭酸ガス血症の程度に併せ血中 Na 濃度，血漿浸透圧，鎮痛鎮静薬用量を調節する治療もある．

④侵襲的モニタリング

モニタリングは治療の調整具合を可視化するため重要である．$PbrO_2$ モニタリング，持続脳波，経頭蓋ドップラー超音波，PRx などがある．例として $PbrO_2$ モニタリングにより過換気が組織酸素分圧を低下させたか判断が可能となる．PRx は理想的 CPP 値を判断する指標として有用である．

⑤治療の漸減

パラメータが正常化し 12～24 時間安定した場合，治療の漸減を検討する．画像所見や時間経過や重症度など個別に判断されなくてはならない．

文献

1) Kochanek PM, et al : Guidelines for the management of pediatric severe traumatic brain injury, Third Edition : Update of the Brain Trauma Foundation Guidelines. Pediatr Crit Care Med 20 (3S Suppl 1) : S1-S82, 2019

2) Kochanek PM, et al : Management of pediatric severe traumatic brain injury : 2019 Consensus and Guidelines-based algorithm for first and second tier therapies. Pediatr Crit Care Med 20 (3) : 269-279, 2019

8 高齢者頭部外傷

　頭部外傷における高齢者の定義は報告によりまちまちである．2000年以前の報告は50～60歳前後以上とされることも少なくなかったが，最近の報告では60～70歳以上としているものが多く，本ガイドラインではおおむね60～70歳前後以上を高齢者と考えてよい．

　日本頭部外傷データバンク(Japan Neurotrauma Data Bank : JNTDB)によれば，本邦における高齢者頭部外傷は年々増加しており，重症頭部外傷の約25～30％を占める[1,2]．受傷原因としては交通事故の比率が低く，転倒の比率が高い[1]．外傷性頭蓋内損傷としては急性硬膜下血腫・脳挫傷・外傷性脳内血腫などの局所性脳損傷の頻度が高く，頭蓋内出血をきたしやすいが，急性硬膜外血腫の頻度は低い[3,4]．単独頭部外傷において年齢は独立した転帰予測因子であり[5]，高齢者頭部外傷の生命予後・機能予後はともに不良である．高齢であるほど，また，重症であるほど死亡率が増加する[6]．近年では死亡率は減少したが転帰良好例は増えておらず，severe disability の比率が増加している[4]．高齢者は若年者と比較して頭蓋外損傷の頻度，全身合併症の頻度は多くないが[2]，頭蓋外損傷や全身合併症は転帰不良の危険因子である[7]．

8-1 病院前救護

1. 推奨

　高齢者頭部外傷の病院前救護(プレホスピタル・ケア)は，一般成人の頭部外傷に準じて行う(グレードB)．

2. 参考・付記

　高齢者は身体の生理的予備能が低いため，低酸素や低血圧の影響を受けやすく，これらの影響を最小限とするため迅速な primary survey，的確な蘇生，速やかな搬送を心がけ，現場活動や搬送に多くの時間を費やすべきではないという[8]（IV）．

8-2 初期診療

1. 推奨

(1) 高齢者頭部外傷の初期治療は，加齢に伴う生理的変化を考慮しつつ，一般成人の頭部外傷に準じて行う（グレード B）．

(2) 高齢者頭部外傷では，軽症であっても積極的に頭部 CT を施行するよう勧められる（グレード B）．

(3) 抗凝固療法を受けている高齢者頭部外傷患者では，初回 CT 検査で異常が認められなくても経過観察入院を考慮してもよい（グレード B）．

2. 参考・付記

　高齢者頭部外傷の主な受傷機転は転倒・転落であり，加齢に伴う身体能力の低下，すなわち，視力・聴力・平衡感覚，筋力低下・関節疾患や，認知症に伴う判断力の低下が頭部外傷の危険因子と考えられている．失神や心機能低下，起立性低血圧などの血管調節能の低下，片麻痺などの脳血管障害後遺症，貧血，低血糖，脱水，各種感染症による発熱，睡眠導入剤，向精神薬なども転倒・転落の原因となる．転倒・転落の原因病態に対する治療が頭部外傷治療に優先する場合も少なくない[9]（IV）．

　頭部 CT 基準の標準的プロトコールでは高齢者頭部外傷患者を見落とす危険性があり[10]，60〜65 歳以上では，軽症であっても頭蓋内損傷のリスクが高い[11-14]（III）．脳萎縮に伴う硬膜下腔の拡大により圧緩衝間隙が拡大しているため，症候が出にくいことに起因すると考えられる[9]．

　高齢者で抗凝固療法を受けている場合，GCS 15 の軽微な頭部外傷でも 25％に頭蓋内出血が認められる[15]（III）．また，抗凝固療法を受けている高齢者頭

部外傷患者では，初回 CT で異常を認めない場合であっても，受傷後 24～96 時間以内に遅発性硬膜下血腫（delayed acute subdural hematoma：DASH）の出現を見ることがある[16]（IV）．

8-3 管理

1. 推奨

(1) 高齢者頭部外傷の管理は，加齢に伴う解剖学的・生理的変化を考慮しつつ，一般成人の頭部外傷に準じ行う（グレード B）．

(2) 高齢者頭部外傷では急性硬膜下血腫の遅発性増大や遅発性脳内血腫，挫傷性浮腫の拡大などにより talk and deteriorate をきたしやすく，厳重な観察を行うよう勧められる（グレード B）．

(3) 経過中に全身合併症を併発した場合，合併症に対しては適切に対応することが勧められる（グレード B）．

(4) 亜急性期以降も機能回復は遷延することが多く，早期かつ長期的リハビリテーションを行うことが勧められる（グレード B）．

2. 参考・付記

　全身の生理学的な側面からみると，高齢者では身体の生理的予備能が低下している．すなわち，心機能低下により低容量性ショックと過剰輸液の間の治療安全域が狭い[17]（III）．呼吸機能低下により低酸素に陥りやすい[18]（IV）．さらに，悪性疾患，腎不全，肝不全など経過中の全身合併症は重症度にかかわらず病態に悪影響を及ぼし転帰不良の一因となる[19,20]（III）．

　高齢者では talk and deteriorate に代表される遅発性悪化が転帰不良の一因と考えられている[9]．遅発性悪化の頻度が最も高いのは脳挫傷であり[21]（IV），脳血流低下に引き続いて起こる過灌流も脳浮腫の増悪を助長して結果的に遅発性悪化に関与していると考えられる[9]．遅発性悪化は，遅発性外傷性脳内血腫や頭蓋内血腫の遅発性増大によっても引き起こされる．いずれの場合も，硬膜下腔の拡大によって圧緩衝間隙が大きいためになかなか症候を呈さず，加えて高齢者では頭蓋内圧コンプライアンスが低下しているため[22]，圧が緩衝されなくなってからの deterioration は急速かつ重篤である．

高齢者は若年者と比較して頭蓋外損傷の頻度，全身合併症の頻度は多くないが[2]，頭蓋外損傷や全身合併症は転帰不良の危険因子である[7].

8-4 | 手術適応と手術方法

1. 推奨

一般に，高齢者であっても受傷前の日常生活が自立しており，合併外傷等を考慮しても手術可能と判断される場合，手術適応基準は一般成人の頭部外傷に準じて行うことを考慮してよい（グレードB）．ただし，高齢者では手術の有無にかかわらず転帰不良例が多いことを十分に勘案し，手術適応の決定には慎重を期す．

2. 参考・付記

JNTDBによれば，高齢であるというだけでは手術治療の対象外とはならず，積極的治療例は近年増加傾向にある．これに伴い65歳以上の高齢者重症頭部外傷の死亡率は近年減少しているが，severely disabled は増加しており，転帰良好例は増加していない[4]（III）.

8-4-1 Talk and deteriorate

1. 推奨

Talk and deteriorate 例では，早急に外科的治療を行うことが勧められる（グレードA）.

2. 参考・付記

Talk and deteriorate では，初期のGCSではなくdeteriorate時のGCSが転帰と相関する[21].

8-4-2　急性硬膜下血腫

1.　推奨

　高齢者急性硬膜下血腫では，一般成人と同様に開頭術を考慮してもよいが，重症例や手術リスクを伴う場合などは，侵襲の少ない小開頭術や穿頭術を行うことを考慮してもよい(グレードB)．

2.　参考・付記

　高齢者急性硬膜下血腫重症例の多くは死亡または転帰不良とされ，かつては積極的治療が控えられる傾向にあった．一方，昏睡を呈する重症例でも少数ながら転帰良好例があることなども報告されるようになり，JNTDBによれば本邦では近年は積極的治療例が増加している．また，治療法としては，開頭手術単独での治療は減少し，穿頭術または穿頭術＋開頭術での治療が増加している[4]．

　一方，GCS 3，両側瞳孔散大，CTで中脳周囲槽が消失し正中偏位が硬膜下血腫厚よりも大きい，などの所見を呈する場合，手術を行ってもほとんど死亡することから，最重症例の外科的治療に慎重な意見もある[23](III)．

8-4-3　減圧開頭術

1.　推奨

　頭蓋内圧制御を目的とした減圧開頭術を行うことを考慮してもよい(グレードB)．ただし，その是非についての結論は得られていない．

2.　参考・付記

　65歳未満を対象に減圧開頭術の効果を検討したRESCUEicp研究では，25 mmHg以上の頭蓋内圧亢進を呈する頭部外傷例において，減圧開頭術により死亡率は減少したもののseverely disabledが増加し転帰良好例は増加しなかった[24](Ib)．また，60歳未満を対象としたDECRA研究では，頭蓋内圧亢進を伴うびまん性脳損傷例において，減圧開頭術は頭蓋内圧を低下させICU在室期間を短くするが，転帰不良例はむしろ増加した[25](Ib)．一方，60歳以上で

178   8. 高齢者頭部外傷

は頭蓋内血腫除去を伴う減圧開頭術は転帰を悪化させるとする報告や[26] (IV)，65歳以上では減圧開頭術後の転帰は有意に不良であり，有効性について懐疑的な意見がある[27, 28] (III).

8-5 抗凝固薬・抗血小板薬の影響

1. 推奨

　抗凝固薬や抗血小板薬を内服している高齢者頭部外傷では，抗凝固薬や抗血小板薬の中断・中和を考慮してもよい(グレードB)．ただし，中断・中和した場合の血栓塞栓性合併症のリスクは基礎疾患によって異なるため，症例ごとに慎重に検討する．

2. 参考・付記

　ワルファリンをはじめとする抗凝固薬は心房細動，人工心臓弁，深部静脈血栓症などで広く使用されている．また，クロピドグレルやアスピリンに代表される抗血小板薬は，虚血性心疾患，虚血性脳血管障害，閉塞性動脈硬化症などで使用される．これらの基礎疾患を有している患者は，転倒や交通事故などによる頭部外傷のリスクが高い[29, 30]．抗凝固薬や抗血小板薬内服例の頭部外傷では，転帰や死亡率に影響しないという報告もあるが，外傷性頭蓋内出血やその増大，転帰不良のリスクが高いとする報告も多い．したがってこれらの薬物を中断し，出血傾向を是正すべきか否かが問題となるが，中断・中和した場合の血栓塞栓性合併症のリスクは基礎疾患によって異なり，一定の見解には至っていない[31, 32] (IV).

文献

1）亀山元信，他：重症頭部外傷の年齢構成はどのように変化してきたのか？：頭部外傷データバンク【プロジェクト1998, 2004, 2009】の推移．神経外傷 36：10-16, 2013

2）Tokutomi T, et al：Age-associated increases in poor outcomes after traumatic brain injury：a report from the Japan Neurotrauma Data Bank. J Neurotrauma 25：1407-1414, 2008

3）小野純一：高齢者重症頭部外傷の臨床的および疫学的特徴．神経外傷 22：85-89, 1999

4）横掘将信，他：高齢者重症頭部外傷に対する積極的治療と患者転帰の変遷：頭部外傷データバンク【プロジェクト1998, 2004, 2009】における検討．神経外傷 36：76-85, 2013

5）Mosenthal AC, et al：Isolated traumatic brain injury：age is an independent predictor of mortality and early outcome. J Trauma 52 : 907-911, 2002

6) McIntyre A, et al : Mortality among older adults after a traumatic brain injury : a meta-analysis. Brain Inj 27 : 31-40, 2013

7) 小畑仁司, 他：75歳以上の頭部外傷患者の特徴と治療成績：三次救命救急センターにおける経験から. 神経外傷 37 : 112-119, 2014

8) Mandavia D, et al : Geriatric trauma. Emerg Med Clin North Am 16 : 257-274, 1998

9) 刈部博, 他：高齢者頭部外傷の特徴と問題点. 脳外誌 23 : 965-972, 2014

10) Mack LR, et al : The use of head computed tomography in elderly patients sustaining minor head trauma. J Emerg Med 24 : 157-162, 2003

11) Haydel MJ, et al : Indications for computed tomography in patients with minor head injury. N Engl J Med 343 : 100-105, 2000

12) Stiell IG, et al : The Canadian CT Head Rule for patients with minor head injury. Lancet 357 : 1391-1396, 2001

13) Vos PE, et al : EFNS guideline on mild traumatic brain injury : report of an EFNS task force. Eur J Neurol 9 : 207-219, 2002

14) Wolf H, et al : Risk factors indicating the need for cranial CT scans in elderly patients with head trauma : an Austrian trial and comparison with the Canadian CT Head Rule. J Neurosurg 120 : 447-452, 2014

15) Reynolds FD, et al : Time to deterioration of the elderly, anticoagulated, minor head injury patient who presents without evidence of neurologic abnormality. J Trauma 54 : 492-496, 2003

16) Itshayek E, et al : Delayed posttraumatic acute subdural hematoma in elderly patients on anticoagulation. Neurosurgery 58 : E851-856, 2006

17) Demetriades D, et al : Effect on outcome of early intensive management of geriatric trauma patients. Br J Surg 89 : 1319-1322, 2002

18) Deiner S, et al : Management of trauma in the geriatric patient. Curr Opin Anaesthesiol 17 : 165-170, 2004

19) Grossman MD, et al : When is an elder old? Effect of preexisting conditions on mortality in geriatric trauma. J Trauma 52 : 242-246, 2002

20) Yilmaz S, et al : The impact of associated diseases on the etiology, course and mortality in geriatric trauma patients. Eur J Emerg Med 13 : 295-298, 2006

21) 川又達朗, 他：Talk and deteriorate 86症例の検討　臨床像, 治療, 転帰について. 神経外傷 25 : 205-209, 2003

22) Albeck MJ, et al : Age dependency of resistance to cerebrospinal fluid outflow. J Neurosurg 89 : 275-278, 1998

23) 刈部博, 他：重症頭部外傷に対する治療戦略としての穿頭術の現状：特に急性硬膜下血腫症例における有用性と限界について：頭部外傷データバンク【プロジェクト 2009】の分析. 神経外傷 36 : 30-36, 2013

24) Hutchinson PJ, et al : Trial of decompressive craniectomy for traumatic intracranial hypertension. N Engl J Med 375 : 1119-1130, 2016

25) Cooper DJ, et al : Decompressive craniectomy in diffuse traumatic brain injury. N Engl J Med 364, 1493-1502, 2011

26) Kinoshita T, et al : Decompressive craniectomy in conjunction with evacuation of intracranial hemorrhagic lesions is associated with worse outcomes in elderly patients with traumatic brain injury : A propensity score analysis. World Neurosurg 89 : 187-192, 2016

27) De Bonis P, et al : Decompressive craniectomy for elderly patients with traumatic brain injury : it's probably not worth the while. J Neurotrauma 28 : 2043-2048, 2011

28) Pompucci A, et al : Decompressive craniectomy for traumatic brain injury ; patient age and outcome. J Neurotrauma 24 : 1182-1188, 2007

29) Ferrera PC, et al : Outcomes of anticoagulated trauma patients. Am J Emerg Med 17 : 154-156,

1999
30) Gaetani P, et al : Traumatic brain injury in the elderly : considerations in a series of 103 patients older than 70. J Neurosurg Sci 56 : 231-237, 2012
31) Beynon C, et al : Clinical review : Traumatic brain injury in patients receiving antiplatelet medication. Crit Care 16 : 228, 2012
32) McMillian WD, et al : Management of prehospital antiplatelet and anticoagulant therapy in traumatic head injury : a review. J Trauma 66 : 942-950, 2009

9-1 基本的な治療指針　　181

9 軽症・中等症頭部外傷への対処

9-1 基本的な治療指針

9-1-1 軽症・中等症頭部外傷の診断

1. 推奨

(1) 脳損傷の重症度は受傷後の意識障害の程度によって表され，一般に軽症頭部外傷は受診時の GCS スコア 13〜15 または JCS スコア 0〜3，中等症頭部外傷は GCS スコア 9〜12 または JCS スコア 10〜30 と定義されている（グレード A）．

(2) 軽症頭部外傷の診断には，上述の意識レベルに加えて，外傷直後の短時間の意識消失と外傷性健忘（逆行性健忘と前向性健忘）の期間を加えた基準が用いられることが多い（グレード B）．

(3) 軽症頭部外傷の症状は，薬物（アルコール，服薬）およびストレス関連障害などの影響を除外して診断する（グレード A）．

2. 参考

(1) 頭部外傷の重症度は外傷後の脳損傷の重症度であり，受傷後の意識障害の程度によって表される[1]（IV）．Glasgow Coma Scale（GCS）が世界中で用いられ[2]，本邦では看護師や救急隊員を中心に Japan Coma Scale（JCS）[3]が汎用されている（IV）．

(2) 軽症頭部外傷（mild head injury, mild traumatic brain injury）と脳振盪（concussion）は同義語のように使用されることもあるが，両疾患の病態定

義は明確に異なる．脳振盪は一過性の脳機能障害を伴う外傷を意味し，軽症頭部外傷は機能障害に形態変化としての脳損傷が加わった状態を意味する[4] (IV)．

(3) GCSスコアとJCSスコアには厳密な対応関係はなく，軽症のGCS 13に相当するのは中等症のJCS 30である[3] (IV)．スカンジナビア神経外傷学会によるガイドラインでは，GCS 13の患者は，CTの異常所見や開頭術が必要となる頻度が高いことから中等症頭部外傷に分類されている[5] (IV)．初期診療に重点を置いている本邦の外傷初期診療ガイドラインでも同様に，軽症頭部外傷はGCS 14〜15，中等症頭部外傷はGCS 9〜13と定義されており[6] (IV)，現場では，安全をより優先しオーバートリアージといわれる対応を行っている[7] (IV)．

(4) 意識消失と外傷性健忘の期間は，各種診断基準により異なっていて，まだ国際的に統一された基準はない．GCS 13〜15，30分以下の意識消失，24時間以下の外傷性健忘を軽症頭部外傷，GCS 9〜12，30分〜24時間の意識消失，1〜7日の外傷性健忘を中等症頭部外傷とした，American Congress of Rehabilitation Medicineおよび世界保健機関(WHO)研究センターの診断基準が広く用いられている[8,9] (IV)．この他，スカンジナビア神経外傷学会による，GCS 15，意識消失も健忘症も伴わない患者を軽微，GCS 14〜15，5分以下の意識消失または健忘症，あるいは注意や記憶障害を示す患者を軽症，GCS 9〜13，5分以上の意識消失または局所神経脱落症状を示す患者を中等症頭部外傷とする診断基準も用いられている[5] (IV)．ヨーロッパ脳神経外科学会特別委員会は，GCS 13〜15，30分以内の意識消失，60分以内の外傷性健忘に加えて，軽症頭部外傷で頭蓋内病変を合併する13項目の危険因子(**表1**)の評価を加えた基準(**表2**)が初期の診療指針に役立つとしている[10] (IV)．

9-1-2 脳振盪後症候群

1. 推奨

脳振盪に特異的な症状はないが，2つの国際的診断基準(**表3**)に基づいて診断することができる(グレードA)．

9-1 基本的な治療指針　　183

表1　軽症頭部外傷で頭蓋内病変を合併する危険因子[10]

① 受傷歴が不明
② 外傷後（前向性）健忘の持続（前向性健忘の持続は，GCSにおけるⅤ：4点の混乱した会話と判断することがある）
③ 30分以上の逆行性健忘
④ 頭蓋骨（陥没または頭蓋底）骨折の臨床徴候を含む肋骨より上の外傷
⑤ 激しい頭痛
⑥ 嘔吐
⑦ 局所神経症状
⑧ 痙攣
⑨ 2歳未満
⑩ 60歳以上（カナダのガイドラインでは65歳以上）[11]
⑪ 凝固障害
⑫ 高エネルギー事故（64km/h以上の自動車事故，車の大破・横転，運転席の30cm以上の圧縮，車内からの救出に20分以上かかる，6m以上の転落，車と歩行者の事故，32km/h以上の二輪車事故）
⑬ アルコールまたは薬物中毒

（Vos PE, et al : European Federation of Neurological Societies : EFNS guideline on mild traumatic brain injury : report of an EFNS task force. Eur J Neurol 9 : 207-219, 2002 より）

表2　軽症頭部外傷の分類[10]

分　類	GCS	意識消失	外傷性健忘	危険因子	CT検査
カテゴリー0	15	－	－	－	－
カテゴリー1	15	30分未満	60分未満	－	推奨
カテゴリー2	15	－	－	＋	必須
カテゴリー3	14, 13	30分未満	60分未満	＋/－	必須

（Vos PE, et al : European Federation of Neurological Societies : EFNS guideline on mild traumatic brain injury : report of an EFNS task force. Eur J Neurol 9 : 207-219, 2002 より）

2. 参考

(1) 頭蓋内病変を合併する危険因子（**表1**）の13項目中5項目は脳振盪後症候群の症状である．

(2) 脳振盪後症候群は，外傷性健忘と同様に外傷後の回復過程を表しており，軽症頭部外傷の約半数に認められる[13]（Ⅱb）．

(3) 脳振盪症状の多くは受傷後3か月以内にほぼ消失するが，受傷後1年でも15～25%の患者に症状が残存しているとの報告がある[14,15]（Ⅱb）．また約半数の患者では認知機能の障害が1年以上持続するとの報告がある[16]

9 軽症・中等症頭部外傷への対処

184   9. 軽症・中等症頭部外傷への対処

表 3　脳振盪後症候群の診断基準[12]

	国際疾患分類第 10 版(ICD-10)	精神障害の診断と統計の手引第 4 版(DSM-Ⅳ)
前提条件	意識消失を伴う頭部外傷歴	意識消失，健忘症または痙攣を伴う頭部外傷歴
症状	8 症候のうち 3 症候以上 ①頭痛 ②めまい ③疲労感 ④過敏 ⑤睡眠障害 ⑥集中障害 ⑦記憶障害 ⑧ストレス・感情・アルコールの許容障害	1)注意力や記憶の認知障害 2)8 症候のうち 3 症候以上が 3 か月以上続く ①頭痛 ②めまい ③疲労感 ④過敏 ⑤睡眠障害 ⑥情緒障害 ⑦人格障害 ⑧無関心 3)症状が受傷後に発症か悪化 4)社会的な役割を果たす機能の障害 5)頭部外傷などに起因する認知症は除外

(Boake C, et al : Diagnostic criteria for postconcussional syndrome after mild to moderate traumatic brain injury. J Neuropsychiatry Clin Neurosci 17 : 350-356, 2005 より)

(Ⅲ).

(4) 持続する脳振盪後症候群の治療に，高気圧酸素療法が有効との報告がある[17] (Ⅲ).

9-1-3　画像診断

1. 推奨

(1) CT

　GCS 14 以下の患者，頭蓋内病変を合併する危険因子(表 1)を伴う患者には必須である．GCS 15 の患者でも，一過性の意識消失あるいは健忘症がある場合は，CT 検査が勧められる(グレード A)．

(2) MRI

　CT で正常像の軽症頭部外傷の約 30％に MRI で脳損傷が確認される．しかし，軽症頭部外傷では MRI 検査結果が急性期の治療内容に影響を与えることは少ない(グレード B)．

(3) 機能的 MRI，SPECT，PET

　脳振盪後症候群の患者で，CT および MRI で異常所見がみられない場合には

補助的な検査として用いられることがある(グレード B).

2. 参考

(1) JCS 1 以上, 頭痛, 嘔気・嘔吐, 意識消失・外傷性健忘および 60 歳以上の 5 項目を満たす軽症頭部外傷患者では, CT で異常所見を認める感度は 100%, 特異度は 30% で, 異常所見の陽性予測率は 6.6%, 陰性予測率は 100% である[18] (IIb). すなわち, CT 検査は, 軽症頭部外傷患者に異常所見がないことを判断するために有用な検査である.

(2) 軽症頭部外傷例に対する CT 施行のガイドラインが複数報告されており[11, 19, 20] (IV), 頭蓋内病変を合併する危険因子(**表1**)と多くの項目で重複している[1, 4, 7] (IV).

(3) 急性期の軽症頭部外傷診療において, CT よりも MRI が有用だとする報告はこれまでに見当たらない[19] (IV). ただし, CT で正常像の軽症頭部外傷の約 30% に MRI で軸索損傷の所見が確認され[21] (III), 予後評価には重要である[4] (IV). なお, 標準的な MRI 撮像法は T1, T2, FLAIR および T2* 画像であるが, 3T の拡散テンソル画像(diffusion tensor imaging : DTI)を追加することで軸索損傷の検出率はさらに高まり, 意識消失と外傷性健忘を伴う軽症頭部外傷のうち, 標準撮像で正常像だった患者の 90% 以上に軸索損傷が確認されたとの報告がある[22] (III).

(4) 機能的 MRI において, 軽症頭部外傷でみられやすい神経回路の異常を指摘できる可能性があるとの報告がある[23] (III). SPECT[24] (IV) や PET[25] (III) を用いた検討において, 軽症頭部外傷後に高次脳機能障害が後遺した患者では, 両側の内側前頭回や前方帯状回などの前頭葉内側面に神経細胞障害がみられるとの報告がある.

9-1-4 治療指針

1. 推奨

(1) 入院による観察が勧められる基準(グレード B)

① CT で異常所見(頭蓋骨骨折, 頭蓋内血腫, くも膜下出血, 脳挫傷, 脳浮腫, 気脳症など)を認める場合.

② CT で異常を認めなくても, 危険因子(**表1**)を伴う場合.

③ GCS 14 以下の場合.

(2) 入院後の指示(グレードB)

① 少なくとも24 時間の入院観察が勧められるが,安静臥床の必要はない.

② 最初の数時間は繰り返し神経症状をチェックし,神経学的に悪化すること
があれば再度の CT 検査が勧められる.

③ 意識が清明になるまでは絶飲食が勧められる.

④ GCS 13 以下の場合,ICU での観察が勧められる.

⑤ 必要により,血中アルコール濃度の測定や,薬物中毒に対する簡易尿検査
(Triage DOA® など)が勧められる.

(3) 頭部外傷の注意書をもたせて帰宅させてよい基準(グレードB)

① GCS 15 で,意識消失,外傷性健忘,危険因子のいずれもない場合.

② CT 所見に異常がなく凝固異常や多発外傷などがない場合.

③ 帰宅の許可は,受傷後少なくとも6 時間以後が勧められる.

2. 参考

(1) 軽症頭部外傷の治療指針のポイントは,**表2** のカテゴリー2 および3 の患
者では専門医の受診と CT 検査が必須であることで,第2のポイントは,
受傷後の神経症状の観察期間である[1] (IV).多くのガイドラインでは,24
時間またはそれ以上の観察を推奨している[10] (IV).

(2) 軽症頭部外傷患者に対するベッド上の安静は,受傷後2 週間の症状を緩和
する程度で,6 か月後の脳振盪後の症状に対する有意な改善効果は認めら
れていない[26] (Ib).

(3) 入院による観察の主目的は,急性硬膜外血腫あるいは急性硬膜下血腫など
の病変を早期にみつけることである.急性硬膜外血腫の血腫増大は通常6
時間で終了する.したがって,最初の数時間は繰り返し神経症状をチェッ
クし,神経学的悪化を認めれば CT の再検が勧められる[4] (IV).

9-1-5 職場(または学校)復帰の推奨基準

1. 推奨

(1) 外傷後の症状が残っている間は,外傷を繰り返すことを避けるためにも,
早期回復を促進するためにも,一定期間の休息が勧められる(グレード

A）．

(2) 最高の状態で日常活動に戻れるようにすることが勧められる（グレード
B）．

(3) 疲労感を訴える場合，段階的に復帰できるように配慮する（グレードB）．

---

2. 参考

(1) 受傷後6か月の社会復帰状況には，入院時のGCSよりも外傷性健忘の期間のほうがよく相関している[27]（Ib）．

(2) 13施設2,400例の報告における外傷後の勤務状況は，受傷後1か月以内が25〜100％，受傷後6〜9か月で38〜83％，受傷後1〜2年で62〜88％である．軽症頭部外傷後に復職や就労継続に失敗する原因として，記憶障害，注意障害，遂行機能障害などの社会生活適応能の障害があげられる[4]（Ⅳ）．

文献

1）島克司：軽症頭部外傷の診療指針．No Shinkei Geka 37 : 95-104, 2009

2）Teasdale G, et al : Assessment of coma and impaired consciousness. Lancet 2 : 81-83, 1974

3）太田富雄，他：意識障害の新しい分類試案—数量的表現（Ⅲ群3段階方式）の可能性について．脳神経外科 2 : 623-627, 1974

4）島克司：軽症頭部外傷のマネージメント．新井一，他（編）：NS NOW No.17. 神経外傷— Minimum Essential を押さえよう．メジカルビュー社，pp31-40, 2012

5）Undén J, et al : Scandinavian Neurotrauma Committee（SNC）: Scandinavian guidelines for initial management of minimal, mild and moderate head injuries in adults : an evidence and consensus-based update. BMC Med 11 . 50, 2013

6）一般社団法人日本外傷学会・一般社団法人日本救急医学会（監）：外傷初期診療ガイドライン改訂第5版編集委員会（編）：外傷初期診療ガイドライン JATEC（改訂第5版）．へるす出版，2016

7）末廣栄一，他：軽症・中等症頭部外傷への対応．脳外誌 26 : 178-184, 2017

8）Mild Traumatic Brain Injury Committee of the Head Injury Interdisciplinary Special Interest Group of the American Congress of Rehabilitation Medicine : Definition of mild traumatic brain injury. J Head Trauma Rehabil 8 : 86-87, 1993

9）Carroll LJ, et al : Methodological issues and research recommendations for mild traumatic brain injury : The WHO collaborating centre task force on mild traumatic brain injury. J Rehabil Med Suppl 43 : 113-125, 2004

10）Vos PE, et al : European Federation of Neurological Societies : EFNS guideline on mild traumatic brain injury : report of an EFNS task force. Eur J Neurol 9 : 207-219, 2002

11）Stiell IG, et al : The Canadian CT Head Rule for patients with minor head injury. Lancet 357 : 1391-1396, 2001

12）Boake C, et al : Diagnostic criteria for postconcussional syndrome after mild to moderate traumatic brain injury. J Neuropsychiatry Clin Neurosci 17 : 350-356, 2005

13）Chambers J, et al : Mild traumatic brain injuries in low-risk trauma patients. J Trauma 41 : 976-

980, 1996

14) Bazarian JJ, et al : Sex differences in outcome after mild traumatic brain injury. J Neurotrauma 27 : 527-539, 2010

15) Giebel S, et al : Factors influencing emergency medicine physicians' management of sports-related concussions : a community-wide study. J Emerg Med 41 : 649-654, 2011

16) McInnes K, et al : Mild Traumatic Brain Injury (mTBI) and chronic cognitive impairment : A scoping review. PLoS One 12 : e0174847, 2017

17) Figueroa XA, et al : Hyperbaric oxygen : B-level evidence in mild traumatic brain injury clinical trials. Neurology Sep 27 : 87 (13), 2016

18) Ono K, et al : Indications for computed tomography in patients with mild head injury. Neurol Med Chir (Tokyo) 47 : 291-298, 2007

19) Centers for Disease Control and Prevention (CDC) : Updated mild traumatic brain injury guideline for adults.[https://www.cdc.gov/traumaticbraininjury/mtbi_guideline.html](accessed 2018-04-18)

20) National Institute for Health and Clinical Excellence (NICE) : Head Injury : assessment and early management. [https://www.nice.org.uk/guidance/cg176] (accessed 2018-04-18)

21) Mittl RL, et al : Prevalence of MR evidence of diffuse axonal injury in patients with mild head injury and normal CT findings. AJNR 15 : 1583-1589, 1994

22) Niogi SN, et al : Extent of microstructural white matter injury in post concussive syndrome correlates with impaired cognitive reaction time : a 3T diffusion tensor imaging study of mild traumatic brain injury. AJNR 29 : 967-973, 2008

23) Mayer AR, et al : Functional connectivity in mild traumatic brain injury. Hum Brain Mapp 32 : 1825-1835, 2011

24) 中川原譲二, 他：軽症脳外傷例の高次脳機能障害と ^{123}I-Iomazenil SPECT による局在診断. 日職災医誌 60 : 199-205, 2012

25) Kawai N, et al : Focal neuronal damage in patients with neuropsychological impairment after diffuse traumatic brain injury : evaluation using ^{11}C-flumazenil positron emission tomography with statistical image analysis. J Neurotrauma 27 : 2131-2138, 2010

26) De Kruijk JR, et al : Effectiveness of bed rest after mild traumatic brain injury : a randomized trial of no versus six days of bed rest. J Neurol Neurosurg Psychiatry 73 : 167-172, 2002

27) Wade DT, et al : Routine follow up after head injury : a second randomized controlled trial. J Neurol Neurosurg Psychiatry 65 : 177-183, 1998

9-2 重症化の危険因子

1. 推奨

(1) 救急医療システムにおけるトリアージ

　自ら移動できて自力受診する以外の患者は，救急医療システムにおいてトリアージを受ける．JTAS(Japan Triage and Acuity Scale)2017 において，頭部外傷のトリアージの参照基準は表 4 である(グレード B)．

(2) 初期診療

　軽症・中等症頭部外傷症例の重症化の予測にあたっては，軽症・中等症頭部

表4　頭部外傷のトリアージ参照基準

レベル 1（蘇生）	・バイタルサインに高度の異常を認める
レベル 2（緊急）	・バイタルサインに中等度の異常を認める，または頭部の深在性疼痛（急性かつ強度）を認める ・新たに出現した巣症状
レベル 3（準緊急）	・バイタルサインに軽度の異常を認める，または頭部の深在性疼痛（急性かつ中等度）を認める ・意識消失の病歴 ・長時間の脊柱固定
レベル 4（低緊急）	・意識消失を認めない

〔日本救急医学会・日本救急看護学会・日本小児救急医学会・日本臨床救急医学会（監）：緊急度判定支援システム JTAS2017．へるす出版，2017 より〕

表5　New Orleans Criteria（NOC）

意識消失を伴う頭部外傷で神経学的に異常所見のない場合（GCS 15）に適用し，下記項目に1つでも該当する場合は頭部 CT を考慮する（グレード B）．
- 頭痛
- 嘔吐
- 60 歳以上の年齢
- 薬物またはアルコール中毒
- 前向性健忘の持続（短期間の記憶の欠損）
- 鎖骨より上の明らかな外傷
- 痙攣

（Stiell IG, et al : Comparison of the Canadian CT head rule and the New Orleans criteria in patients with minor head injury. JAMA 294 : 1511-1518, 2005 より）

外傷症例においても外傷初期診療ガイドライン JATEC™ による初期診療手順に則って初期診療を行う．特に，ショックバイタルを認める場合は，頭部以外に致命的な外傷があることを想定して全身管理を行う（グレード A）．

（3）小児虐待の可能性

　小児で虐待が否定できない場合は，虐待事例として通告する．虐待を看過することは社会的な重症化因子となる（グレード A）．

（4）頭部 CT の適応

　頭部外傷における CT 検査の基準として New Orleans Criteria（NOC）（表5）と Canadian CT Head Rule（CCHR）（表6）が用いられている[1]（IIa）．両者の適応は異なるが，同様の高い感度を示す（グレード B）．

表6 Canadian CT Head Rule（CCHR）

成人で，明らかな意識消失，健忘，失見当識があった minor head injury に適用するものである（グレード B）．

High risk
- 受傷後 2 時間の時点で GCS スコア 14 以下
- 開放あるいは陥没骨折
- 頭蓋底骨折の徴候
- 2 回以上の嘔吐
- 65 歳以上

Medium risk
- 受傷前 30 分以上の健忘
- 危険な受傷機転（四輪車にはねられた歩行者，四輪車から車外に投げ出されたもの，1 m あるいは階段 5 段以上からの落下）

（Stiell IG, et al : Comparison of the Canadian CT head rule and the New Orleans criteria in patients with minor head injury. JAMA 294 : 1511-1518, 2005 より）

---

2. 付記・参考

（1）意識障害の判定

　意識障害の判定方法は，頭部外傷を対象として開発された GCS の要素を用いていくつかの方法が提唱されている．

① FOUR score：2005 年に，意識障害の評価方法として FOUR（Full Outline of UnResponsiveness）score が提案された[2]（IIa）．評価項目に呼吸状態や脳幹反射が含まれており，頭部外傷において GCS より情報量が多い（グレード B）．

② ECS（Ohta）：2009 年に Japan Coma Scale（JCS）の発展形としての Emergency Coma Scale（Ohta）が提案された[3]（IIb）（**表7**）．従来の覚醒の定義に加えて痛み刺激に対する反応を細分化したことで，JCS，GCS より検者間の一致率は同等以上であった．

③ GCS-P：2018 年に従来の GCS（Glasgow Coma Scale）に P（瞳孔所見：Pupils Reactivity Score）を加えた GCS-P が発表され，統計的に頭部外傷の予後予測における有用性が示された[4]（IIa）（**表8**）．従来より広く普及している GCS の modification であり実用性が高い．

④ GCS-PA：2018 年に GCS-P と年齢から 6 か月後死亡率を推計する GCS-PA（Glasgow Coma Scale Pupils Age）Prognostic charts が示された[5]（IIb）（**図1**）．重症化に関連する有用な手法である．

表7 Emergency Coma Scale（Ohta）

Ⅰ桁　覚醒している（自発的な開眼，発語，または合目的的な動作を認める）
1　見当識あり
2　見当識なしまたは発語なし
Ⅱ桁　覚醒できる（刺激による開眼，発語または従命をみる）
10　呼びかけにより
20　痛み刺激により
Ⅲ桁　覚醒しない（痛み刺激でも開眼・発語および従命なく運動反応のみを見る）
100L　痛みの部位に四肢を持っていく，払いのける
100W　引っ込める（脇を開けて）または顔をしかめる
200F　屈曲する（脇を閉めて）
200E　伸展する
300　動きがまったくない

L：Localization，W：Withdrawal，F：Flexion，E：Extension

（Takahashi C, et al：The Emergency Coma Scale for patients in the ED：concept, validity and simplicity. Am J Emerg Med 27：240-243, 2009 より）

表8　GCS-P ＝ GCS ＋ PRS（Pupils Reactivity Score）

瞳孔反応スコアは以下の通り．

対光反射	瞳孔反応スコア
両側	2
片側	1
なし	0

（Brennan PM, et al：Simplifying the use of prognostic information in traumatic brain injury. Part 1：The GCS Pupils score：an extended index of clinical severity. J Neurosurg 128：1612-1620, 2018 より）

（2）欧米文献の検証

　2015 年に発表された病院前救護領域の文献で，救急医療スタッフ（非医師）218 名に 10 例の頭部外傷模擬症例の映像をみせて GCS を判定させたところ判定者間のスコアの一致率は 33.1％（95％CI, 30.2〜36.0）であった．このことは，GCS は病院前救護の情報として，しばしば不正確であることを示している[6]（Ⅲ）．

AGE	1	2	3	4	5	6	7	8	9	10	11	12	13	14	15
15	22	18	15	12	9	8	6	5	4	3	2	2	1	1	1
20	25	21	17	14	11	9	7	6	4	4	3	2	2	1	1
25	29	24	20	16	13	11	9	7	5	4	3	3	2	2	1
30	33	28	23	19	16	13	10	8	6	5	4	3	2	2	2
35	37	32	27	22	18	15	12	10	8	6	5	4	3	2	2
40	42	36	31	26	21	17	14	11	9	7	6	5	4	3	2
45	47	41	35	29	25	20	17	13	11	9	7	5	4	3	3
50	51	45	39	33	28	23	19	16	13	10	8	6	5	4	3
55	56	50	44	38	32	27	22	18	15	12	10	8	6	5	4
60	61	55	48	42	36	31	26	21	18	14	11	9	7	6	5
65	65	59	53	47	41	35	30	25	20	17	14	11	9	7	6
70	69	64	58	52	45	39	34	28	24	19	16	13	10	8	7
75	73	68	62	56	50	44	38	32	27	23	19	15	12	10	8
80	77	72	67	61	55	49	43	37	31	26	22	18	14	12	9
85	80	76	71	65	59	53	47	41	35	30	25	21	17	14	11

GCS-P

図 1　GCS-PA（Glasgow Coma Scale Pupils Age）Prognostic charts

（Murray GD, et al：Simplifying the use of prognostic information in traumatic brain injury. Part 2：Graphical presentation of probabilities. J Neurosurg 128：1621-1634, 2018 より）

文献

1 ）Stiell IG, et al：Comparison of the Canadian CT head rule and the New Orleans criteria in patients with minor head injury. JAMA 294：1511-1518, 2005
2 ）Wijdicks EF, et al：Validation of a new coma scale：The FOUR score. Ann Neurol 58：585-593, 2005
3 ）Takahashi C, et al：The Emergency Coma Scale for patients in the ED：concept, validity and simplicity. Am J Emerg Med 27：240-243, 2009
4 ）Brennan PM, et al：Simplifying the use of prognostic information in traumatic brain injury. Part 1：The GCS-Pupils score：an extended index of clinical severity. J Neurosurg 128：1612-1620, 2018
5 ）Murray GD, et al：Simplifying the use of prognostic information in traumatic brain injury. Part 2：Graphical presentation of probabilities. J Neurosurg 128：1621-1634, 2018
6 ）Bledsoe BE, et al：Glasgow coma scale scoring is often inaccurate. Prehosp Disaster Med 30：46-53, 2015

10 スポーツ頭部外傷

10-1 脳振盪に有効な診断方法

1. 推奨

脳振盪に対する明らかに有効な他覚的診断方法はない(グレード B).

2. 付記

(1) 頭部 MRI では，functional MRI や拡散テンソル画像(diffusion tensor imaging：DTI)で，特異的に陽性所見を得られるとする報告が散見される[1].

(2) 神経心理学的検査は脳振盪の客観的機能評価として期待される[2].

(3) 神経生理機能検査では，visual working memory task をかけながら記録する event-related potential や transcranial magnetic stimulation での異常や，経頭蓋超音波検査による脳血管反応の減弱などの報告がある.

(4) 種々の中枢神経系由来とするバイオマーカーが検討されてきたが，適切な診断に寄与するものは現時点では見出せない[3].

3. 解説

　脳振盪は，頭部外傷により生ずる意識消失，健忘や精神心理学的異常，また，頭痛やめまい，不安定感などの身体的自覚症状を主とする可逆的な脳機能障害である．その病態の詳細は不明な点も多く，これまで種々の検討が行われてきたが，他覚的に明らかに有効な診断方法はないのが現状である.

　現場では，SCAT5 をベンチマークとしてスマートフォンやタブレット端末での多くの診断ツールが開発されている．今後は，これらがより良いものに統

194   10. スポーツ頭部外傷

合されることが望まれる[4, 5].

10-2 | 脳振盪後の診療

1. 推奨

　脳振盪後は関連する種々の症状が消失するまで，身体，神経系の安静を考慮してもよい(グレードB).

2. 参考

　脳振盪からの回復には7～10日を要すると言われ，若年者ではより長期間必要な傾向がある[6, 7] (III).

3. 付記

　脳振盪からの回復の遅延因子は，受傷時の症状の重篤さにも影響されることも念頭に置く必要がある．また，小児では脳振盪からの回復途中に突然の悪化などがみられることがあり，より慎重な対応が必要である．

4. 解説

　脳振盪を被った後には症状消失まで十分に休息を取り，1日ずつ運動強度をあげてスポーツ現場に復帰する段階的復帰が推奨されている．しかし，早期の休息は有意に有益であるものの，中長期的には，休息が有益であるとは結論できないという報告もみられてきた．さらに，中等度の運動や有酸素運動が脳振盪の回復に関してむしろ，良好な結果になっている可能性が指摘されており，今後検討する必要がある．

10-3 | 脳振盪の予防

1. 推奨

脳振盪の予防に寄与する明らかな対応・手段はない(グレードB).

10-4 慢性外傷性脳症（chronic traumatic encephalopathy：CTE） 195

2. 付記

(1) 種々のスポーツで脳振盪の予防手段として明らかに有益と思われたのは，スキー/スノーボードでのヘルメット着用とユースでのアイスホッケーのボディチェック（体当たりで攻撃を防ぐこと）の禁止のみとの報告がある[8]．しかし一般的には，ヘルメットやマウスガードなどは予防効果の面からは否定的な意見が多い[9]．

(2) 予防的運動を行っていると，学校ラグビーにおける試合中の怪我および脳振盪も減少すると報告されている[10]．

3. 解説

(1) 脳振盪の発生リスクなどを把握することが予防の第一歩と考えられる．脳振盪を起こしやすいスポーツに関しては多くの統計があるが，ラグビー，柔道，ボクシング，サッカー，体操，ホッケー，アメリカンフットボールなどが挙げられている[11]．また，練習中よりも試合中に多い．

(2) 受傷者側の危険因子としては，女性と若年者が挙げられているが，さらに，脳振盪の既往者は要注意である．

(3) 現場では，脳振盪の疫学データを元にしたルール改正や適切な練習管理などが期待される．

(4) Docosahexaenoic Acid（DHA）が用量依存的に脳振盪の発生頻度を減らせるとの報告もあるが[12]，予防に関して薬物療法も含め今後の検討が待たれる．

10-4 | 慢性外傷性脳症（chronic traumatic encephalopathy：CTE）

1. 推奨

脳振盪の繰り返しにより CTE に陥る可能性は否定できない（グレードB）．

2. 参考

(1) 脳振盪の繰り返しと，認知機能障害，うつ状態などの発生が関連している

可能性が示唆されている[13](III).

(2) CTE における死因としては，自殺，事故，薬物あるいはアルコールの過量摂取などが挙げられる.

(3) 病理学的には neurofibrillary tangles および Aβ plaques が半数以上で証明されている[14, 15](III).

3. 付記

(1) CTE に対する早期介入の観点からも，脳振盪後や慢性期のうつ状態は注意すべきである[16].

(2) CTE の臨床診断には神経心理学的検査に加え MRI が大きな役割を果たすと考えられている[17].

4. 解説

(1) CTE に関わりがあるスポーツとしては，ボクシング，アメリカンフットボール，レスリングなどが挙げられているが，他のスポーツでも散発的に報告があり，広く認識すべき問題である.

(2) 病理学的に証明された CTE では繰り返しの頭部衝撃が証明されているものの，その一方で，繰り返しの脳外傷が必ずしも CTE を起こすとは限らない[17]. また，病理学的および臨床所見は，通常の疾患とのオーバーラップが多く，CTE 特有とは言い切れず[18]，今後さらなる検討が必要である.

(3) しかし，現時点では，繰り返しの頭部外傷と CTE の関係が疑われる以上，また，CTE は不可逆的病態と考えられるので，CTE に対して十分に配慮した指導・対策が望まれる.

文献

1) Gardner A, et al : A systematic review of diffusion tensor imaging findings in sports-related concussion. J Neurotrauma 29 : 2521-2538, 2012

2) Rahman-Filipiak AA, et al : Administration and environment considerations in computer-based sports-concussion assessment. Neuropsychol Rev 23 : 314-334, 2013

3) Papa L, et al : Systematic review of clinical studies examining biomarkers of brain injury in athletes after sports-related concussion. J Neurotrauma 32 : 661-673, 2015

4) Okonkwo DO, et al : Sideline assessment tools for the evaluation of concussion in athletes : a review. Neurosurgery 75 Suppl 4 : S82-95, 2014

5) Lee H, et al : Smartphone and tablet apps for concussion road warriors (team clinicians) : a systematic review for practical users. Br J Sports Med 49 : 499-505, 2015

10-4 慢性外傷性脳症(chronic traumatic encephalopathy:CTE) 197

6) Moser RS, et al : Examining prescribed rest as treatment for adolescents who are slow to recover from concussion. Brain Inj 29 : 58-63, 2015

7) Williams RM, et al : Concussion recovery time among high school and collegiate athletes : a systematic review and meta-analysis. Sports Med 45 : 893-903, 2015

8) Emery CA, et al : What strategies can be used to effectively reduce the risk of concussion in sport? A systematic review. Br J Sports Med 51 : 978-984, 2017

9) Bonfield CM, et al : Helmets, head injury and concussion in sport. Phys Sportsmed 43 : 236-246, 2015

10) Hislop MD, et al : Reducing musculoskeletal injury and concussion risk in schoolboy rugby players with a pre-activity movement control exercise programme : a cluster randomized controlled trial. Br J Sports Med 51 : 1140-1146, 2017

11) Pfister T, et al : The incidence of concussion in youth sports : a systematic review and meta-analysis. Br J Sports Med 50 : 292-297, 2016

12) Oliver JM, et al : Effect of docosahexaenoic acid on a biomarker of head trauma in American football. Med Sci Sports Exerc 48 : 974-982, 2016

13) Manley G, et al : A systematic review of potential long-term effects of sport-related concussion. Br J Sports Med 51 : 969-977, 2017

14) Levin B, et al : Chronic traumatic encephalopathy : a critical appraisal. Neurocrit Care 20 : 334-344, 2014

15) Ling H, et al : Neurological consequences of traumatic brain injuries in sports. Mol Cell Neurosci 66 : 114-122, 2015

16) Solomon GS, Zuckerman SL : Chronic traumatic encephalopathy in professional sports : retrospective and prospective views. Brain Inj 29 : 164-170, 2015

17) Koerte IK, et al : A review of neuroimaging findings in repetitive brain trauma. Brain Pathol 25 : 318-349, 2015

18) Maroon JC, et al : Chronic traumatic encephalopathy in contact sports : a systematic review of all reported pathological cases. PLoS One 2015 Feb 11 ; 10（2）: e0117338.

10

スポーツ頭部外傷

11 外傷に伴う高次脳機能障害

11-1 外傷後高次脳機能障害の発症

1. 推奨

(1) 重症頭部外傷患者には永続的な高次脳機能障害が後遺することが多く，その有無を評価することが勧められる（グレードA）．

(2) 軽症頭部外傷にも高次脳機能障害が後遺する可能性があり，その有無を評価することを考慮してもよい（グレードB）．

(3) 退院時のGOSのみで高次脳機能障害の発症を予測することは勧められない（グレードC）．

2. 参考

　GCS 8以下の重症脳外傷患者の67%において受傷後1年後に認知機能障害が後遺していた[1]（III）．一方，軽症頭部外傷（GCS 13〜15，30分以内の意識消失，24時間以内の外傷後健忘）に関しては，近年の大規模コホート研究で患者の44%に神経心理障害が後遺したとの報告がある[2]（III）．重症頭部外傷患者における急性期病院退院時のGOSは慢性期の認知機能障害の予後予測因子とならず，さらにリハビリテーション病院退院時のGOSが良好な症例の3/4に慢性期に何らかの高度な認知機能障害が後遺していた[3]（III）．

3. 付記

　高次脳機能障害は，古くから知られた巣症状としての失語，失行，失認，地誌的障害，視空間認知障害と広範囲の脳損傷によって発症する記憶障害，注意

障害，遂行機能障害，社会的行動障害，感情障害，性格変化などの認知機能障害や精神機能障害が含まれ，外傷に伴う高次脳機能障害では主に後者が問題となる．高次脳機能障害は，2000（平成 13）〜2005（平成 17）年にかけて行われた厚生労働省の「高次脳機能障害支援モデル事業」でその全貌が明らかとなり，国立身体障害者リハビリテーションセンターが主体となり「高次脳機能障害診断基準ガイドライン」[4]が作られ，脳外傷に伴う高次脳機能障害もこれに従って診断される．

4. 解説

　軽症頭部外傷の診断には，意識レベルに加えて，外傷直後の短時間の意識消失と外傷性健忘の期間を加えた基準が用いられることが多く，世界保健機関（WHO）研究センターの診断基準[5]が広く用いられている（「軽症・中等症頭部外傷への対処」の項を参照→ 181 頁）．1980 年から 2002 年の系統的文献検索に基づく報告では，軽症脳外傷の大多数の症例で，急性期に認知機能障害を認めても，1〜3 か月を超えた明らかな認知機能障害はみられなかったと報告されている[6]（III）．自賠責保険においては，脳外傷による高次脳機能障害と診断する意識障害の程度と期間に関し，当初の意識障害（半昏睡〜昏睡で開眼・応答しない状態：JCS が 3〜2 桁，GCS が 12 点以下）が少なくとも 6 時間以上，もしくは，健忘あるいは軽度意識障害（JCS が 1 桁，GCS が 13〜14 点）が少なくとも 1 週間以上続いていることが確認できる症例とされている（平成 23 年度自賠責報告書）[7]．また同報告書では，「それが WHO の診断基準を満たす軽症頭部外傷とされる場合であっても，それのみで高次脳機能障害であると評価することは適切ではない」と書かれている[7]．その理由として，WHO の軽症頭部外傷診断基準はそれを満たした症状がすべて器質性の障害と断定するという研究結果として発表されたものではなく，また後遺症の有無も問うていないためである．

11-2 │ 急性期画像診断（「3 画像診断」の項を参照→ 21 頁）

1. 推奨

(1) 高次脳機能障害の原因となる器質性脳損傷を裏付ける画像診断として，受傷後，可及的早期に CT 検査を行うことが勧められる（グレード A）．

(2) CT で器質性脳損傷が確認できない場合は，急性期に MRI の T1 強調画像
や T2 強調画像以外に FLAIR 画像，拡散強調画像（DWI）を行うことを考
慮してもよい（グレード B）．

2. 参考

　急性期頭部外傷診断において CT は gold standard であり，中等症・重症例
における頭部の画像診断では，最初に CT 検査を行うことが勧められている．
びまん性軸索損傷に伴う脳実質損傷の診断に CT のみでは検出能は不十分であ
り，MRI が有用で特に FLAIR 画像が検出能に優れており，非出血性の剪断損
傷が高信号として描出される[8]（III）．受傷後 48 時間以内に行った DWI が最も
びまん性軸索損傷に伴う剪断病変の検出率が高いことが報告されている[9]
（III）．

3. 付記

　脳外傷後高次脳機能障害の発生に関与する急性期画像所見として，急性硬膜
下血腫や脳挫傷などの局所性脳損傷は従来の形態学的画像診断法で比較的容易
に診断できる．一方，びまん性軸索損傷では軸索の損傷そのものを描出するこ
とは困難で，外傷性くも膜下出血，脳室内出血，白質内の微小出血とそれに伴
う浮腫がその手掛かりとなる．MRI でびまん性軸索損傷の所見を有する症例は
そうでないものに比較して受傷 12 か月後の転帰不良例が約 3 倍認められ[10]
（III），びまん性軸索損傷の有無が慢性期の機能予後と相関することが報告さ
れている．2011（平成 23）年度自賠責報告書において，画像所見に関して頭部
CT で所見が得られない患者で頭蓋内病変が疑われる場合は，①受傷早期に
MRI（T2，T2*，FLAIR など）を撮影することが勧められる．②受傷後 2～3 日
以内に MRI の DWI を撮影することができれば，微細な損傷を捉える可能性
があることが確認された[7]．しかし T2*強調画像，磁化率強調画像（SWI）とも
外傷に起因する以外に高血圧性の微小脳出血なども鋭敏に捉えるため，その分
布や高血圧の既往などで総合的に判断する必要がある．

11-3 | 高次脳機能障害の評価

1. 推奨

(1) 高次脳機能障害の最終的な評価は，おおむね受傷後 6〜12 か月前後に行うことを考慮してもよい(グレード B).

(2) 高次脳機能障害の有無やその内容，程度の評価は，全般的認知機能は WAIS-Ⅲ(小児の場合は WISC-Ⅳ)やコース立方体組み合わせテスト，記憶機能は WMS-R や RBMT，注意機能は TMT や CAT，遂行機能は BADS や WCST などを用いて総合的に行うことを考慮してもよい(グレード B)[注1].

(3) 認知機能のスクリーニング検査であるミニメンタルステート検査(MMSE)，改訂長谷川式簡易知能評価スケール(HDS-R)のみで評価することは勧められない(グレード C).

2. 参考

　脳外傷後の高次脳機能障害の改善傾向は長い目でみれば明らかであり，若年例，軽症脳外傷例ほど改善傾向は速やかである．重症例でも年余を経て改善傾向は認められる．中等症から重症脳外傷患者において受傷 2,5 および 12 か月後に高次脳機能検査を追跡したところ，5 か月までは認知機能が急速に改善するが，それ以降の改善は軽度であった[11] (Ⅲ). 受傷後平均 2.1 年に施行した高次脳機能検査は 12 か月後と比較して有意な改善はみられず，約 27%の症例ではかえって悪化しており[12] (Ⅲ)，認知リハビリテーションの中止などの影響が考えられた.

　それぞれの症状を評価するための神経心理検査バッテリーの組み合わせが提案されている[13, 14] (Ⅳ). MMSE は，簡単で短時間で実施可能であるため，全般的な認知機能のスクリーニング検査によく用いられるが，脳外傷による高次脳

(注1) 各検査法の和文表記は次のようになる．ウェクスラー成人知能検査（WAIS-Ⅲ），児童向けウェクスラー式知能検査（WISC-Ⅳ），ウェクスラー記憶検査（WMS-R），リバーミード行動記憶検査（RBMT），トレイルメイキングテスト（TMT），標準注意検査法（CAT），遂行機能障害症候群の行動評価（BADS），ウィスコンシンカード分類検査（WCST）

機能障害の診断には特異度は高いが感度が低く[15]（III），これだけで高次脳機能障害の有無の判定は困難である．HDS-R は本邦で広く用いられているが，同様の理由でこれだけで高次脳機能障害の有無を判定することは困難である．

3. 付記

厚生労働省の「高次脳機能障害支援モデル事業」では，原因疾患として外傷性脳損傷が 76.2％を占めており，主要症状として記憶障害 90％，注意障害 82％，遂行機能障害 75％，社会的行動障害 81％（対人技能拙劣 55％，依存性・退行 51％，意欲・発動性低下 47％，固執性 46％，感情コントロール低下 44％）が抽出され，これらの症状を併せもつものが多く，複雑で多様な臨床症状を示していた[16]．高次脳機能障害の主要症状のうち社会的行動障害は症状が多岐にわたり客観的に評価する標準的な検査法はないが，本邦では脳外傷者の認知-行動障害尺度（TBI-31）の有用性が報告されている[17]（IV）．

11-4 慢性期画像診断

1. 推奨

(1) びまん性脳損傷後の高次脳機能障害患者には，受傷後 3〜6 か月以内に脳室拡大を伴った脳萎縮がしばしば認められるため，CT や MRI 検査を再検し急性期から亜急性期の画像と比較することを考慮してもよい（グレード B）．

(2) T2*強調画像や磁化率強調画像（SWI）の MRI 検査を行うことを考慮してもよい（グレード B）．

2. 参考

中等症から重症の頭部外傷患者において MRI の経時的な定量評価により受傷後 22〜70 日（平均 42 日）ですでに脳室拡大が認められ，受傷後 71〜210 日（平均 136 日）まで急速に脳室拡大を伴った脳萎縮が進行し，その後も髄液腔の拡大により受傷後 211〜500 日（平均 310 日）まで脳萎縮の進行が認められた[18]（III）．亜急性期以降，白質内の微小出血の検出には T2*強調画像が T2 強調画像より優れており[19]（III），さらに SWI を用いると T2*強調画像でみえない病

変も検出できる[20] (III).

3. 付記

　びまん性軸索損傷では神経軸索が広範囲に損傷された結果，慢性期に白質体積が減少して代償的に脳室が拡大する．脳室拡大を伴った脳萎縮の程度は外傷の重症度や高次脳機能障害と関連していた[21] (III). 特に海馬の容積減少を伴った側脳室下角 (側角) の拡大や第四脳室の拡大と高次脳機能障害の間には強い相関が認められた[18, 22] (III). 「高次脳機能障害診断基準ガイドライン」では，外傷性脳損傷後の MRI 所見のうち高次脳機能障害と関連があるとされるものとして，①深部白質損傷所見，②脳室拡大：特に側脳室下角の拡大や第三脳室の拡大，③脳梁の萎縮，④脳弓の萎縮などが挙げられており，脳室拡大や海馬萎縮と IQ との関連が示されている[4]. 2011 (平成 23) 年度自賠責報告書において，画像所見に関して頭部 CT で所見が得られない患者で頭蓋内病変が疑われる場合は，受傷から 3〜4 週間経過した場合，T2*強調画像や SWI が出血を伴う微細な損傷を捉える可能性があることが書かれている[7]. 脳外傷による高次脳機能障害の症状を医学的に判断するためには，意識障害の有無とその程度・長さの把握と，画像資料で外傷後ほぼ 3 か月以内に完成する脳室拡大・びまん性脳萎縮の所見が重要とされている[7].

11-5 軽症脳外傷後高次脳機能障害における画像診断

1. 推奨

(1) 高次脳機能障害の評価として脳血流 SPECT を行うことを考慮してもよい (グレード B).

(2) 高磁場 MRI 装置を用いた磁化率強調画像 (SWI) の撮像を行うことを考慮してもよい (グレード B).

(3) 拡散テンソル画像 (DTI) や MR スペクトロスコピー (MRS)，機能的 MRI (fMRI) などの特殊な MRI 検査や核医学検査を行うことを考慮してもよい (グレード B).

2. 参考

　頭部外傷診療における脳血流 SPECT の有用性は数多く報告されており，CT や MRI より異常の検出能が優れており，特に軽症脳外傷患者において 100% 近い陰性的中率（異常がなければ高次脳機能障害ではない）が報告されている[23] (IIa)．しかし異常の検出による診断的価値は確立していない．軽症脳外傷患者において 3T-MRI 装置を使用した SWI は残存する微小出血後のヘモジデリンを T2*強調画像より鋭敏に捉えることができる[24] (III)．DTI において関心領域の FA 値を測定することにより神経軸索の損傷を評価することが可能で，慢性期の軽症脳外傷患者において放線冠，内包前脚，帯状回や脳梁などで FA 値の低下を認め，神経心理学的転帰との相関が報告されている[25] (III)．MRS は非侵襲的に脳の代謝産物を測定することができ，軽症脳外傷患者において大脳白質の N-acetylaspartate (NAA) 値が健常者に比較して有意に低下したとの報告があるが[26] (III)，近年のメタ解析では軽症脳外傷患者における MRS の有用性は確認されなかった[27] (III)．fMRI は神経活動に伴う脳血流および酸素代謝の変化を MRI で測定し，それから神経活動の局在を調べることができ，軽症脳外傷患者における病態解明，診断および治療効果判定への応用が報告されている[28] (IV)．大脳皮質神経細胞に直接結合する iomazenil を用いた SPECT 検査の軽症脳外傷後高次脳機能障害患者への有用性が報告されている[29] (III)．

3. 付記

　慢性期の CT や MRI で脳に器質的損傷が確認できなくても急性期の画像で外傷性くも膜下出血，脳室内出血，白質内の微小出血などがみられれば診断は可能である．臨床症状が存在しても画像所見で異常が認められない軽症脳外傷患者にも高次脳機能障害が発症する可能性があるが，外傷以外の要因も十分に検討し除外する必要がある．軽症脳外傷患者において従来の画像では確認できなかった脳の損傷を画像化する種々のイメージング技術が開発されている．しかし最新の自賠責報告書（2018 年 5 月 31 日）では，DTI，fMRI，MRS，PET のみで，脳の器質的損傷の有無，認知・行動面の症状と脳の器質的損傷の因果関係あるいは障害程度を確定的に示すことはできないとされている[30]．

11-6 認知リハビリテーション

1. 推奨

　高次脳機能障害の治療として早期から医学的リハビリテーションプログラムとして各障害に応じた認知リハビリテーションを行うことが勧められる(グレードA).

2. 参考

　報告された論文を統括し，エビデンスの点から認知リハビリテーションの推奨レベルがまとめられている[31](Ia)．推奨グレードが practice standard(グレードA)のものは，注意障害に対する attention process training に代表されるような直接的注意課題やメタ認知訓練，(軽度)記憶障害に対する内的機能代償法(内容の画像化など)や外的補助手段の利用(メモやスケジュール管理など)，遂行機能障害に対する self-monitoring や meta-cognitive strategy training などの問題解決訓練，コミュニケーション障害に対する実践的な意思伝達技術の習得訓練，自己洞察の低下に対しては個別訓練での全人的包括的アプローチなどであり実施が強く勧められている.

3. 付記

　注意障害，記憶障害，遂行機能障害，社会的行動障害(易怒性，攻撃性，自発性の低下など)の因子ごとの評価がなされるようになり，その結果さまざまな治療介入の有効性が報告されている．中等症から重度の外傷性脳損傷に対するリハビリテーションの効果として，受傷時40歳以下，短い入院期間，麻痺がない，精神症状が軽い，外傷性健忘が4週間以下であれば長期予後が比較的良好と報告されている[32](III).

206   11. 外傷に伴う高次脳機能障害

11-7 薬物療法（「13-3 外傷急性期の精神障害」の項を参照→ 226 頁）

■ うつ症状

1. 推奨

　脳外傷後のうつ症状に対しては SSRI（selective serotonin reuptake inhibitors），特にセルトラリンの投与が勧められる（グレード A）．

2. 参考

　大うつ病が脳外傷後遺症患者の約 25％に生じるとされるなど，うつ病は脳外傷後遺症として比較的頻度の高い症候である．脳外傷後のうつ病に対しては，効果と忍容性の点から selective serotonin reuptake inhibitors（SSRI）が推奨され，特にセルトラリンの有効性が報告されている[33]（Ib）．

3. 付記

　薬物療法以外に認知行動療法やマインドフルネス認知療法，経頭蓋磁気刺激法の有効性が報告されているが，メタ解析では十分な科学的根拠が示されなかった[34]（III）．セルトラリンは脳外傷後のうつ病の治療以外にうつ病の発症予防（保険適用外）や心的外傷後ストレス障害（保険適用）の治療に有効である．

■ 情動コントロール障害

1. 推奨

　脳外傷後の情動コントロール障害（攻撃性・易怒性・興奮）に対して環境調整や行動変容療法を行っても十分に効果が得られない場合はクエチアピンなどの非定型抗精神病薬やカルバマゼピンやバルプロ酸 Na などの抗てんかん薬の投与を考慮してもよい（グレード B）（いずれも保険適用外）．

2. 参考

　統合失調症治療において主流となっている非定型抗精神病薬が，頭部外傷後遺症においても副作用を起こさずに良好な治療効果をもたらしてくれることが

報告されている[35] (III). 抗てんかん薬は，統合失調症や躁病の攻撃性，衝動性に効果があることを根拠に，頭部外傷後遺症に伴う攻撃性，興奮性の治療に応用されている．RCT はなされていないが，カルバマゼピンとバルプロ酸 Na についてはオープン試験やケースシリーズで不穏や易怒性に効果があると報告されている[36, 37] (III).

3. 付記

頭部外傷後にみられる情動コントロール障害(攻撃性・衝動性・興奮)は精神神経科領域では器質性パーソナリティ障害と診断され，抗精神病薬の鎮静作用を利用し，情動の安定をはかることがしばしば行われる．従来はハロペリドールなどの定型的抗精神病薬が主として用いられてきたが，認知機能障害や錐体外路障害が生じる問題があり，最近ではもっぱら副作用の比較的少ない非定型抗精神病薬が使用される．

▌ 注意障害

1. 推奨

脳外傷後の注意障害に対するメチルフェニデートや記憶障害に対するドネペジルやリバスチグミンなどのコリンエステラーゼ阻害薬の投与を考慮してもよい(グレード B) (いずれも保険適用外).

2. 参考

海外では頭部外傷後遺症患者の注意障害に対し注意欠陥多動性障害(ADHD)に対しての神経刺激薬であるメチルフェニデートの有効性が多くの RCT で示されているが[38, 39] (Ib)，本邦では頭部外傷後遺症患者への保険適用はなく，実質的に使用は困難である．また頭部外傷後の記憶障害に対してコリンエステラーゼ阻害薬のドネペジル[40] (III)やリバスチグミン[41] (III)の有効性が報告されている．しかし，いずれも頭部外傷後遺症患者への保険適用はない．

11-8 包括的プログラム

1. 推奨

　医学的リハビリテーションプログラムに引き続き，生活訓練プログラム，職能訓練プログラムをシームレスに行うことが勧められる（グレードA）．

2. 参考

　頭部外傷後後遺症に対しては，入院中のみならず退院後も包括的なアプローチが行われることが多く，その有効性が示されている[42]（Ib）．

3. 付記

　高次脳機能障害モデル事業の結果，高次脳機能障害のリハビリテーションとして，医学的リハビリテーションプログラム→生活訓練プログラム→職能訓練プログラムという大きな流れが勧められている．生活訓練は，認知リハビリテーションを行っても残存する障害の状態に基づき，日常生活や社会生活に必要な能力を身につけることが目標となる．このアプローチは，多職種のスタッフが総体として取り組む手段で，Social Skill Training（SST）やデイケアでの訓練も含まれる．

11-9 自動車運転再開

1. 推奨

　高次脳機能障害患者の自動車運転能力を複数の神経心理学的検査，ドライビングシミュレータ，自動車教習所での実車運転を組み合わせて評価することを考慮してもよい（グレードB）．

2. 参考

　頭部外傷患者に特化して自動車運転能力を評価した研究は見当たらないが，Marshallらは，脳卒中患者の運転能力評価に関する研究論文のメタ解析から，評価尺度として有用な神経心理学的検査を抽出し，実行・思考機能系，知覚系，

注意・記憶系，言語系の4領域に分類し，認知機能検査の組み合わせの有用性を報告している[43]（III）．武原らは，自動車運転能力の評価の一環として，複数の神経心理学的検査を組み合わせて行い，安全な自動車運転に必要な基準値を暫定的に示し，すべての検査結果が基準値内にあれば運転再開の可能性があるとしている[44]（IV）．しかし神経心理学的検査のみでは，実際に自動車運転に必要な反応速度や選択反応能力，ハンドル操作能力，注意配分・複雑作業能力，危険予知能力などの判定が困難であり，ドライビングシミュレータを用いた運転評価の有用性が報告されている[45]（IV）．さらに上記評価で運転再開の可能性が高いと判断されたときには，一般道路に出る前に教習所内での実車による評価や訓練の有用性が報告されている[46]（IV）．

3. 付記

頭部外傷患者の社会復帰をめざしていくうえで，自動車運転は家事や趣味などの個人的な日常活動のみならず就労や通勤といった職場復帰，社会における役割の維持と社会参加の面で必要性が高い．頭部外傷患者においては前頭前野の損傷により運転の全体を統括する遂行機能や運転の安全に配慮する注意機能が障害されやすい．

文献

1）Sigurdardottir S, et al : Neuropsychological functioning in a national cohort of severe traumatic brain injury : demographic and acute injury-related predictors. J Head Trauma Rehabil 30 : E1-12, 2015

2）van der Naalt, et al : Early predictors of outcome after mild traumatic brain injury（UPFRONT）: an observational cohort study. Lancet Neurol 16 : 532-540, 2017

3）Gautschi OP, et al : Long-term neurological and neuropsychological outcome in patients with severe traumatic brain injury. Clin Neurol Neurosurg 115 : 2482-2488, 2013

4）厚生労働省社会・援護局保健福祉部，国立障害者リハビリテーションセンター：高次脳機能障害者の支援の手引き（改訂第2版），平成20年11月．[http://www.rehab.go.jp/brain_fukyu/data/]（accessed 2018-10-06）

5）Carroll LJ, et al : Methodological issues and research recommendations for mild traumatic brain injury : The WHO collaborating centre task force on mild traumatic brain injury. J Rehabil Med Suppl 43 : 113-125, 2004

6）Holm L, et al : Summary of the WHO collaborating centre for neurotrauma task force on mild traumatic brain injury. J Rehabil Med 37 : 137-141, 2005

7）損害保険料率算出機構：自賠責保険における高次脳機能障害認定システム検討委員会「自賠責保険における高次脳機能障害認定システムの充実について」（報告書），平成23年3月4日．[https://www.giroj.or.jp/cali_survey/brain_detail_201103.html]（accessed 2018-10-06）

8）Ashikaga R, et al : MRI of head injury using FLAIR. Neuroradiology 39 : 239-242, 1997

9）Hulsman TA, et al : Diffusion-weighted imaging for the evaluation of diffuse axonal injury in closed head injury. J Comput Assist Tomogr 27 : 5-11, 2003

10）van Eijck MM, et al : Diffuse axonal injury after traumatic brain injury is a prognostic factor for functional outcome ; a systematic review and meta-analysis. Brain Inj 32 : 395-402, 2018

11）Christensen BK, et al : Recovery of cognitive function after traumatic brain injury : a multilevel modeling analysis of Canadian outcomes. Arch Phys Med Rehabil 89 : S3-15, 2008

12）Till C, et al : Postrecovery cognitive decline in adults with traumatic brain injury. Arch Phys Med Rehabil 89 : S25-34, 2008

13）鈴木由希子，他：【高次脳機能障害】高次脳機能障害の評価法・検査．日本医師会雑誌 145 : 1183-1186, 2016

14）是木明宏，他：【精神科臨床における「頭部外傷後遺症」の評価とマネジメント】認知機能障害の検査方法．精神科治療学 27 : 335-339, 2012

15）Srivastava A, et al : The utility of the mini-mental status exam in older adults with traumatic brain injury. Brain Inj 20 : 1377-1382, 2006

16）国立障害者リハビリテーションセンター：高次脳機能障害支援モデル事業について，平成 16 年 3 月．〔http://www.rehab.go.jp/brain_fukyu/shien/model/〕（accessed 2018-10-06）

17）久保義郎，他：脳外傷者の認知―行動障害尺度（TBI-31）の作成―生活場面の観察による評価．総合リハビリテーション 35 : 921-928, 2007

18）Blatter DD, et al : MR-based brain and cerebrospinal fluid measurement after traumatic brain injury : correlation with neuropsychological outcome. AJNR Am J Neuroradiol 18 : 1-10, 1997

19）Yanagawa Y, et al : A quantitative analysis of head injury using T2*-weighted gradient-echo imaging. J Trauma 49 : 272-277, 2000

20）Geurts BH, et al : The reliability of magnetic resonance imaging in traumatic brain injury lesion detection. Brain Inj 26 : 1439-1450, 2012

21）Anderson CV, et al : Ventricular dilatation, cortical atrophy, and neuropsychological outcome following traumatic brain injury. J Neuropsychiatry Clin Neurosci 7 : 42-48, 1995

22）Bigler ED, et al : Hippocampal volume in normal aging and traumatic brain injury. AJNR Am J Neuroradiol 18 : 11-23, 1997

23）Raji CA, et al : Clinical utility of SEPCT neuroimaging in the diagnosis and treatment of traumatic brain injury : a systematic review. PLoS One 9 : e91088, 2014

24）Liu G, et al : Improved sensitivity of 3.0 Tesla susceptibility-weighted imaging in detecting traumatic bleeds and its use in predicting outcomes in patients with mild traumatic brain injury. Acta Radiol 56 : 1256-1263, 2015

25）Veeramuthu V, et al : Diffusion tensor imaging parameters in mild traumatic brain injury and its correlation with early neuropsychological impairment : a longitudinal study. J Neurotrauma 32 : 1497-1509, 2015

26）Kirov II, et al : Diffuse axonal injury in mild traumatic brain injury : a 3D multivoxel proton MR spectroscopy study. J Neurol 260 : 242-252, 2013

27）Brown M, et al : Magnetic resonance spectroscopy abnormalities in traumatic brain injury : a meta-analysis. J Neuroradiol 45 : 123-129, 2018

28）McDonald BC, et al : Functional MRI of mild traumatic brain injury（mTBI）: progress and perspectives from the first decade of studies. Brain Imaging Behav 6 : 193-207, 2012

29）中川原譲二，他：軽症脳外傷例の高次脳機能障害と ^{123}I-Iomazenil SPECT による局在診断．日職災医誌 60 : 199-205, 2013

30）損害保険料率算出機構：自賠責保険における高次脳機能障害認定システム検討委員会「自賠責保険における高次脳機能障害認定システムの充実について」（報告書）2018 年 5 月 31 日．〔https://www.giroj.or.jp/cali_survey/brain_detail_201805.html〕（accessed 2018-10-06）

31）Cicerone KD, et al : Evidence-based cognitive rehabilitation : updated review of the literature from 2003 through 2008. Arch Phys Med Rehabil 92 : 519-530, 2011

32) Walker WC, et al : A multicentre study on the clinical utility of post-traumatic amnesia duration in predicting global outcome after moderate-severe traumatic brain injury. J Neurol Neurosurg Psychiatry 81 : 87-89, 2010

33) Ashman TA, et al : A randomized controlled trial of sertraline for the treatment of depression in persons with traumatic brain injury. Arch Phys Med Rehabil 90 : 733-740, 2009

34) Gertler P, et al : Non-pharmacological interventions for depression in adults and children with traumatic brain injury. Cochrane Database Syst Rev（12）: CD009871, 2015

35) Kim E, et al : A pilot study of quetiapine treatment of aggression due to traumatic brain injury. J Neuropsychiatry Clin Neurosci 18 : 547-549, 2006

36) Azouvi P, et al : Carbamazepine in agitation and aggressive behaviour following severe closed-head injury : results of an open trial. Brain Inj 13 : 797-804, 1999

37) Wroblewski BA, et al : Effectiveness of valproic acid on destructive and aggressive behaviours in patients with acquired brain injury. Brain Inj 11 : 37-47, 1997

38) Kim YH, et al : Effects of single-dose methylphenidate on cognitive performance in patients with traumatic brain injury : a double-blind placebo-controlled study. Clin Rehabil 20 : 24-30, 2006

39) Whyte J, et al : Effects of methylphenidate on attention deficits after traumatic brain injury : a multidimensional randomized, controlled trial. Am J Phys Med Rehabil 83 : 401-420, 2004

40) Zhang L, et al : Cholinergic augmentation with donepezil enhances recovery in short-term memory and sustained attention after traumatic brain injury. Arch Phys Med Rehabil 85 : 1050-1055, 2001

41) Silver JM, et al : Effects of rivastigmine on cognitive function in patients with traumatic brain injury. Neurology 67 : 748-755, 2006

42) Cicerone KD, et al : A randomized controlled trial of holistic neuropsychologic rehabilitation after traumatic brain injury. Arch Phys Med Rehabil 89 : 2239-2249, 2008

43) Marshall SC, et al : Predictors of driving ability following stroke : a systematic review. Top Stroke Rehabil 14 : 98-114, 2007

44) 武原格, 他：脳損傷者の自動車運転再開に必要な高次脳機能評価の検討. Jpn J Rehabil Med 53 : 247-252, 2016

45) 一杉正仁：ドライビングシミュレーター（DS）による運転評価. 武原格, 他（編）：脳卒中・脳外傷患者のための自動車運転, 第2版. 三輪書店, pp76-83, 2016

46) 熊倉吉雄：実車による評価と訓練. 武原格, 他（編）：脳卒中・脳外傷患者のための自動車運転, 第2版. 三輪書店, pp84-93, 2016

12 外傷に伴う 低髄液圧症候群

1. 推奨

外傷に伴う低髄液圧症候群に関する診断の骨子

(1) 診断には本疾病が脳脊髄液(以下，髄液)漏出による脳脊髄液圧(以下，髄液圧)の低下に伴うため，起立性頭痛，あるいは体位による症状の変化を有することが前提となる(グレード B)．

(2) 外傷に伴うとする定義は外傷後 30 日以内に発症した低髄液圧症候群であることである(グレード B)．

(3) 原因となる外傷は頭部外傷とは限らず，カイロプラクティックや尻もちなどによって生じることもある(グレード B)．

(4) 本疾患の診断は自覚症状のみでの診断ではなく，放射線学的診断を中心とした画像診断により行うことが望ましい(グレード B)．

(5) 髄液漏出の診断では可能な限り，直接的な髄液漏出の同定を行うことが望ましい．RI cisternography による腎尿路系の早期排泄や 24 時間後における RI の早期クリアランスについては間接的な所見であり，本症に特異的な所見とはいえない．MR myelography は非侵襲的な静態的診断法であるが，脳脊髄液に特異的でないことから，単独では髄液漏出の確定診断にはならない(グレード B)．

(6) 治療はまず安静臥床・輸液などの保存的療法を行う．これらの治療により改善が認められない場合，かつ画像診断で髄液漏出部位を確認できれば，硬膜外自家血注入療法(epidural blood patch：EBP)などの侵襲的な治療の適応を考える(グレード B)．

(7) 画像診断で髄液漏出部位を確認できない，あるいは確認していない場合に

は EBP を行うべきではない(グレード C).

2. 参考

　日本脳神経外傷学会「外傷に伴う低髄液圧症候群」作業部会においては，まず診断についての考え方などを発表し，この診断などのプロセスを用いた前向き研究を経て，最終的な報告を行った[1-7] (IV)．各々の論文においては，いずれも外傷に伴う低髄液圧症候群とは何かという，いわゆる clinical entity を問う基本があって，それらの集積が以下のコンセンサスに至ったものと考えている．本疾病の病態は外傷に起因した何らかの原因により，髄液腔外への髄液漏出によると考えられている．

3. 付記

(1) 欧米文献の検証

　本疾病においては本邦からの論文と欧米論文とに大きな相違がある．このことは本疾病に対して本邦では欧米と明らかに違った診断，治療を行っている可能性を示唆している．日本脳神経外傷学会は海外からの論文(201 編)と本邦からの論文(100 編)とに分類して分析を行った[3]．本邦における外傷に伴う低髄液圧症候群の特徴について示す．

① 低髄液圧症候群の原因について：低髄液圧症候群をきたした原因では本邦の症例では 20％が外傷に起因していた．海外の症例では外傷に起因する症例は 10％であり本邦の症例の頻度の半分であった．低髄液圧症候群の原因となった外傷の受傷機転は海外ではさまざまな原因が報告されており，交通事故によるものは 20％であるのに対し，本邦の症例では交通事故による外傷が 69％と非常に高かった．

② 受傷から発症・診断までの期間：海外の症例では，発症さらには診断までの期間は比較的短かった．逆に本邦の症例では受傷直後・短時間に発症し診断される場合は少なく，受傷から数か月～数年を経過している症例が多かった．さらに本邦の症例の多くでは受傷から発症・診断までの期間に関する明確な記載に乏しかった．

③ 髄液漏出部位：外傷例における髄液漏出の部位では，海外の症例のほとんどは頚椎・胸椎(91％)であった．一方，本邦の症例における漏出部位はその大部分の症例で腰椎レベルと報告されていた．

12

外傷に伴う低髄液圧症候群

④ 起立性頭痛：低髄液圧症候群の特徴的な症状である起立性頭痛の有無については，海外の症例では86％に認めたが，本邦の症例では55％であった．

⑤ MRI硬膜増強：造影MRI上の硬膜増強所見は海外の症例の93％に認められたが，本邦の症例では49％にしか認められなかった．

⑥ ブラッドパッチの回数：本邦の症例では海外の症例と比べてブラッドパッチの施行率が高く，施行回数も多いという結果であった．

⑦ 転帰：外傷に起因する症例の転帰について，海外の症例では93％が治癒しているのに対して，本邦の症例では80％以上の著明改善を含めても治癒はわずか22％に満たなかった．

(2) 低髄液圧症候群の近年の動向

　最新の『国際頭痛分類（第3版）』において，軽微な外傷を契機として髄液が漏出して発症する頭痛は，7.2.3の項「特発性低頭蓋内圧性頭痛」に含まれる．その診断基準は，低髄液圧（<60 mmH$_2$O）の証明，または髄液漏出の画像的証明が得られ，発症がその原因と時間的関連性を有するとされた[8]（IV）．

　2012（平成24）年6月，厚生労働省により，脳脊髄液漏出症の疾患概念と画像診断基準が取りまとめられるとともに[9]，この疾患に対する治療法である硬膜外自家血注入療法（ブラッドパッチ療法）が先進医療と定められ，2016（平成28）年4月からは脳脊髄液漏出症（本学会を含めた関連学会の定めた診断基準において確実又は確定とされたもの）に対して，硬膜外自家血注入療法（ブラッドパッチ療法）による治療を行う場合に保険適用された．

---

4. 解説

日本脳神経外傷学会　「外傷に伴う低髄液圧症候群」の診断基準
(1) 低髄液圧症候群の診断基準

前提基準	1. 起立性頭痛【注1】 2. 体位による症状の変化【注2】
大基準	1. 造影MRIでびまん性の硬膜肥厚増強【注3】 2. 腰椎穿刺にて低髄液圧（60 mmH$_2$O以下）の証明 3. 髄液漏出を示す画像所見【注3】

〔http://www.neurotraumatology.jp/committee/sih/filedata/flowchart4.pdf〕

（前提基準1項目）＋（大基準1項目以上）で低髄液圧症候群と診断する．

【注1】国際頭痛分類の特発性低髄液圧性頭痛に倣い，起立性頭痛とは頭部全

体および・または鈍い頭痛で，座位または立位をとると 15 分以内に増悪する頭痛である．

【注2】 注1と同様，国際頭痛分類に示される頭痛以外の症状として挙げられる．①項部硬直，②耳鳴，③聴力低下，④光過敏，⑤悪心，を指す．

(2)「外傷に伴う」と診断するための条件

外傷後 30 日以内に発症し，外傷以外の原因が否定的（医原性は除く）

(3)「外傷に伴う低髄液圧症候群」診断フローチャート

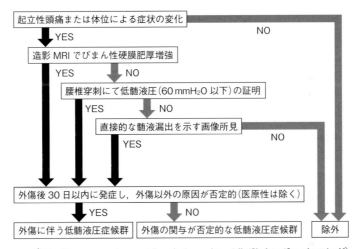

〔http://www.neurotraumatology.jp/committee/sih/filedata/flowchart4.pdf〕

(4)「外傷に伴う低髄液圧症候群」診断基準における撮像プロトコールと画像所見

(4)-1：大基準1．必須項目の硬膜のびまん性造影効果について

びまん性の造影効果とは，硬膜の連続性，両側性の造影効果で，小脳テントにも造影効果を認める．小脳テントの造影効果から連続して，後頭蓋窩硬膜にも造影効果を認めることもある．さらに連続して脊椎管内の硬膜にも造影効果を認めることがある．硬膜のびまん性造影効果の判定には 2D スピンエコー (SE) 法 T1 強調画像を用いる．エコー時間の短い 3D グラディエントエコー法 T1 強調画像では，硬膜内の血流も造影されるため正常硬膜にも造影効果を認めるので，本所見を過大評価するため，撮像法としては適切ではない．脊椎管内の造影効果の評価には脂肪抑制法を併用した T1 強調画像が有用である．

216 　 12. 外傷に伴う低髄液圧症候群

【撮像方法】

① Gd 造影 T1 強調画像　冠状断(可能なら軸位追加)

　　撮像シーケンス：SE 法(GRE 法は不可)

　　スライス厚 5〜8 mm

　　＊冠状断は小脳テントの造影効果を判定するのに有用

　　＊さらに矢状断像を撮像するときは正中を中心に 3〜4 mm 厚で撮像する．
　　　脂肪抑制を併用し，上位頸椎レベルまで含めて撮像すれば，脊椎管内の
　　　硬膜肥厚も判定可能

　　造影法：Gd 0.1 mmol/kg　静脈投与

　　所見：びまん性の硬膜造影効果

② FLAIR(必須ではないが，可能ならば施行する)

　　撮像法：高速 SE 法(FSE 法)

　　スライス厚 5〜8 mm

　　所見：硬膜下水腫

(4)-2：大基準 3. 髄液漏出の画像診断法について

　髄液漏出の画像診断法については確立された方法はない．現時点では CT myelography(CTM)が，空間分解能が高く，動態的な検査法で最も精度が高いと考えられるが，最適な撮像時間に関する報告や検出率に関するまとまった報告はない．硬膜外漏出のスクリーニングには全脊椎の撮像が必要となるため，複数回の撮像は被曝量が問題となる．ヨード造影剤を髄液腔に投与するリスクもあり，スクリーニング法としては非侵襲的とはいえない．

　RI cisternography は，1 回のトレーサー投与で経時間的に撮像が可能であるが，周囲構造，局所解剖の描出ができないため，硬膜外の髄液の漏出について単独では確定的な所見は得られない．腎尿路系の早期排泄や 24 時間後における RI の早期クリアランスについては間接的な所見であり，その判定基準について確定的な報告はなく，本症に特異的な所見とはいえない．RI cisternography 所見単独では，髄液漏出の確診所見にはならない．限局性の硬膜外漏出が疑われたときは，同時期に CTM もしくは MR により形態学的にも髄液漏出を診断する必要がある．

　MR myelography は非侵襲的な静態的診断法であるが，脳脊髄液に特異的でないことから，単独では髄液漏出の確定診断にはならない．

　現時点では，MR myelography もしくは RI cisternography で髄液漏出が疑

われた部位に対し，さらに MR T2 強調画像（脂肪抑制併用）軸位像および Gd
造影 T1 強調画像（脂肪抑制併用）軸位像による精査を追加する必要がある．

【MR による髄液漏出のスクリーニングと精査】

Ⅰ．漏出の screening

▶髄液漏出に関しては全脊椎をスクリーニングする必要がある．全脊椎のス
クリーニングには，MR myelography もしくは RI cisternography が有用
である．MR myelography は，短時間で撮像可能なシングルショット FSE
法が推奨される．

① MR myelography

撮像法：2D FSE 法（シングルショット），3D FSE 法，3D SSFP 法

＊ screening には撮像時間の短い 2D FSE 法（シングルショット）でよい

＊撮像範囲：全脊椎（頚椎から腰椎，仙椎レベル）

1. 冠状断（正面像）と矢状断（側面像）
2. 「頚椎から胸椎レベル」，「胸椎から腰仙椎レベル」のように撮像可能な
   FOV，脊椎の前弯，後弯，側弯にあわせて分割撮像する．

所見：髄液の硬膜外漏出のスクリーニング

Ⅱ．髄液漏出の精査

▶ RI cisternography や MR myelography で髄液の硬膜外漏出が疑われたレ
ベルを精査する．脊椎コイルもしくはさらに高い性能を有する専用コイ
ルを用いる．

② T2 強調画像（脂肪抑制併用）軸位像

撮像部位：RI cisternography，MR myelography，CT myelography で髄
液の硬膜外漏出が疑われた部位を中心に

撮影法：FSE スライス厚 3～4 mm

脂肪抑制：CHESS

所見：髄液漏出，拡張した静脈叢とも高信号

③ Gd 造影 T1 強調画像脂肪抑制横断像

撮像部位：②と同じ部位

撮影法：FSE スライス厚 3～4 mm

脂肪抑制：CHESS

造影法：追加投与の必要はない

所見：髄液漏出と拡張した静脈叢の鑑別（髄液漏出は造影効果なし，拡張

した静脈叢には造影効果あり）

▶②，③から髄液漏出が確実な場合

④ T2 強調画像矢状断像

　②③から髄液漏出が確実な場合，漏出部位の脊椎高位が特定できるような T2 強調画像矢状断像を施行する．ただし，上位頚椎レベルでの漏出で，脊椎高位が特定できる場合は必要ない．

【注釈】

　このプロトコールは低髄液圧症候群の診断のためのものであって，他の中枢神経疾患（脳血管障害や腫瘍性病変，脱髄疾患等）や脊椎・脊髄疾患（退行変性による脊椎管狭窄症や腫瘍性病変等）を診断するものではない．造影前に頭部 T2 強調画像，T1 強調画像，拡散画像，MRA などを追加してもよい．詳細については学会ホームページ（http://www.neurotraumatology.jp/index.html）を参照．

文献

1）島克司：特発性低髄液圧症候群：病態と診断・治療．神経外傷 30：7-13, 2007
2）土肥謙二，他：「頭部外傷に伴う低髄液圧症候群」に関するアンケート調査結果について．神経外傷 30：14-20, 2007
3）川又達朗，他：外傷に伴う低髄液圧症候群：日本と海外論文の比較．神経外傷 30：21-29, 2007
4）井田正博，他：低髄液圧症候群：画像診断．神経外傷 30：30-37, 2007
5）前田剛，他：「外傷に伴う低髄液圧症候群」作業部会報告：前向き調査について．神経外傷 33：133-144, 2010
6）土肥謙二，他：外傷に伴う低髄液圧症候群―日本脳神経外傷学会の取組みと診断基準．医学のあゆみ 235：781-786, 2010
7）日本脳神経外傷学会「外傷に伴う低髄液圧症候群」作業部会：「外傷に伴う低髄液圧症候群」作業部会報告．神経外傷 32：92-100, 2009
8）国際頭痛学会・頭痛分類委員会（編），日本頭痛学会・国際頭痛分類委員会（訳）：国際頭痛分類第 3 版（ICHD-III），医学書院，2018
9）厚生労働省科学研究補助金による「脳脊髄液減少症の診断・治療の確立に関する研究」の報告．「脳脊髄液漏出症画像判定基準・画像診断基準」［http://www.id.yamagata-u.ac.jp/NeuroSurge/nosekizui/pdf/kijun10_02.pdf］（accessed 2018-07-01）

13-1 頭部外傷に伴う凝固線溶系障害　219

13 補遺

13-1 │ 頭部外傷に伴う凝固線溶系障害

1. 推奨

　頭部外傷受傷後の凝固線溶系モニタリングは，予後判定と血液製剤使用における指標として検査を考慮してもよい(グレードB)．

2. 参考

頭部外傷後に伴う凝固線溶系障害の特徴とメカニズム

(1) 脳損傷からの組織因子，血管内皮からの組織因子，外傷による炎症の反応などから外因系を経由し凝固系亢進を引き起こし，その後に線溶の異常亢進へ引き続いていくことが報告されている[1-4] (III, IV)．早期の凝固系亢進を hypercoagulable stage と呼んでおり，この時期に出血傾向へ移行していることも報告されている[5] (III)．

(2) 受傷直後には凝固系因子であるトロンビン–アンチトロンビン複合体(thrombin-antithrombin complex : TAT)と線溶系因子であるプラスミン–α2 プラスミンインヒビター複合体(plasmin-α2 plasmin inhibitor complex : PIC)は異常に上昇しており，hypercoagulable stage と fibrinolysis が同時に惹起され全身へ波及している．TAT と PIC はその後に低下していくため受傷直後がピークである[6] (III)．fibrinolysis により stable fibrin が溶解され D-dimer が上昇するが，約3〜4時間をピークに6時間継続することが報告されている[7, 8] (III)．線溶亢進に対して線溶抑制である tPA-PAI1 complex が受傷後より徐々に上昇し，約6時間をピークに減少する

13
補遺

が基準値以上が継続し，同時に TAT も基準値以上である[6]．つまり，線溶亢進は約 6 時間で収束するがその後線溶抑制へ移行し[9]（IV），さらに凝固亢進は続いていることになる．血栓の因子である fibrinogen は約 6 時間で有意に低下し[6, 10]（III），その後 24 時間以降で fibrinogen が上昇に転じる．TAT（凝固亢進），tPA-PAI1 complex（線溶抑制），fibrinogen 上昇（血栓因子）の関係より受傷 24 時間以降では血栓傾向が示唆される[6]．

(3) 線溶系の指標である D-dimer 値が高いほど頭蓋内血腫による midline shift が大きくなるとの報告がある[11]（III）．また，急激な血腫の増大や新たな出血で意識低下を引き起こす talk and deteriorate 例では D-dimer 値が高いことも報告されている[12]（III）．

(4) 近年，メタ解析でも頭部外傷後の凝固線溶系障害は 23〜33％ に認め，それらの症例は予後不良であることが報告されている[13, 14]（III, IV）．また，悪影響を及ぼす時期として，受傷後 24 時間から数日間の亜急性期における凝固線溶系の変化は予後へ影響するとの報告もある[15]（III）．具体的には fibrinogen 値の低下，FDP 値と PIC 値の上昇は 3 か月後の GOS における転帰不良因子であり[16]（III），凝固線溶系をスコア化した coagulopathy score（PT sec，PTT sec，血小板数，fibrinogen 値，D-dimer 値を点数化）が重症であるほど死亡率が高いとの報告もある[7]．

(5) 頭部外傷の死亡予後因子として年齢，初回 GCS，受傷 1 時間以内の D-dimer 値はそれぞれ独立した予後決定因子であり，年齢 57 歳以上，GCS 7 点以下，D-dimer 値 50 以上群では 94.1％ が死亡しており，死亡予測も可能となっている[6]．

3. 解説

(1) CRASH-2 試験のサブ解析では，外傷性脳損傷患者 270 人を対象に，早期のトラネキサム酸投与群は限局性脳虚血病変の出現率や死亡率も低かったが，統計学的有意差はなく，効果不十分となっている[17]（Ib）．また，その後の double blind randomized controlled trial ではトラネキサム酸群 n＝120 vs プラセボ群 n＝118 で血腫増大率，死亡率，GOS 転帰に有意差はなく，やはり有害事象も認めなかった[18]（Ib）．しかしながら，別の single-blind randomized controlled trial では保存的治療を行った 30 ml 以下の外傷性頭蓋内血腫に対して，トラネキサム酸群 n＝40 とプラセボ群 n＝40 の

48時間後の頭部CTの比較ではトラネキサム酸投与群で有意に血腫増大症例が少なく(p＝0.04)，血腫増大量も 1.7±9.7 vs 4.3±12.9 と増大血腫量自体も有意に低かった(p＜0.001)との報告がある[19](Ib)．また，本邦でも頭部単独外傷におけるトラネキサム酸の生命予後に対する効果の検証にて，単独頭部外傷例に対してトラネキサム酸受傷より3時間以内の使用では有意な生存期間の延長が得られた．また，D-dimer高値群では，最もその効果が高かったとの結果がある[20](III)．その理由として，t-PAは損傷脳から直接放出され受傷直後から上昇し，約3時間でピークになるためD-dimer値もピークになり，トラネキサム酸はt-PAを直接抑制するためであると考えられる[21]．その後，t-PAが低下した後にu-PAが上昇をしはじめ，受傷後約8時間でピークになることが報告されているが，このu-PAはトラネキサム酸により促進されるため，逆にトラネキサム酸投与でプラスミン活性化を促進することで出血を惹起することも報告されている[21,22](IV)．

(2) RCTでは，CRASH-3の他，PATCH trial，STAAMP trial，TAMPITI trial，Prehospital Tranexamic Acid Use for Traumatic Brain Injury の結果報告も待たれる．

文献

1) Preston FE, et al : Disseminated intravascular coagulation as a consequence of cerebral damage. J Neurol Neurosurg Psychiatry 37 : 241-248, 1974
2) Sande Der Van JJ, et al. : Head injury and coagulation disorders. J Neurosurg 49 : 357-365, 1978
3) 丸藤哲，他：外傷後にみられる血液凝固線溶系の変化―新しい考え方と治療法―．救急医会誌 17 : 629-644, 2006
4) Maegele M, et al : Coagulopathy and haemorrhage progression in traumatic brain injury : advances in mechanisms, diagnosis, and management. Lancet Neurol 16 : 630-647, 2017
5) Bredbacka S, et al : Soluble fibrin and D-dimer as detectors of hypercoagulability in patients with isolated brain trauma. J Neurosurg anesthesiol 6 : 75-82, 1994
6) Takayama Y, et al : Pathophysiology, mortality, treatment of acute phase of haemostatic disorders of traumatic brain injury. 脳外誌 22 : 837-841, 2013
7) Kuo JR, et al : Coagulopathy as a parameter to predict the outcome in head injury patients-analysis of 61cases. J Clin Neurosci 11 : 710-714, 2004
8) Takayama Y, et al : Haemostatic disorders of head injury : Clinical significance of Plasma D-dimer level. 神経外傷 31 : 32-36, 2008
9) Gando S, et al : Differentiating disseminated intravascular coagulation (DIC) with the fibrinolytic phenotype from coagulopathy of trauma and acute coagulopathy of trauma shock (COT/ACOTS). J Thromb Haemost 11 : 826-835, 2013
10) Nakae R, et al : Time course of coagulation and fibrinolytic parameters in patients with trau-

matic brain injury. J Neurotrauma 33 : 688-695, 2016

11) Kuo JR, et al : Correlation of a high D-dimer level with poor outcome in traumatic intracranial hemorrhage. Euro J Neurology 14 : 1073-1078, 2007

12) 中江隆太, 他 : Talk and Deteriorate の経過を呈した頭部外傷患者における D-dimer の検討. 日本救急医学会誌 25 : 247-253, 2014

13) Harhangi BS, et al : Coagulation disorders after traumatic brain injury. Acta Neurochir（Wien）150 : 165-175, 2008

14) Wafaisade A, et al : Acute coagulopathy in isolated blunt traumatic brain injury. Neurocrit Care 12 : 211-219, 2010

15) Greuters S, et al : Acute and delayed mild coagulopathy are related to outcome in patients with isolated traumatic brain injury. Crit Care 15 : R2, 2011

16) Kushimoto S, et al : Implications of Fibrinogenolysis in Patients with closed head injury. J Neurotrauma 20 : 357-363, 2003

17) CRASH2 trial collaborations : Effects of tranexamic acid on death, vascular occlusive events, and blood transfusion in trauma patients with significant haemorrhage（CRASH-2）: a randomized, placebo-controlled trial. The Lancet 376 : 23-32, 2010

18) Yutthakasemsunt S, et al : Tranexamic acid for patients with traumatic brain injury ; a randomized, double-blinded, placebo-controlled trial. BMC Emerg Med 13 : 20, 2013

19) Jokar A, et al : The effect of tranexamic acid in traumatic brain injury : A randomized controlled trial. Chin J Traumatol 20 : 49-51, 2017

20) 植嶋利文, 他 : 頭部単独外傷におけるトラネキサム酸の生命予後に対する効果の検証—傾向スコア解析による検討. 日本外傷学会雑誌 30 : 405-411, 2016

21) Hijazi N, et al : Endogenous plasminogen activators medicate progressive intracerebral hemorrhage after traumatic brain injury in mice. Blood 125 : 2558-2564, 2015

22) Medcalf RL : The traumatic side of fibrinolysis. Blood 125 : 2457-2458, 2015

13-2 早期リハビリテーション

　リハビリテーションは, 2011 年の WHO による World report on disability において, "a set of measures that assist individuals who experience, or are likely to experience, disability to achieve and maintain optimal functioning in interaction with their environments" と定義されている[1]. リハビリテーションとは, 技術またはサービスであり, ひとつの思想でもある. 運動機能や呼吸や摂食嚥下, 排泄などの生理学的機能, 認知機能, 精神機能, 自宅や地域社会で生活できる機能などに対して医学, 教育, 職業, 社会など多角的なアプローチが進められる.

　一方, 早期リハビリテーションは, これら多方面にわたる機能を維持, 改善, 再獲得のために早期から開始されるアプローチである. 早期についての一定の定義はなく, 欧米における early mobilization では, 2 日から 5 日以内に行われる運動や理学療法と定義されているもの[2]もあるが, 不動による筋の変性や筋量の減少が 48 時間以内に始まることを考慮して日本集中治療医学会　早期

リハビリテーション検討委員会は 48 時間以内に開始されるものと定義している[3]．脳卒中についても「医学的に可能なら 24〜48 時間以内に寝返り，座位，セルフケアなどの自動運動を開始すること」が推奨されており[4]，頭部外傷においても 48 時間以内に開始されるリハビリテーションを早期リハビリテーションとすることが妥当である．

1. 推奨

(1) 廃用症候群の予防，早期の ADL 向上を図るため，頭部外傷に対して早期離床やベッドサイドからの積極的な運動を行うよう勧められるが，十分なリスク管理のもとに実施する必要がある（グレード A）．

(2) 頭蓋内圧が目標とする範囲になく，頭蓋内圧亢進に対する積極的な介入が必要な状態などの不安定期に早期離床やベッドサイドからの積極的な運動を行うことは勧められない（グレード C）．

(3) 早期リハビリテーションは多職種で構成されたチームで展開することが勧められる（グレード A）．

(4) 重症頭部外傷に対するリハビリテーションは，早期から開始し，継続的に行うよう勧められる（グレード A）．

2. 参考

(1) 重症患者に対する早期リハビリテーションの安全基準について，エキスパートコンセンサスでは，①過度に興奮した状態や運動に協力の得られない覚醒障害のある状態，②頭蓋内圧亢進のコントロールが十分でない状態，③痙攣発作がコントロールされていない状態で早期離床やベッドサイドからの積極的な運動を原則として行うべきではないことが示されている[3,5]（IV）．

(2) 労働年齢（16〜65 歳）の中等度から重症の脳損傷では，早期のリハビリテーション介入が良好な予後と関連し，集中的なプログラムによる介入が早期の機能回復と関連する．さらに，専門性を持つ多職種チーム（multidisciplinary team）による組織的なリハビリテーションの介入が有効である[6]（IIa）

(3) 重症頭部外傷に対するリハビリテーションを早期に開始し，継続的に実施することで長期的な機能予後の改善を得られることが報告されている[7]

224　　13. 補遺

(IIa).

(4) 中等症および重症頭部外傷において，リハビリテーションの介入する時間
が長い場合，入院期間に影響は与えないものの早期に Functional Inde-
pendence Measure(FIM)，Glasgow outcome scale スコアが最大値に到達
することが報告されている[8] (IIa).

3. 解説

　重症頭部外傷に対する早期リハビリテーションの効果についての報告は少な
い[9]．一方，集中治療の領域における早期リハビリテーションについては，退
院時の ADL の改善，ICU 滞在期間や在院日数の短縮，せん妄の改善や予防な
どの効果が示されている[3, 10]．

　重症頭部外傷の治療・管理を行う状況においては，不動による廃用症候群を
生じる可能性が大きい．早期離床や早期からベッドサイドでの積極的な運動を
進めることは望ましいが，頭部外傷に対する治療の効果を低減することのない
ように，呼吸や循環などの全身状態，さらに頭蓋内圧および脳灌流圧に対する
影響を考慮し，十分なリスク管理のもとに進めることが重要となる．

　日本リハビリテーション医学会リハビリテーション医療における安全管理・
推進のためのガイドライン策定委員会は，運動負荷を伴う訓練を実施するため
の基準として，訓練中止に関する推奨および参考値を示している[11] (**表1, 2**).

文献

1) World Health Organization : World report on disability. [http://www.who.int/disabilities/
world_report/2011/en] (accessed 2018-07-04)
2) Hodgson CL, et al : Clinical review : Early patient mobilization in the ICU. Crit Care 17 : 207,
2013
3) 日本集中治療医学会早期リハビリテーション検討委員会：集中治療における早期リハビリテー
ション ～根拠に基づくエキスパートコンセンサス～. 日集中医誌 24 : 255-303, 2017
4) Gresham GE, et al : Post-Stroke Rehabilitation. AHCPR Clinical Practice Guideline, No 16 Re-
port No. : 95-0062. Agency for Health Care Policy and Research (AHCPR) ; Rockville (MD),
1995 [https://www.ncbi.nlm.nih.gov/books/NBK52429/#A27660] (accessed 2018-07-04)
5) Hodgson CL, et al : Expert consensus and recommendations on safety criteria for active mobili-
zation of mechanically ventilated critically ill adults. Crit Care 18 : 658, 2014
6) Turner-Stokes L, et al : Multi-disciplinary rehabilitation for acquired brain injury in adults of
working age. Cochrane Database Syst Rev 12, 2015
7) Andelic N, et al : Does an early onset and continuous chain of rehabilitation improve the long-
term functional outcome of patients with severe traumatic brain injury? J Neurotrauma 29 : 66-
74, 2012

表1　訓練を中止して精査を行う基準[11]

不 整 脈	新規に不整脈を生じた場合，または脈拍の変動が顕著な場合，または随伴症状を伴う不整脈を生じた場合
意 識 障 害	意識障害を新規に生じた場合や，意識障害が増悪傾向にある場合
呼 吸 状 態	呼吸状態が急速に悪化した場合，または呼吸数やSpO_2の変動が顕著な場合，またはその他のバイタルサインに異常を伴う場合
胸　　　痛	新規に発症した胸痛がある場合は，急性冠症候群や大動脈解離，肺血栓塞栓症，緊張性気胸等，重篤な疾患の可能性もある．このような疾患を疑う場合や原因が不明である場合や，その他のバイタルサインの異常を伴う場合
頭　　　痛	新規に発症した頭痛や激しい頭痛がある場合，意識障害や高血圧，神経巣症状を伴う場合は，脳血管障害や髄膜炎等の二次性頭痛の可能性もある．このような疾患を疑う場合や原因が不明である場合，その他のバイタルサインの異常を伴う場合
腹　　　痛	新規に発症した腹痛がある場合は，緊急性を要する急性腹症の可能性もある．このような疾患を疑う場合，原因が不明である場合や，その他のバイタルサインの異常を伴う場合
嘔気・嘔吐	新規に発症した嘔気・嘔吐がある場合は，急性心筋梗塞，脳血管障害，腸閉塞，髄膜炎，大動脈解離等の重篤な疾患の可能性もある．このような疾患を疑う場合，原因が不明である場合や，その他のバイタルサインの異常を伴う場合
め　ま　い	新規に発症しためまいがある場合は，中枢神経疾患や循環器疾患等の重篤な疾患の可能性もある．このような疾患を疑う場合，原因が不明である場合や，その他のバイタルサインの異常を伴う場合
痙　　　攣	新たな痙攣を生じた場合
浮　　　腫	新規に発症もしくは急速に増悪した浮腫がある場合は，心不全，静脈血栓塞栓症（深部静脈血栓症）等，重篤な疾患の可能性もある．このような疾患を疑う場合，原因が不明である場合や，その他のバイタルサインの異常を伴う場合

表2　訓練中止を考慮する目安[11]

①	収縮期血圧 180〜200 mmHg を超える場合，または収縮期血圧 70〜90 mmHg 未満
②	脈拍 40/分未満，または 120/分〜150/分を超える場合
③	呼吸数 30〜40 回/分を超える場合，または呼吸数 5〜8 回/分未満，または SpO_2 値 88〜90％未満

8）Zhu XL, et al : Does intensive rehabilitation improve the functional outcome of patients with traumatic brain injury（TBI）? A randomized controlled trial. Brain Inj 21 : 681-90, 2007

9）Hellweg S : Effectiveness of physiotherapy and occupational therapy after traumatic brain injury in the intensive care unit. Crit Care Res Pract 2012 : 768456, 2012

10）Schweickert WD, et al : Early physical and occupational therapy in mechanically ventilated, critically ill patients : a randomised controlled trial. Lancet 373 : 1874-1882, 2009

11）公益社団法人　日本リハビリテーション医学会　リハビリテーション医療における安全管理・推進のためのガイドライン簗定委員会（編）：運動負荷を伴う訓練を実施するための基準．リハビリテーション医療における安全管理・推進のためのガイドライン　第 2 版．診断と治療社，pp24-58, 2018

13-3 外傷急性期の精神障害

1. 推奨

(1) 頭部外傷後，意識障害が改善する急性期から亜急性期の時期に通過症候群を呈することがある．抑制困難な症例に難渋する場合には，精神科と協力して治療をすることが勧められる（グレードA）．

(2) 脳損傷で生じた興奮に対しては，バルプロ酸，カルバマゼピンや漢方薬（抑肝散）の投与を考慮してよい（グレードB）．また，抑うつ症状・不安焦燥・衝動性・易刺激性などには，抗うつ薬としてのSSRIの投与を考慮してもよい（グレードB）．

(3) 興奮に対して抗うつ薬やバルプロ酸，カルバマゼピンが無効であった場合や，妄想などの統合失調症様の症状を伴う場合は，抗精神病薬の投与を考慮してもよい（グレードB）．

2. 参考

(1) 脳外傷の急性期には，せん妄や通過症候群による幻覚・妄想・興奮・攻撃性がしばしば生じる[1]．

(2) せん妄とは，短期間に現れる失見当識の状態を指し，通過症候群とは，脳の回復過程に起きる一過性の精神症状群を指す．

① せん妄が生じている場合には，その原因を調べ，可能であれば改善を試みる．無効時には，非定型抗精神病薬（クエチアピン，オランザピン，リスペリドンなど），または鎮静系抗うつ薬（ミアンセリン，トラゾドンなど）の投与を考慮する．もしくは精神科に相談する．

② 不穏のためコントロール困難の通過症候群には，静脈麻酔薬（ミダゾラム，プロポフォール，デクスメデトミジンなど）の持続投与で鎮静が必要な場合もある．

3. 付記[1-3]

(1) 抗うつ薬について

抗うつ薬は，高次脳機能障害の慢性期に生じる興奮・抑うつ状態に有効であるとする報告がある[4, 5]．抗うつ薬の中でも特にSSRIは，脳損傷で生じた抑う

つ症状・不安焦燥・衝動性・易刺激性などに有効な場合がある[4]（III）．

　特に，脳卒中後における抗うつ薬の投与は，うつ症状や身体機能の改善が期待できるため推奨されている．特にSSRIには，明らかな合併症もなく有意に改善されるとした報告がある[6,7]（Ib）．

(2) バルプロ酸，カルバマゼピンについて

　バルプロ酸，カルバマゼピンが慢性期の脳外傷に生じる興奮に有効であった報告がある[8,9]（III）．

(3) 抗精神病薬について

　抗精神病薬が慢性期の高次脳機能障害で生じる興奮・易怒性に有効であり，特にクエチアピン（非定型抗精神病薬）が，脳外傷例の感情爆発に対し効果的であったと報告している[10]（III）．

　リスペリドンの投与により物盗られ妄想や被害妄想が改善し，興奮がおさえられた報告もある．この点については，同じ非定型抗精神病薬であるオランザピンが，器質性の幻覚妄想に有効であった報告がある[11]（III）．

---

4. 解説

　頭部外傷の急性期にみる幻覚・妄想・興奮・攻撃性などの精神障害は，脳の損傷の多様性に加えて，経時的変化，背景因子，環境因子なども加わり，様々な病態の集合体として形成されている．治療においては，その多様性などにより RCT などの報告が少なく，多くの場合，治療者の個人的経験で投与薬物が選択されている[12]．

　今後は，各症例の持つ個別の症状を因子単位に区分して評価し，薬物療法だけでなく，心理療法やリハビリテーションを含めて，より適切な介入を検索して行くことが望まれる．

文献

1）本田哲三（編）：高次脳機能障害のリハビリテーション．実践的アプローチ（第3版），医学書院，2016
2）山里道彦，他：高次脳機能障害に対する薬物療法．神経外傷 33：159-164, 2010
3）和田健：せん妄の予防と対策．せん妄：特定の病態での治療．医学のあゆみ 256：1145-1150, 2016
4）Alderfer BS, et al：Treatment of depression following traumatic brain injury. J Head Trauma Rehabil 20：544-562, 2005
5）Levy M, et al：Treatment of agitation following traumatic brain injury：A review of the literature. Neurorehabilitation 20：279-306, 2005.

6) 篠原幸人，他，脳卒中合同ガイドライン委員会（編）：脳卒中治療ガイドライン 2004. 協和企画，東京，pp86-112, 2004

7) 幸田るみ子，他：パロキセチンが奏効した脳血管障害後のうつ病の一例. Pharma Medica 21 : 37-40, 2003

8) Wroblewski BA, et al : Effectiveness of valproic acid on destructive and aggressive behaviours in patients with acquired brain injury. Brain Injury 11 : 37-48, 1997

9) Azouvi P, et al : Carbamazepine in agitation and aggressive behaviour following severe closed-head injury ; results of an open trial. Brain Injury 13 : 797-804, 1999

10) Elovic EP, et al : The use of atypical antipsychotics after traumatic brain injury. J Head Trauma Rehabil 23 : 132-135, 2008

11) Umansky R, et al : Olanzapine treatment in an organic hallucinosis patient. Int J Neuropsychopharmacol 3 : 81-82, 2000

12) Francisco G, et al : Pharmacological management of neurobehavioural sequelae of traumatic brain injury : A survey of current physiatric practice. Brain Injury 21 : 1007-1014, 2007

13-4 多発外傷

1. 推奨

(1) 多発外傷診療においては外傷死の三徴（低体温，アシドーシス，凝固線溶系障害）を意識した初期診療を行うよう勧められる（グレード A）.

(2) 致死的損傷が多部位に及び，全身状態の悪い場合は，一部位の根治的手術に固執することなく，低侵襲かつ短時間の応急的手術（ダメージコントロール手術）を行うよう勧められる（グレード A）.

(3) 多発外傷に伴う凝固線溶系障害を予防すべく，早期からの新鮮凍結血漿およびトラネキサム酸の投与を考慮してもよい. 新鮮凍結血漿を投与する場合は，新鮮凍結血漿 1：濃厚赤血球 1 の Massive Transfusion Protocol を考慮してもよい（グレード B）.

(4) 重症多発外傷の診療には迅速性や安全性の観点から，初療室，CT 室，手術室へのアクセスが迅速であるように整備しておくことを考慮してもよい（グレード B）.

2. 参考

(1) 多発外傷と頭部外傷

　全身を頭頚部，顔面部，胸部，骨盤・四肢，体表部の 6 部分に分け，そのうち 2 部位以上に重度の損傷が存在する場合を多発外傷と定義する. 一方，同部位に複数の外傷が存在する場合，例えば頭部において急性硬膜下血腫と頭蓋骨

骨折の合併のみなどは多発外傷とは呼ばない．Abbreviated Injury Scale（AIS）≧3の外傷が重症外傷と定義され，AIS≧3が6身体部位の2か所以上にある場合を多発外傷と定義する（Injury Severity Score：ISS≧18に相当）のが一般的である[1]（IV）．多発外傷患者の32％が頭部外傷を伴っているとの記載もあり[2]（III），外傷を扱う脳神経外科医も多発外傷患者の病態を習熟しておく必要がある．

（2）多発外傷の特殊性

多発外傷患者における治療の基本は頭部単独外傷同様，まずは生理学的重症度の安定化にある．生理学的異常の早期認識と蘇生がまず優先され，原則，頭部外傷の評価と治療介入は，適切な気道，呼吸，循環管理がなされたうえに成り立つものである．適切な初期診療が患者転帰改善に寄与する．特に多発外傷患者において Deadly Triad（外傷死の三徴：低体温，アシドーシス，凝固線溶系障害）を意識した初期診療が重要である．

多発外傷は致死的損傷が多部位に及ぶこともあり，一部位の根治的手術に固執すると救命し得ないこともある．例えば，出血性ショックを伴う腹腔内実質臓器の損傷などに重症頭部外傷が合併する場合は，腹部の根治的止血手術のみへの固執は避け，いわゆるダメージコントロール手術（damage control surgery：DCS）を選択する場合がある．また，下記に示すような所見を認める場合，早期に DCS を選択すべきといわれている[3]（III）．

- 濃厚赤血球輸血10単位以上を要する重大な出血
- pH≦7.2の重篤な代謝性アシドーシス
- 35℃以下の低体温
- 手術時間≧90分
- 凝固線溶系障害
- 乳酸値≧5 mmol/L（≒45 mg/dl）

（注：Damage Control Surgery（DCS）とは，呼吸と循環に関わる損傷の治療を優先し，バイタルサインの安定化をめざした手術戦略のこと．開胸・開腹術では，長時間の根治手術を避け，ガーゼ圧迫留置（パッキング）や単純結紮など止血と汚染回避に徹した簡易術式が選択される．）

頭部外傷自体が呼吸器系や心血管系に及ぼす影響は大きい．さらには血液凝固や内分泌機能に影響し，全身性合併症を起こし得る．例えば，急性肺障害（acute lung injury：ALI）や急性呼吸窮迫症候群（acute respiratory restress syndrome：ARDS)は頭部外傷患者の31%に認めるといわれている[4] (III)．二次的脳損傷増悪の回避のためには適切な呼吸管理が必須となる．

　また，脳組織や肺，骨組織には多くのトロンボプラスチン(組織因子Tissue Factor)が多く含まれており，外傷後これが血中に流入することで，過凝固状態，さらにはその後の過線溶状態を惹起する[5] (IIa)．脳組織の破壊を伴う脳挫傷など，頭部外傷が全身の血液凝固に悪影響を及ぼすのみならず，骨盤骨折や肺挫傷からの凝固線溶系障害が頭部外傷の病態を悪化させることもあるため，単独外傷に比して凝固線溶系障害が起こりやすい．

　近年では一般外傷における凝固線溶系障害に対して早期からの新鮮凍結血漿(FFP)投与(新鮮凍結血漿：濃厚赤血球(MAP)＝1：1の割合で投与する，いわゆるMassive Transfusion Protocol)[6] (III)，さらには過線溶に対するトラネキサム酸(TXA)の投与の有効性が示された報告が散見される[7] (Ib)．特に多発外傷の場合，頭部外傷患者においてそれらの適切な投与量やタイミングは明確になっていないが，早期にFFP：MAP>1：2以上の割合で投与した群において有意に30日死亡率が低かったという後ろ向き研究が存在する[8] (IIa)．頭部外傷を含めた多発外傷に対するTXA投与の有効性については，早期に投与することで失血による死亡を減じたとの報告があるが[7]，頭部外傷死亡自体に有意差はみられなかった．現在，頭部単独外傷に対するCRASH3研究の結果が待たれるところである[9] (IV)．

　一方，他部位損傷が頭蓋内に与える影響も考慮しなければならない．例えば腹部損傷に合併した，腹腔内圧上昇に伴う腹部コンパートメント症候群(abdominal compartment syndrome：ACS)は胸腔内圧上昇と静脈還流障害をも惹起し，これによるICP上昇，CPP低下をきたすため，頭部外傷合併多発外傷に関しては注意が必要である．

　また，整形外科外傷と頭部外傷の合併の場合，手術室での頭部外傷手術の際，Damage Control Orthopedics(DCO：一次的創外固定や牽引など，低侵襲に施行できる治療)を考慮すべきである．その後，生理学的状態が落ち着いた状態で，二期的に骨折の根本的治療(髄内釘など)を考慮すべきである．一方で，頭部外傷を伴った症例でも，CPPが70 mmHg以上で，全身状態が安定している場合，早期の内固定を勧める報告もある[10] (IV)．

(3) 多発外傷診療に必要な要素：戦略，戦術，チームワーク

　上述の如く多発外傷は全身に及ぶ病態である．外傷診療チームは，確実な病

態把握のもとに戦術（手術法の選択など）・戦略（蘇生や手術順位）を決定し，それらを実践するチームワークの構築を要する．特に外傷診療には強いリーダーシップと個々の良好なコミュニケーション能力が求められ，スタッフはお互いに目的と情報を共有し，連携した診療を行うことが重要である[11]（IV）．特にチームリーダーは指揮命令系統を確立し，適切な人員配置を行い，チームワークを構築するべく，強いリーダーシップが求められる．

(4) 多発外傷診療における新しいモダリティー：ハイブリッド ER

重症多発外傷の診療には迅速性や安全性の観点から，初療室，CT室，手術室への移動が容易であることが求められる．近年，本邦ではこれらすべてが一体になった設備が開発されている．患者が移動することなく，診断から治療が同時に行えるという観点から，"ハイブリッドER"と呼ばれ，本邦からのモダリティとして世界に発信されている．救命センターにハイブリッドERを導入することで，患者死亡率が改善することが報告されており[12]（IIa），頭部外傷診療においても患者転帰を改善させる可能性を秘めている．今後は費用対効果についても十分検証され，新しい診療モダリティとして普及することが望まれている．

文献

1）Baker SP, et al : The injury severity score : a method for describing patients with multiple injuries and evaluating emergency care. J Trauma 14 : 187-196, 1974

2）Lecky FE, et al : Changing epidemiology in polytrauma. In Pepe HC et al（eds）: Damage control management in polytrauma patient, 2nd ed. Springer International Publishing AG, Switzerland 3 : pp1-17, 2017

3）Smith BP, et al : Abbreviated surgery（general surgery）. In : Pape HC, et al（eds）: Damage control management in polytrauma patient, 2nd ed, Springer International Publishing AG, Switzerland 15 : pp1-26, 2017

4）Holland MC, et al : The development of acute lung injury is associated with worse neurologic outcome in patients with severe traumatic brain injury. J Trauma 55 : 106-111, 2003

5）Nakae R, et al : Time course of coagulation and fibrinolytic parameters in patients with traumatic brain injury. J Neurotrauma 33 : 688-695, 2016

6）Gonzalez EA, et al : Fresh frozen plasma should be given earlier to patients requiring massive transfusion. J Trauma 62 : 112-119, 2007

7）Shakur H, et al : Effects of tranexamic acid on death, vascular occlusive events, and blood transfusion in trauma patients with significant haemorrhage（CRASH-2）: a randomised, placebo-controlled trial. Lancet 376 : 23-32, 2010

8）Peiniger S, et al : Balanced massive transfusion ratios in multiple injury patients with traumatic brain injury. Crit Care 15 : R68, 2011

9）Dewan Y, et al : CRASH-3 - tranexamic acid for the treatment of significant traumatic brain injury : study protocol for an international randomized, double-blind, placebo-controlled trial. Trials 13 : 87, 2012

10) Wang MC, et al : Timing of surgery after multisystem injury with traumatic brain injury : effect on neuropsychological and functional outcome. J Trauma 62 : 1250-1258, 2007

11) Jacobsson M, et al : Flexible knowledge repertoires : communication by leaders in trauma teams. Scand J Trauma Resusc Emerg Med 20 : 44, 2012

12) Kinoshita T, et al : The survival benefit of a novel trauma workflow that includes immediate whole-body computed tomography, surgery, and interventional radiology, all in one trauma resuscitation room : A retrospective historical control study. Ann Surg 269 : 370-376, 2019

索引

〔数字・欧文〕

数字・ギリシャ

2D スピンエコー(SE)法 215
β-2 トランスフェリン(β-2 transferrin) 127

A

ABCDE アプローチ 11
ABR(聴性脳幹反応) 45
ADL 223
AHT(abusive head trauma) 166
AIS(Abbreviated Injury Scale) 229
American college of surgeons TBI guideline 91
AVD glucose(動静脈ブドウ糖較差) 46
AVD lactate(動静脈乳酸較差) 46
AVDO$_2$(動静脈酸素含有量較差) 45
AVPU(Alert, Voice, Pain, Unresponsive) 6
Aβ plaques 196

B

BADS 201
baseline care 170
Battle's sign 13
BIS(bispectral index) 134

—— モニター 62
blow-out fracture 135
bruit 124
burst suppression 78

C

CAT 201
catheter tip transducer 147
CCHR(Canadian CT Head Rule) 33, 189
cefuroxime 99
cerebrospinal compensatory reserve 50
cerebrovascular reactivity 50
chemosis 124
concussion 181
CPP(脳灌流圧),小児 148
CRASH(Corticosteroid Randomization After Significant Head injury) 82
CRASH モデル 40
CT myelography 217
CTA(computed tomography angiography) 24
CTE(chronic traumatic encephalopathy) 195
CTM(CT myelography) 216
CT 分類 40
CT 予後モデル 40
Cushing 徴候 5

D

D-dimer 38, 46, 219
DASH〔delayed(posttraumatic)acute subdural hematoma〕 27, 175
DCO(damage control orthopedics) 230
DCS(damage control surgery) 229
Deadly Triad 229
DECRA Trial 53
delayed surgery 22
DHA(docosahexaenoic acid) 195
difficult air way 138
DOA(death on arrival) 120
DOAC(direct oral anticoagulant) 23
DSA(digital subtraction angiography) 24
DSI(daily sedation interruption) 63
DTI(diffusion tensor imaging) 185, 203
dynamic CT 45

E

EBP(epidural blood patch) 212
ECS(Emergency Coma Scale) 190
EEG(脳波検査) 45
EER(endoscopic endonasal repair) 127

EtCO$_2$(end-tidal CO$_2$)モニ
ター　1, 15
extracellular metabolites
　51

F

FACT(focused assess-
　ment with CT for
　trauma)　21
FAST(Focused Assess-
　ment with Sonography
　for Trauma)　12, 19
FDG-PET　46
fibrinolysis　219
FLAIR 画像　200
fMRI　203
forced traction test　137
FOUR(Full Outline of
　UnResponsiveness)
　score　190

G

GCS-PA(Glasgow Coma
　Scale Pupils Age)
　Prognostic charts　190
GCS(Glasgow Coma
　Scale)　1
GCS(Glasgow Coma
　Scale)-P　190
GFAP(glial fibrillary acid
　protein)　37

H

HDS-R　201
Helsinki モデル　40
herniation pathway　169
HITT(hematoma irriga-
　tion with trephination
　therapy)　111
HS(hypertonic saline)　77
hypercoagulable stage
　219
hyperventilation　69

I

ICP(頭蓋内圧)　47
ICP センサー　44, 147, 169
ICU, 小児　147
ICU 管理　44
immediate surgery　22
IMPACT モデル　40
ISS(injury severity score)
　5, 229
IVR　138

J

JATEC™(Japan Ad-
　vanced Trauma Evalua-
　tion and Care)　8, 11
JCS(Japan Coma Scale)
　4, 181
JETEC™(Japan Expert
　Trauma Evaluation and
　Care)　9
JNTDB(Japan Neurotrau-
　ma Data Bank)　173
JPTEC™(Japan Prehospi-
　tal Trauma and Evalua-
　tion)　2

L

laser Doppler flowmetry
　45
Le Fort 型骨折　140
load and go　1

M

Marshall-Rotterdam 分類
　40
massive transfusion
　protocol　228
McGRATH™ MAC　14
MEP(運動誘発電位)　45
microdialysis(脳内微小透
　析法)　46

M

mild head injury　181
mild traumatic brain
　injury　181
MMSE　201
MR myelography
　212, 216
MRA(magnetic resonance
　angiography)　24
MRI(magnetic resonance
　imaging)　24
——, 脳振盪　193
MRI 硬膜増強　214
MRV(magnetic resonance
　venography)　24
MR スペクトロスコピー
　(MRS)　203
multi layer sealing　127
multimodal sensor　50

N

neurofibrillary tangles
　196
NIRS(近赤外線スペクトス
　コピー)　45
NOC(New Orleans
　Criteria)　189
NSE(neuron-specific
　enolase)　37

O

^{15}O-PET　46

P

P300(事象関連電位)　45
PbtO$_2$(脳組織酸素分圧)
　45
perfusion CT　24
perfusion MRI　24, 45
PET(positron emission
　tomography)　24, 45
PIC(plasmin-α2 plasmin
　inhibitor complex)　219
premature rupture　123

索引 235

primary survey　11, 12, 21
propofol infusion syndrome　90
PTE(posttraumatic epilepsy)　93
PTS(posttraumatic seizures)　93
pulsating exophthalmos　124

R

Ramsay Sedation Scale　62
RAPD(relative afferent pupillary defect)　129
RASS(Richmond Agitation-Sedation Scale)　62
RBMT　201
repeat CT　22
RESCUEicp　53
RI cisternography　212, 216
Rotterdam CT score　40
RSI(rapid sequence intubation)　2, 14
rSO_2(局所脳酸素飽和度)　45

S

S100B　37
SBS(shaken baby syndrome)　167
SCAT5　193
secondary survey　13, 21
Sedation-Agitation Scale　62
SEP(体性感覚誘発電位)　45
severe brain dysfunction　110
SjO_2(頚静脈酸素飽和度)　44, 134
SMR(spinal motion restriction)　2

SPECT(single photon emission computed tomography)　24, 45
SSRI(selective serotonin reuptake inhibitors)　206, 226
SST(Social Skill Training)　208
stable fibrin　219
Stockholm モデル　40
SWI　202

T

talk and deteriorate (T & D)　19, 175
──, 高齢者　176
TAT(thrombin-antithrombin complex)　46, 219
TBI-31　202
TCD(経頭蓋超音波)　45
TCDB(Traumatic Coma Data Bank)　40
TES(transcorneal electrical stimulation)治療法　132
TMT　201
tPA-PAI1 complex　219
TPN(total parenteral nutrition)　163
trap door 型　136
trauma pan scan　14
traumatic optic neuropathy　128
tripod 骨折　140
tSAH(isolated SAH)　42
TXA　230

U

UCH-L1(Ubiquitin C-terminal hydrolase L1)　37

V

VAP(ventilator-associated pneumonia)　98

W

WAIS-Ⅲ　201
Wallenberg 症候群　121
WCST　201
white-eyed blow out fracture　136
WISC-Ⅳ　201
WMS-R　201

X

Xenon-CT　24, 45

〔和文〕

あ

アスピリン　22, 178
アセタゾラミド　127

い

意識障害の判定方法　190
意識消失　181, 193
院内虐待防止委員会　167

う

ウィスコンシンカード分類検査(WCST)　201
ウェクスラー記憶検査(WMS-R)　201
ウェクスラー成人知能検査(WAIS-Ⅲ)　201
打ち抜き骨折　135
うつ症状, 脳外傷後　206
運動誘発電位(MEP)　45

え

エアウェイスコープ 14
栄養管理 96
——, 小児 162
エスモロール 134

お

オーバートリアージ 144
オピオイド 63
オランザピン 226

か

外減圧 53
外傷後高次脳機能障害 198
外傷死の三徴 228
外傷初期診療 11
外傷性くも膜下出血 118, 124
外傷性けいれん発作(PTS) 93
外傷性血管断裂 120
外傷性健忘 181
外傷性視神経症 128
外傷性静脈洞血栓症 122
外傷性静脈洞閉塞 122
外傷性髄液漏 126
外傷性てんかん(PTE) 93, 104
外傷性頭頚部血管損傷 118
—— のスクリーニング推奨基準 119
外傷性動静脈瘻 123
外傷性動脈閉塞 120
外傷性脳動脈瘤 122
介達性外傷性視神経症 128
改訂長谷川式簡易知能評価スケール(HDS-R) 201
開頭血腫除去術 106, 113

開頭整復術 101
解剖学的異常 13
開放型骨折 135
開放性頭蓋骨陥没骨折 102
海綿静脈洞部動脈瘤 123
下顎多発骨折 138
下顎骨多骨折 140
過換気療法 68, 155
顎関節突起骨折 140
顎顔面外傷 137
拡散強調画像(DWI) 200
拡散テンソル画像(DTI) 203
下行性ヘルニア 58
下垂体動脈幹 124
仮性動脈瘤 123
画像診断 21
——, 高次脳機能障害 199, 202
学校復帰の推奨基準 186
カルバマゼピン 206, 226, 227
眼窩CT検査 130
眼窩神経損傷 139
眼窩底破裂骨折 135
眼球陥凹 135
眼鏡状出血 13
眼心臓反射 135
完全静脈栄養 96
眼底検査 129
陥没骨片挙上術 101

き

気管挿管 1, 142
気道緊急 14
気道の確保 14
気脳症 126
機能的MRI(fMRI) 203
虐待 144, 189
—— による頭部外傷(AHT) 166
救急医療体制 1
救急救命士 2
急性硬膜外血腫 105

急性硬膜下血腫 109
——, 高齢者 177
急性呼吸促拍症候群(ARDS) 83
急性症候性発作(acute symptomatic seizure) 94
救命救急士 142
凝固線溶系障害 219
——, 多発外傷に伴う 228
頬骨骨折 139
極小開頭・血腫洗浄術(HITT) 111
局所脳酸素飽和度(rSO$_2$) 45
起立性頭痛 212
緊急穿頭術 109
筋弛緩薬 65
——, 小児 151
近赤外線スペクトスコピー(NIRS) 45
緊張性気胸 2

く

クエチアピン 206, 226, 227
グリセオール 77, 89
グリセロール 153
クロピドグレル 22, 178
訓練中止 224

け

経角膜電気刺激治療法 132
経結膜アプローチ 136
経口気管挿管 14
警察 145
経上顎洞アプローチ 136
軽症頭部外傷 181
—— の分類 183
頚静脈酸素飽和度(SjO$_2$) 44, 134
経腸栄養 96

経頭蓋磁気刺激法　206
経頭蓋超音波(TCD)　45
頚動脈海綿動静脈瘻　123
経皮アプローチ　136
頚部内頚動脈閉塞症　120
けいれん　94
痙攣性てんかん重積状態
　(CSE)　94
ケタミン　62, 151
血糖値　96
減圧開頭術　53
　――, 高齢者　177
　――, 小児　159
牽引テスト　137
健忘(症)　182, 193

こ

広域抗菌薬　104
抗うつ薬　226
抗凝固薬(AC)　28
　――, 高齢者　178
抗凝固療法, 高齢者　174
抗菌薬　98
抗血小板薬(AP)　28
　――, 高齢者　178
抗血栓薬　28
高次脳機能障害, 外傷に伴
　う　198
高次脳機能障害, 軽症頭部
　外傷後　185
高浸透圧利尿薬　89
抗精神病薬　226, 227
高張剤　153
高張食塩水(HS)
　　　　　　2, 77, 153
交通事故　173
抗てんかん薬　93, 206
　――, 小児　164
硬膜外自家血注入療法
　(EBP)　212, 214
硬膜形成術　127
硬膜閉鎖　102
高齢者, 抗血栓薬　28
高齢者頭部外傷　173

コース立方体組み合わせテ
　スト　201
呼気終末期炭酸ガス　155
呼気終末二酸化炭素分圧モ
　ニター　1, 15
呼吸管理　15
骨移植　140
骨折　135
コリンエステラーゼ阻害薬
　　　　　　　　　207

さ

サクシニルコリン　66
挫傷性浮腫　113
三次救急施設　8

し

ジアゼパム　63
磁化率強調画像(SWI)
　　　　　　　　　202
軸索損傷の検出率　185
事象関連電位(P300)　45
視神経管開放術　130
視神経管骨折　128
視神経損傷　128
視神経乳頭離断　128
自動車運転再開, 高次脳機
　能障害患者　208
児童相談所　145
児童向けウェクスラー式知
　能検査(WISC-IV)　201
自賠責報告書　199, 204
視野障害　129
重症化の危険因子, 軽症・
　中等症頭部外傷症例
　　　　　　　　　188
手術適応　101
手術方法　101
循環管理　16
上顎骨骨折　140
情動コントロール障害, 脳
　外傷後　206
小児, プロポフォール　64

小児重症頭部外傷患者の定
　義　142
小児重症頭部外傷に対する
　神経集中治療のガイドラ
　イン　169
小児頭部外傷　142
小脳症状　121
静脈麻酔薬　226
初期治療　11
職場復帰の推奨基準　186
視力低下　129
シロスタゾール　22
シングルショットFSE法
　　　　　　　　　217
神経集中治療, 小児　169
人工呼吸器関連肺炎
　(VAP)　98
迅速気管挿管(RSI)　1, 14

す

髄液　212
髄液圧　212
髄液ドレナージ　58
髄液漏出の画像診断法
　　　　　　　　　216
髄液漏に対する抗菌薬　99
遂行機能障害症候群の行動
　評価(BADS)　201
髄膜炎　126
スキメトニウム　66
ステロイド　81, 89
　――, 小児　161
ステロイドパルス療法
　　　　　　　　　131
ストレス関連障害　181
スポーツ頭部外傷　193

せ

生化学的モニタリング　46
精神機能障害　199
精神障害, 外傷急性期の
　　　　　　　　　226
生理学的異常　12
脊椎運動制限(SMR)　2

切迫するD　12, 21
切迫脳ヘルニア　18
セルトラリン　206
遷延性髄液漏　126
潜在性髄液漏　126
線状（型）骨折　135, 136
全身痙攣重積状態（GCSE）
　　　94
浅側頭動静脈瘻　124
前大脳動脈瘤　122
穿通外傷　103
前頭側頭頭頂開頭　53
せん妄　226

そ

挿管認定救急救命士　142
早期リハビリテーション
　　　8, 222
相対的瞳孔求心路障害
　　（RAPD）　129
側脳室下角（側角）拡大
　　　203
続発性外傷性視神経症
　　　128
蘇生　11

た

体温管理療法，小児　157
待機の広範囲減圧開頭術
　　　115
対光反射　129
体性感覚誘発電位（SEP）
　　　45
第四脳室拡大　203
多元的モニタリング　46
多重閉鎖術　127
多発外傷　228
ダメージコントロール手術
　　（DCS）　228, 229
単純頭部CT　21
単純頭部X線撮影　24

ち

チーム医療　8
チオペンタール　79
遅発性悪化　175
遅発性硬膜下血腫（DASH）
　　　175
注意障害，脳外傷後　207
中硬膜動静脈瘻　124
中大脳動脈瘤　122
中等症頭部外傷　181
中等度低体温療法　171
聴性脳幹反応（ABR）　45
直達性外傷性視神経症
　　　128
チリラザド　82
鎮静　62
鎮静系抗うつ薬　226
鎮静剤，小児　151
鎮痛　62
鎮痛剤，小児　151

つ

椎骨動脈閉塞症　121
通過症候群　226

て

低換気の定義　146
定型的向精神病薬　207
低血圧　146
低酸素症の定義　146
低髄液圧症候群，外傷に伴
　う　212
低髄液圧症候群の診断基準
　　　214
低体温療法　47, 84, 157
デキサメサゾン　82, 161
デクスメデトミジン
　　　64, 226
デブリドマン　102, 139
てんかん　94
てんかん重積状態　94

と

電気生理学的モニタリング
　　　45
転倒　173
テントヘルニア　50
転落　174

と

頭位挙上　67, 166
頭蓋顔面損傷　135
頭蓋形成　102
頭蓋内圧（ICP）　47
――，小児　147
―― の治療閾値　49
頭蓋内圧亢進の治療手順
　　　88
頭蓋内圧モニター　44, 45
頭蓋内占拠性病変　5
頭蓋内動脈閉塞症　122
瞳孔所見　190
瞳孔反応測定　46
動静脈酸素含有量較差
　　（AVDO₂）　45
動静脈乳酸較差（AVD
　　lactate）　46
動静脈ブドウ糖較差（AVD
　　glucose）　46
頭部AIS（abbreviated
　　injury score）　5
頭部外傷合併多発外傷
　　　230
頭部外傷性鼻性髄液漏
　　　127
頭部外傷のトリアージ参照
　　基準　189
動脈圧連続心拍出モニター
　　　134
動脈血ガス分析　155
動揺胸郭　16
ドクターヘリ／カー
　　　1, 142
特発性低髄液圧性頭痛
　　　214
特発性低頭蓋内圧性頭痛
　　　214
ドネペジル　207

トラゾドン 226
トラネキサム酸(TXA) 230
トリアージ，頭部外傷の 188
トレイルメイキングテスト (TMT) 201
ドレナージ 58
トロンビン-アンチトロンビン複合体(TAT) 219

な

内頚動脈壁 124
内頚動脈瘤 122
内減圧 56
内視鏡下鼻内整復術 (EER) 127
中村I型 167
軟部組織損傷 139

に

二次救急施設 8
ニトロプルシド 134
日本頭部外傷データバンク (JNTDB) 173
乳幼児急性硬膜下血腫 167
認知機能障害 199
認知行動療法 206
認知リハビリテーション 205

ね

熱勾配法 45

の

脳萎縮 202
脳温度モニタリング 46
脳外傷者の認知-行動障害尺度(TBI-31) 202
脳灌流圧(CPP)，小児 149

脳灌流圧(CPP)の治療閾値 50
脳血管攣縮 124
脳血流 SPECT 203
脳血流モニタリング 45
脳酸素代謝 70
脳挫傷 113
脳室拡大 202
脳室カテーテル 147
脳実質内マイクロカテーテル法 46
脳室ドレナージ 58
── によるICP管理 152
脳腫脹に対する減圧開頭術 116
脳振盪 115, 181, 193
脳振盪後症候群 182
脳脊髄液 212
脳脊髄液圧 212
脳脊髄液漏出症 214
脳組織酸素分圧(PbtO$_2$) 45
脳代謝モニタリング 45
脳低温療法 84
脳底部髄液槽 114
脳内血腫 113
脳内微小透析法(microdialysis) 46
脳内フリーラジカル 46
脳波 45, 62
脳ヘルニア徴候 13

は

バイオマーカー 37
敗血症 83, 98
ハイブリッド ER 231
廃用症候群 223
バッグバルブマスク法 142
バルーンカテーテル 138
バルビツレート 62, 64, 134
バルビツレート療法 47, 78

──，小児 156
バルプロ酸 94, 206, 226, 227
ハロペリドール 207
搬送基準／方法 4
反跳現象 76
晩期てんかん 92, 164

ひ

非痙攣性てんかん重積状態 (NCSE) 94
鼻骨骨折 139
非穿通性頭部外傷 103
非定型抗精神病薬 206, 226
ヒドララジン 134
びまん性軸索損傷 200
びまん性脳腫脹 115
びまん性脳損傷 115
──，低体温療法 84
── の重症度分類 115
病院前救護 1, 173
──，小児 142
標準注意検査法(CAT) 201

ふ

フェニトイン 92, 164
フェンタニル 62, 65, 170
吹き抜け骨折 135
複視 135
復帰 186
不動化 62
ブプレノルフィン 65
部分痙攣重積状態 94
プラスミン-α2プラスミンインヒビター複合体 (PIC) 219
ブラッドパッチ療法 214
フルマゼニル 63
フレイルチェスト 16
プレホスピタル 143
プレホスピタル・ケア 1, 173

プロゲステロン 83
プロジェクト2009 86
プロポフォール
　　　　62, 64, 88, 133, 226
――, 小児 151

へ

閉鎖型骨折 135
閉鎖性頭蓋骨陥没骨折
　　　　101
ベクロニウム 63, 65
ベロックタンポン 138
ペンタゾシン 65
ペントバルビタール
　　　　79, 157, 171

ほ

包括的プログラム, 頭部外
　傷後 208
放射線被曝, 小児 23
ホスフェニトイン 92, 165

ま

マインドフルネス認知療法
　　　　206
麻酔 133
マニトール 19
マルチスライスCT
　　　　136, 138
慢性外傷性脳症(CTE)
　　　　195

マンニトール 76, 89, 153

み

ミアンセリン 226
ミダゾラム
　　　　62, 63, 170, 226
ミニメンタルステート検査
　(MMSE) 201

め

迷走神経反射 135
メチルフェニデート 207
メチルプレドニゾロン
　　　　81, 91, 130
免疫強化経腸栄養剤 96

も

モニタリング 44
モルヒネ 62

や

薬物 181

ゆ

誘発電位 45

よ

腰椎持続ドレナージ 59

腰椎ドレナージ 58
抑肝散 226

ら

ランジオロール 134

り

リスペリドン 226
リバーミード行動記憶検査
　(RBMT) 201
リバスチグミン 207
リハビリテーション
　　　　205, 222
両側前頭頭頂開頭 53
輪状甲状間膜穿刺／切開
　　　　138
輪状甲状靱帯穿刺／切開
　　　　15

れ

レベチラセタム 92, 164
レミフェンタニル 65

ろ

ロクロニウム 63, 66

わ

ワルファリン 22, 178

Glasgow Coma Scale(GCS)と Children's Coma Scale(CCS)の比較

[GCS]

開眼
- 4—自発的に
- 3—呼びかけで
- 2—痛み刺激で
- 1—全く開眼せず

言語反応
- 5—見当識あり
- 4—混乱した会話
- 3—不適当な発語
- 2—理解不能の発声
- 1—発語なし

運動反応
- 6—命令動作に従う
- 5—痛み刺激ではらいのけ
- 4—痛み刺激で逃避
- 3—異常屈曲
- 2—伸展反応
- 1—全く動かず

[CCS] *

眼球反応(O)
- 4—物を目で追いかける
- 3—外眼筋運動障害なし。瞳孔反応あり
- 2—瞳孔反応なし。または外眼筋運動障害あり
- 1—瞳孔反応なし。かつ外眼筋運動麻痺

言語反応(V)
- 3—啼泣
- 2—自発呼吸
- 1—無呼吸

運動反応(M)
- 4—屈曲および伸展
- 3—痛み刺激で逃避
- 2—過緊張状態
- 1—弛緩状態

[GCS]	[CCS]
15	
14	
13	11
12	
11	
10	
9	
8	10
7	9
6	8
5	
4	7
	6
	5
	4
3	3

* (Raimondi AJ, Hirschauer J : Head injury in the infants and toddler, Coma scoring and outcome scale. Child's Brain 11 : 12-35, 1984)